症例から学ぶ
歯科小手術プラクティス

編著　又賀 泉／宮田 勝

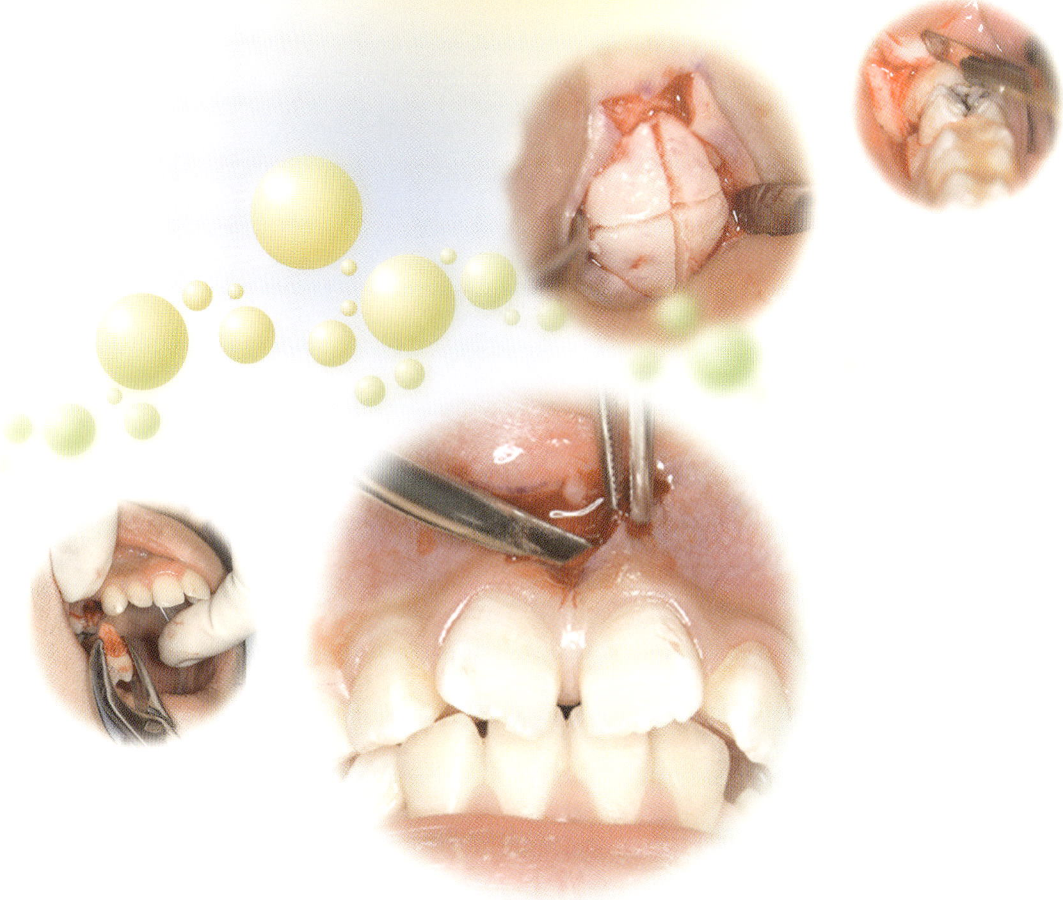

クインテッセンス出版株式会社　2008

Tokyo, Berlin, Chicago, London, Paris, Barcelona, Istanbul, Milano, São Paulo, Moscow, Prague, Warsaw, New Delhi, Beijing, and Bukarest

■執筆者一覧（五十音順）

坂下　英明
（明海大学歯学部 病態診断治療学講座 口腔顎顔面外科学第 2 分野・教授）

田中　　彰
（日本歯科大学新潟病院 口腔外科・准教授）

樋口　勝規
（九州大学病院 口腔総合診療科・教授）

廣安　一彦
（日本歯科大学新潟病院 口腔外科・准教授）

馬越　誠之
（明海大学歯学部 病態診断治療学講座 口腔顎顔面外科学第 2 分野・助教）

又賀　　泉
（日本歯科大学新潟生命歯学部 口腔外科学第 2 講座・教授）

水谷　太尊
（日本歯科大学新潟病院 口腔外科・准教授）

宮田　　勝
（石川県立中央病院 歯科口腔外科 診療部長・科長）

山口　　晃
（日本歯科大学新潟病院 口腔外科・教授）

吉川　博政
（九州医療センター 歯科口腔外科 医長・科長）

序文

卒直後研修が義務化され臨床研修医制度も軌道に乗ってきた感があります．この制度の良い点は，卒業した大学にかかわらず広く国内の大学や施設を自由に選択して研修できることにあります．従来の制度と比較すると閉鎖的で時に学閥的であった卒後研修が，広く異なる施設の方式を見ることができ，客観的に判断できるようになりました．これは教える側にも言えることですが，他大学から研修にきた臨床研修医から意見を聞くことで，より客観的に改善点を見いだすことができるのです．この書では複数の施設から著者をお願いし，日常臨床の中で最も多い疾患と小手術について，それぞれの治療方法や手術術式の工夫を含めてできるだけわかりやすく記載することをお願いしました．書名も内容がそのままわかりやすい「症例から学ぶ 歯科小手術プラクティス」と致しました．ともすると複雑な術式を長い文章で記載しても，中身の理解が難しい場合が少なくありません．そこで多くの写真やシェーマを使って整理し，視覚的に理解しやすいカラーアトラス的な本になることに傾注しました．近年印刷技術も向上してきましたので，きれいなアトラスでないと見る気も起こらないということをよく聞きます．難解な用語を用いてたくさんの説明文で綴られていても，たった１枚の写真ですべてが理解できるということも少なくありません．とくに病態は画像による情報のほうが理解しやすいのです．

この書の目的は、前述しましたように，卒直後教育である臨床研修医や口腔外科を専攻した若い先生のために企画しました．また病院勤務や開業された時にも使って頂ける書となることを期待しています．筆者も極力臨床の現場で活躍され工夫をされている先生方に執筆して頂きました．初版ですので不十分なところが多々あろうかと思いますがどうぞご指摘頂き，逐次修正や加筆をしてより充実した書になるよう努力してゆきたいと思います．

最後に本書の企画，構成に協力頂いたクインテッセンス出版 小野克弘氏に心より感謝申し上げます．

2008年１月

編者を代表して　又賀　泉

CONTENTS

PRACTICE 1. 普通抜歯

○概　念

普通抜歯(抜歯術：extraction of tooth)とは，通常の操作で抜歯が可能な手術を意味する．根分割を伴う操作や埋伏歯の抜去は除く．

○適　応

①歯科治療による保存が不可能な歯：

高度なう蝕歯，根尖病巣を有する歯，高度な歯周炎の原因歯など

②顎炎の原因歯

③歯列不正，矯正治療に必要な便宜抜去

④病巣感染の誘因歯

⑤歯の破折

○使用器具・器材(*図1-1〜3*)

＜基本セット＞

・局所麻酔に必要な器具：

歯科用カートリッジ式注射器，歯科用ディスポーザブル注射針，麻酔薬カートリッジ

・挺子

・鉗子

・探針(歯根膜切離に有用)

・鋭匙

・洗浄用シリンジ，洗浄針(抜歯窩洗浄用)

・縫合セット(持針器，縫合糸，縫合針)

・デンタルミラー

・ピンセット

＊歯根破折した場合は，挺子に破折根除去用挺子(ルートチップエレベーター)を加えると便利である．

○基本手順

1）歯周靭帯の切断

抜歯創は歯周靭帯が多く残存しているほうが治癒が早く，歯槽骨の吸収が少ない．したがって，歯周靭帯は可能な限り歯に接して切断し保存に努める．

2）脱臼，抜歯

挺子を頬側の近心隅角部に挿入し，骨とのテコの原理で脱臼させる．鉗子による脱臼は単純な振り子運動だけではできないので，頬舌および近遠心の多方向へ動かして動揺させ，無理がない方向へ引っ張って抜歯を行う．無理な力を加えると歯や歯槽骨が破折する．器具は抜歯の部位や目的に応じた形態のものを準備しておく．

3）肉芽組織の除去

肉芽組織があれば抜歯窩の掻爬を行う．除去を確実に行わないと後出血や治癒遅延の原因となる．しかし，肉芽組織がないのに掻爬を徹底的に行うと歯周靭帯が完全に除去されるので，見極めが大切である．

4）縫合，閉鎖

抜歯創の頬舌歯肉をピンセットでつまんでみて，少しでも抜歯創が縮小するようであれば縫合したほうが抜歯窩内の血餅が保持され，抜歯後の止血や治癒を促進する．抜歯創が縮小しない場合は，異常出血などがなければ縫合する必要はない．

参考文献

1．池辺哲朗．抜歯術．In：角　保徳，樋口勝規，梅村長生(編著)．一からわかる口腔外科疾患の診断と治療．東京：医歯薬出版，2006；331‐334．

使用器具

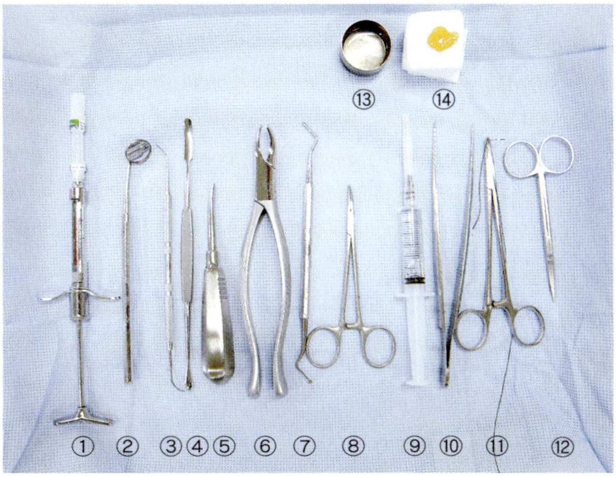

図 1-1　抜歯に必要な基本セット.
①歯科用カートリッジ式注射器
②デンタルミラー
③探針
④粘膜剥離子
⑤挺子
⑥鉗子
⑦鋭匙
⑧ペアン
⑨洗浄用シリンジ
⑩ピンセット
⑪持針器・縫合糸・縫合針
⑫剪刀
⑬金属シャーレ(洗浄水貯留用)
⑭表面麻酔剤，ガーゼ

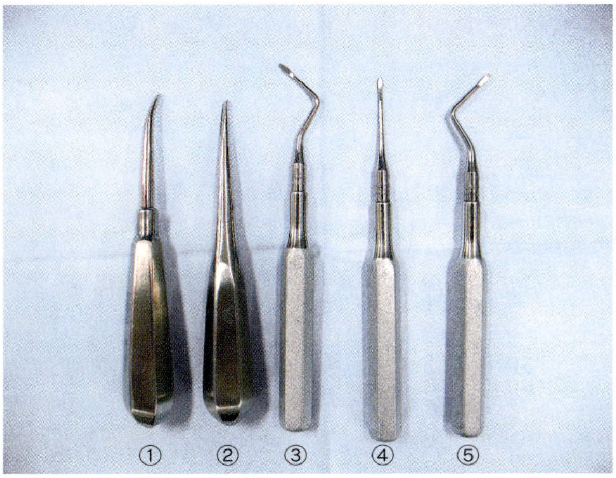

図 1-2　挺子，破折根除去用挺子.
①屈曲嘴状挺子(大)：臼歯用
②直嘴状挺子(大)：前歯用
③～⑤破折根除去用挺子

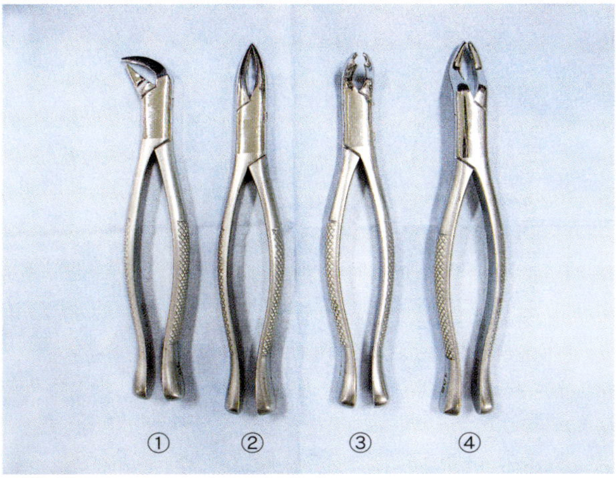

図 1-3　鉗子.
①下顎前歯用
②下顎大臼歯用
③上顎前歯用
④上顎大臼歯用

症例 1 下顎大臼歯の抜歯

術前

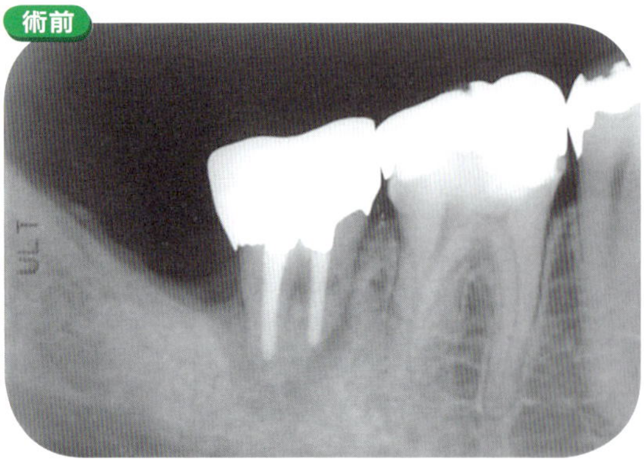

図 2-1 42歳，男性．下顎右側第二大臼歯の辺縁性歯周炎．動揺および咬合痛がみられ，抜歯を行った．

浸潤麻酔

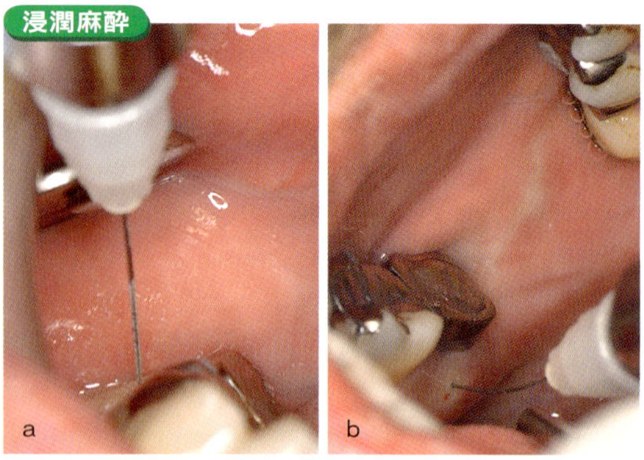

図 2-2a, b 浸潤麻酔は，頬側では第二大臼歯の近心および遠心側の槽間中隔歯槽頂付近に行い，舌側は歯間中央の歯槽頂に行った．

歯周靭帯の切断

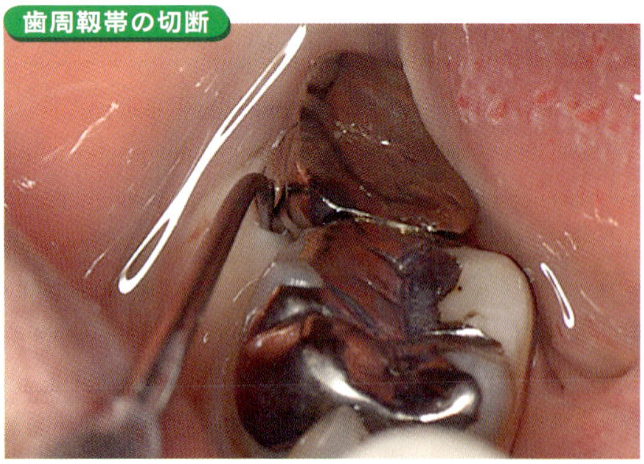

図 2-3 歯周靭帯の切断は探針で行い，歯根膜腔の状態（挺子挿入を確保できる隙間，歯槽骨の状態や歯と骨との癒着の有無）を探る．この操作は挺子で行ってもよい．

挺子による脱臼

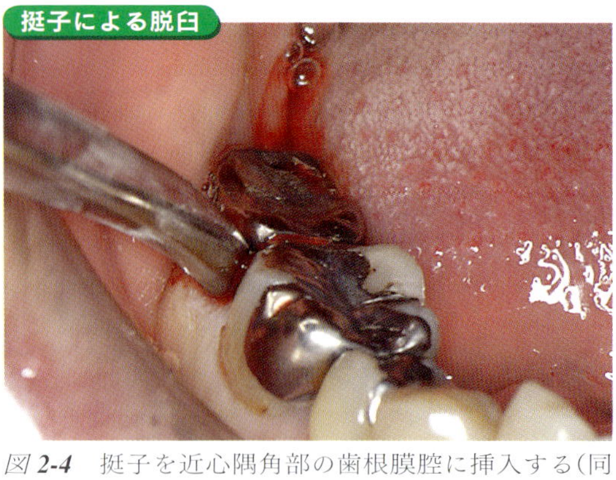

図 2-4 挺子を近心隅角部の歯根膜腔に挿入する（同部位の歯根膜腔は広く，挺子を確実に挿入できる）．舌側への挿入は，滑脱して舌や咽頭を傷つけることがあるため，通常行わない．

挺子の挿入部位

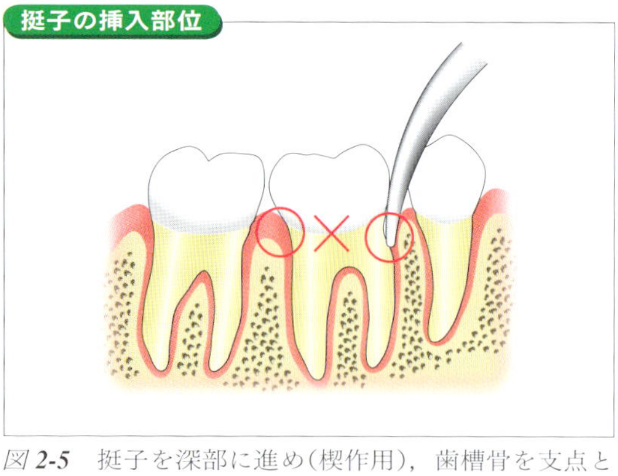

図 2-5 挺子を深部に進め（楔作用），歯槽骨を支点としてゆっくり頬舌的にひねって応力を加え（テコ・輪軸作用），脱臼する（挺子を用いず，鉗子だけで可能な場合がある）．

症例 1 つづき(鉗子による抜歯〜掻爬〜洗浄〜縫合)

鉗子による抜歯

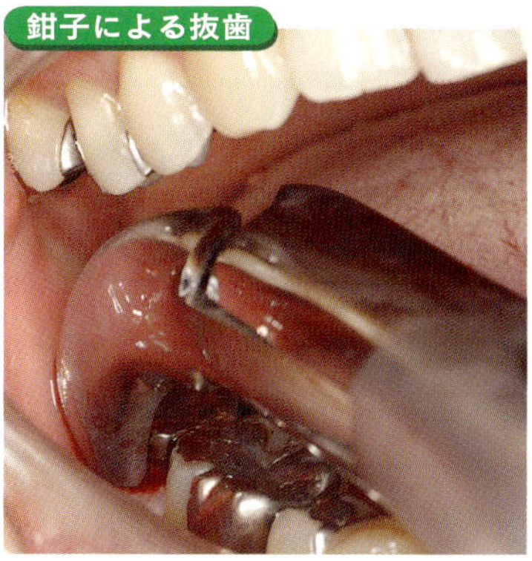

図 2-6 鉗子による把持は，歯冠の最大豊隆部を超えた歯頚部で，歯肉を傷つけないように行う．把持した歯に，頬舌的な振り子運動を加えて抜去する．

脱臼の方向

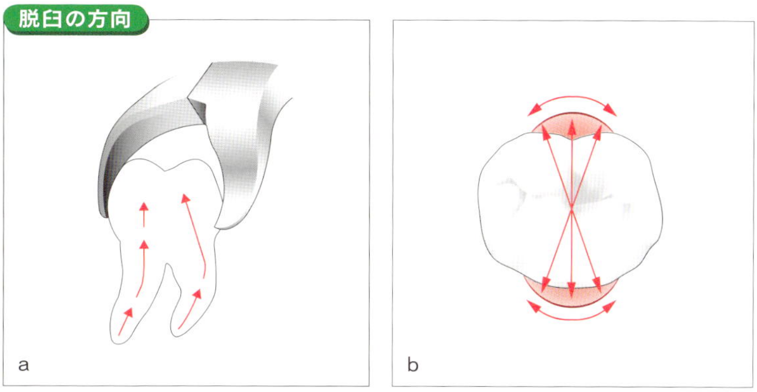

図 2-7a, b 大臼歯は複根で，各々の歯根の軸は別の方向を向き湾曲しており，一方向の単純な振り子運動だけでは脱臼は無理な場合が多い．多方向に揺さぶり，回転運動を加えながら最も抵抗が少ない方向へ引っ張る．途中で抵抗が生じたら，さらに抵抗が少ない方向を探し，歯槽窩から徐々に引き出し，抜去する．

掻爬

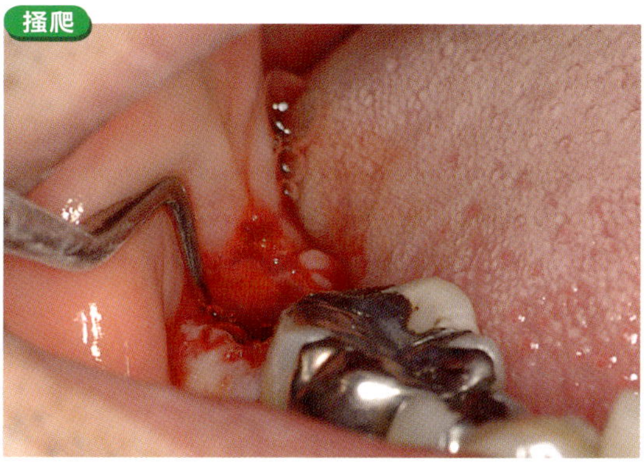

図 2-8 肉芽組織があれば，鋭匙で掻爬する．

洗浄

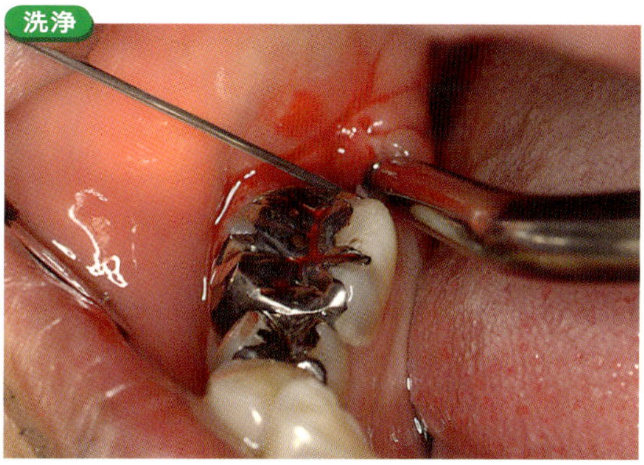

図 2-9 洗浄は吸引管を抜歯窩に近づけて，洗浄液が漏れて誤嚥しないように努める．

縫合　閉鎖

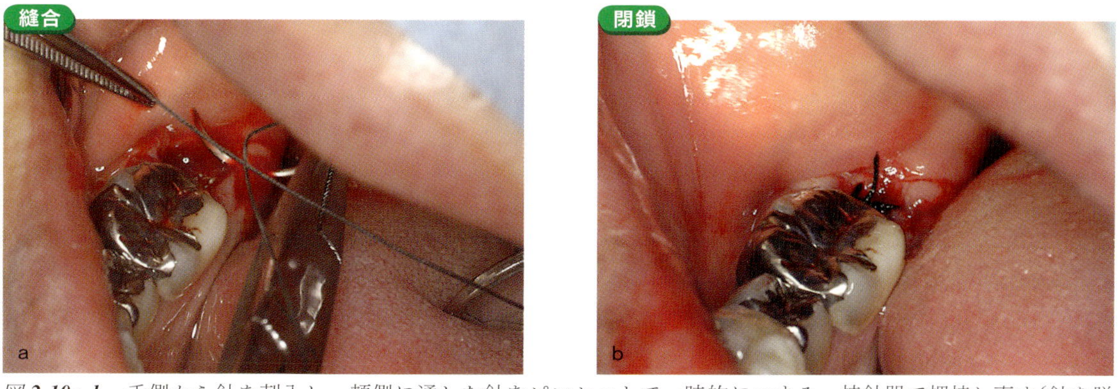

図 2-10a, b 舌側から針を刺入し，頬側に通した針をピンセットで一時的につまみ，持針器で把持し直す(針を脱落さて誤飲しないための事故防止)．糸の数は1本でも，創が閉鎖できればよい．

症例 2 上顎小臼歯の抜歯(便宜抜歯)

術前

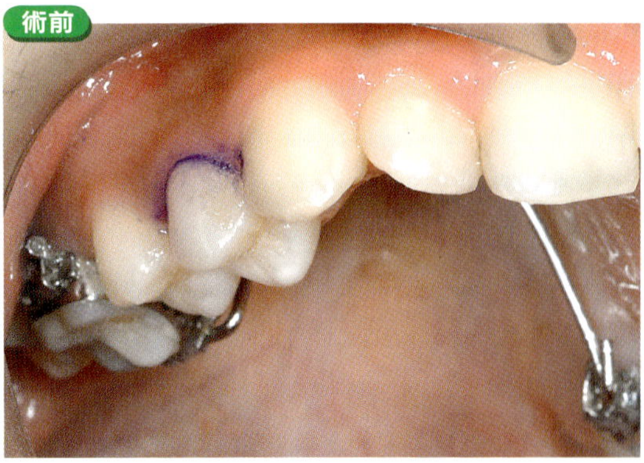

図 3-1 18歳，女性．矯正治療のための上下顎左右の第一小臼歯を便宜抜去した(上顎右側第一小臼歯の抜歯について記す)．抜歯予定の歯頚部に色素(本例はピオクタニンを使用)を塗布すると，誤抜歯を避けることができる．

清拭・麻酔

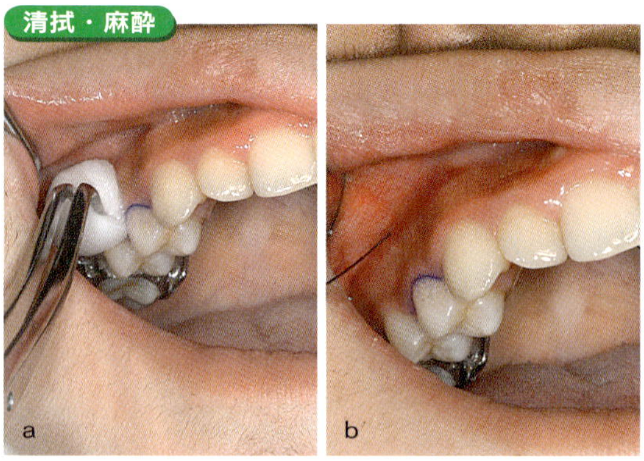

図 3-2a, b ***a***：はじめに口腔内の清拭を行う(清拭は，術野を清潔にするために全例に行う)．***b***：局所麻酔は，本例では，はじめに上顎神経の前上歯槽枝に麻酔を行い，その後に歯周囲の浸潤麻酔を行った．

脱臼・抜歯

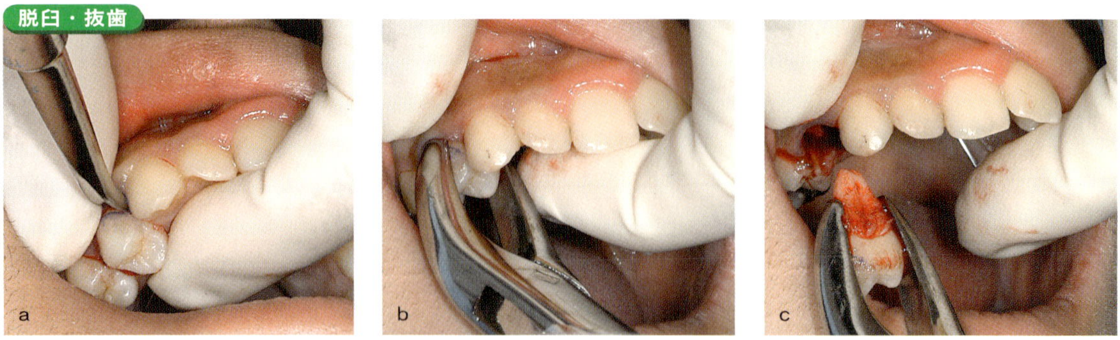

図 3-3a～c 一連の操作は症例 1 と同じである．抜歯に慣れるまでは拇指と示指を添えると，誤操作による粘膜損傷を避けることができる．

掻爬・洗浄

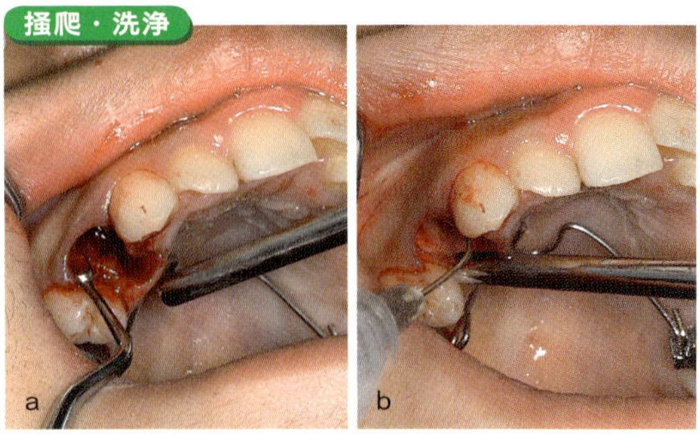

図 3-4a, b 本例は肉芽組織がみられなかったので，掻爬はほとんど行っていない．

縫合・止血

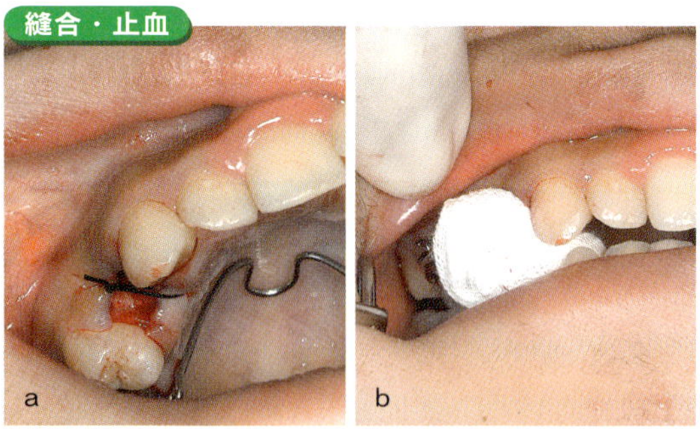

図 3-5a, b 止血(縫合閉鎖，ガーゼによる圧迫止血)．止血をより確実に行う目的で，ガーゼを対合歯で噛ませて圧迫止血する．通常ガーゼは30分～1時間噛ませる(対合歯がない場合は，ガーゼを厚めにして対顎の顎堤歯肉で噛ませるとよい)．

症例 3　残根抜歯

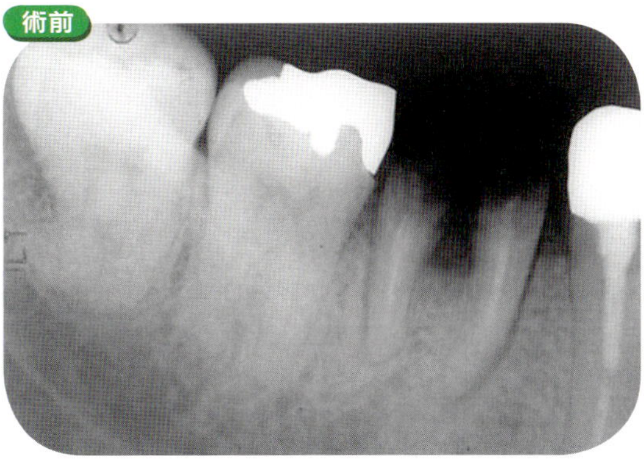

図 4-1　52歳，男性．冠脱離と歯冠崩壊のまま 2 年間放置しており，残根の抜歯を行った．

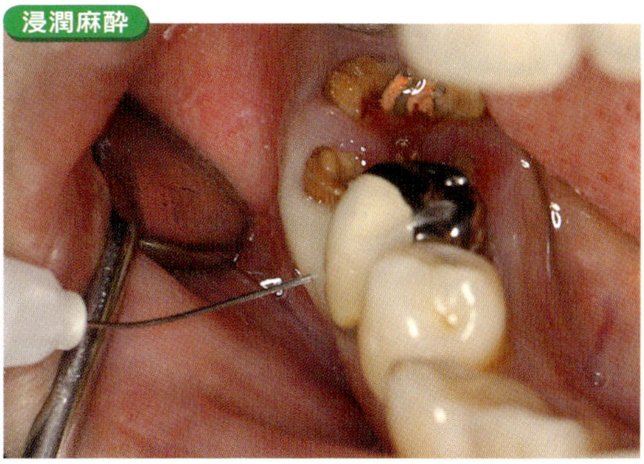

図 4-2　浸潤麻酔の量は，歯の周囲歯肉が白くなる程度でよい．

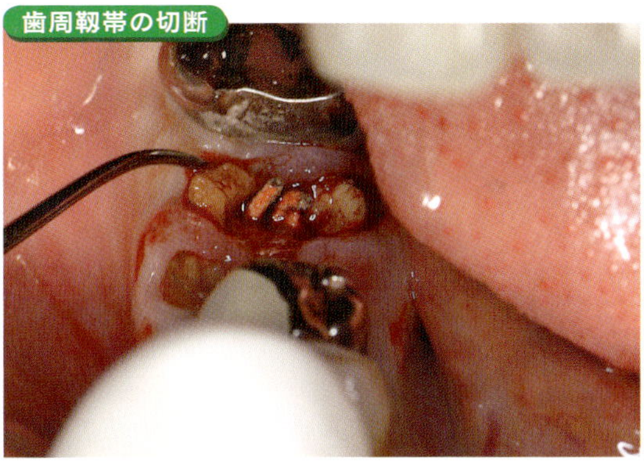

図 4-3　残根の場合は，歯槽骨との癒着や歯根膜の肥厚などによく遭遇するので，靭帯の切断を入念に行い，挺子の挿入位置を模索する．

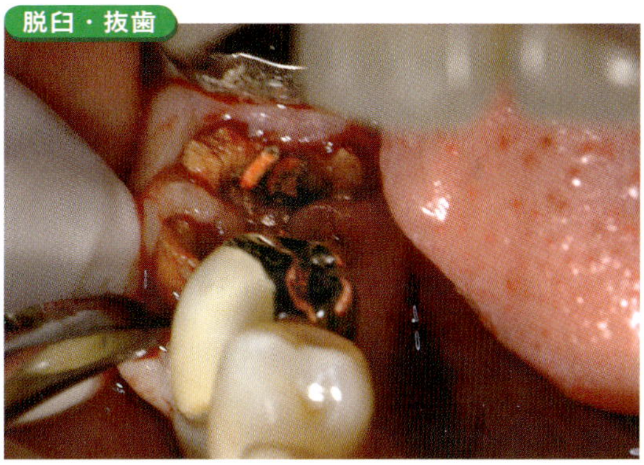

図 4-4　通常，一連の操作は挺子だけで行う．残根鉗子で把持できれば，鉗子を用いる．骨との癒着があれば，挺子を挿入できるように歯槽骨を削合する．

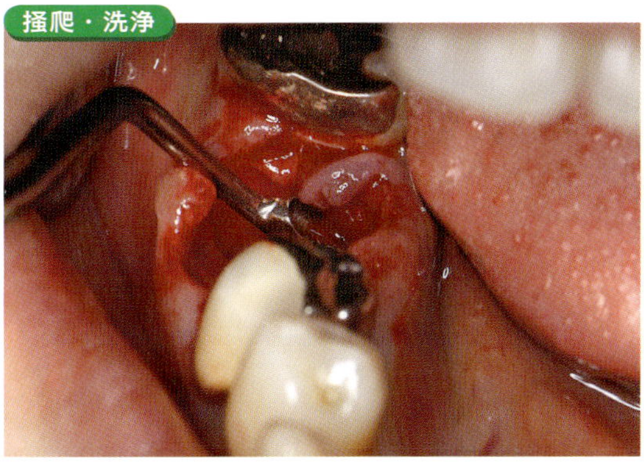

図 4-5　肉芽組織が多く出血が続いたので，十分な掻爬を行った．

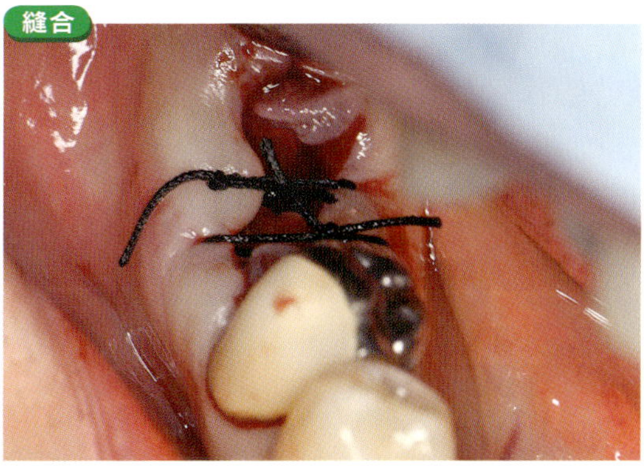

図 4-6　可能な限りの創腔縮小を目的として，近心根と遠心根の 2 か所で縫合した．

PRACTICE 2 難抜歯

○概　念

埋伏歯の抜歯以外で困難が予想される抜歯(難抜歯)としては，①歯冠が崩壊し鉗子が使用できず挺子がかかりにくい残根歯，②歯根が湾曲または肥大している場合，③複根歯で歯根が開大している，または互いに向き合って湾曲している場合，④歯根が骨と癒着している場合，⑤転位歯，捻転歯などが考えられる．このような歯を抜歯する際，必要なことはその困難にしている原因を診断し除去することである．

○基本術式

1）術野を明視野におく

残根歯では軟組織が根面を覆っている場合が多く，歯根面と骨面の境界を明瞭にするため軟組織の除去が必要である．軟組織が少ない場合は，探針を用いれば境界を確認しながら除去が容易に行える．メス(No.11)，歯肉剪刀を用いてもよい．出血するときは，ガーゼで２～３分圧迫するか，出血部に２％キシロカイン(８万倍ボスミン含)を注射後圧迫すれば止血は容易である．電気メスを用いれば止血も同時に行え便利である．歯根面が骨縁下にあるときは頬側の歯肉を剥離する．下顎では舌側歯肉の剥離は口底粘膜，舌神経の損傷の危険があり勧められない．切開線は近心隣接歯の歯頚部に縦切開を加え，歯頚部に沿って遠心方向に粘膜骨膜弁を骨から剥がす．ほとんどの場合はこの操作で視野が開ける．

2）骨の削除

エンジン，タービンまたは骨ノミを用いて歯の周囲に挺子が挿入できる空隙を形成する．タービンはダイヤモンドバーFG104, 101を，エンジンはフィッシャーバー700L, 701Lを使用する．歯根肥大，骨性癒着では最大幅径に相当する骨を削除する．まず片側の歯槽骨を削除し，挺子をかけ動じなければ反体側の骨も削除する．その際はエンジンラウンドバー(No. 5～8)，フィッシャーバーを使用する．

3）歯冠・歯根の分離・分割

歯冠分離は歯の位置，角度に応じて歯冠を中央部で近遠心的に２分割する方法や一部を斜めに分割する方法がある．歯根分割は歯根の開大・離開，歯根肥大，複根歯に用いられ，分割された個々の歯根片を独立した歯と考え抜歯する．分割前にエックス線写真で分割の方向を確認し行う．抜歯中でも方向が定まらないときはエックス線写真を撮影し方向を再確認すべきである．分割の際は探針にて方向，深さを確認しながら行う．挺子を溝に入れて分割するが，挺子の挿入が浅いと歯質の破折のみで十分な分割が得られないので注意する．タービン，エンジンは上記と同じものを用いる．

4）術後処置

骨削除にて鋭縁となった歯槽骨を歯科用ヤスリやラウンドバー(No.10以上)にて平滑にする．骨縁が露出すると術後の疼痛の原因となる．粘骨膜弁を復位し縫合する．

症例 1　5|が舌側に転位し4|，6|間に介在．歯冠が近心側に傾斜した例

術前

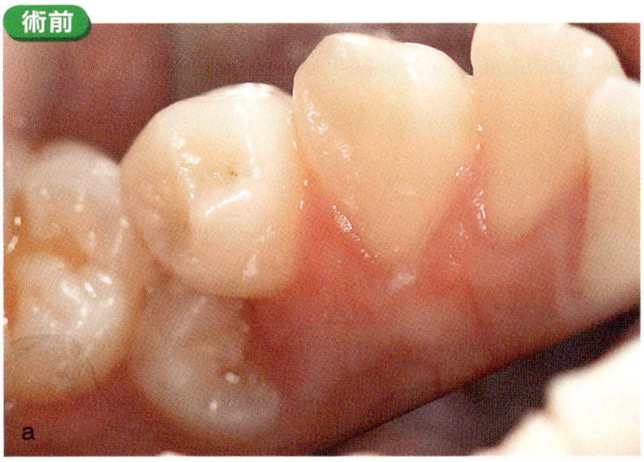

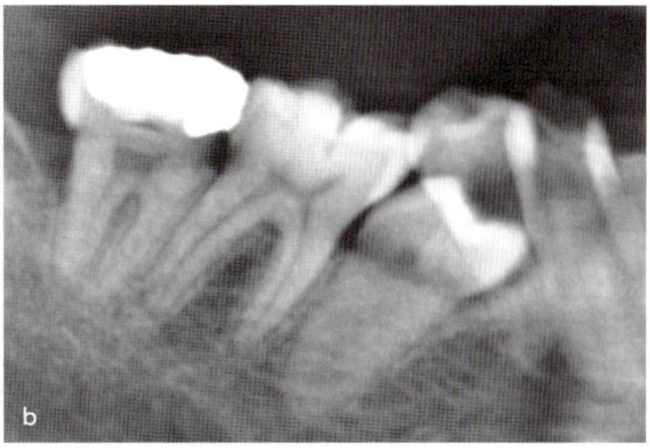

図 1-1a, b　下顎右側第二小臼歯が舌側に転位し第一小臼歯，大臼歯間に介在している．歯冠は近心側に傾斜し一部歯肉に覆われ形態が不明瞭である．このような場合，隣在歯へ暴力的な力を加えず抜歯しなければならない．エックス線写真では，歯冠が第一小臼歯遠心に接しているが歯根の湾曲はみられない．

切開線

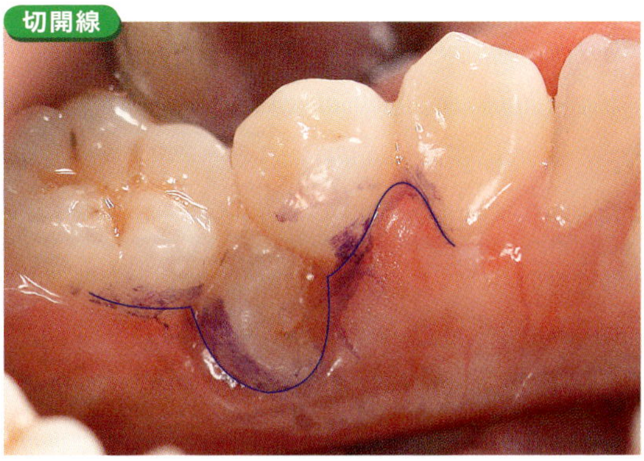

図 1-2　転位歯では歯根が頬側方向に位置しているため，麻酔は舌側歯肉だけでなく頬側歯肉にも浸潤麻酔を行う．歯冠と隣在歯の位置関係を明示するため，粘膜骨膜弁を剥離・挙上する必要がある．切開線は犬歯遠心から第一大臼歯舌側歯頚部に設定した．

剥離

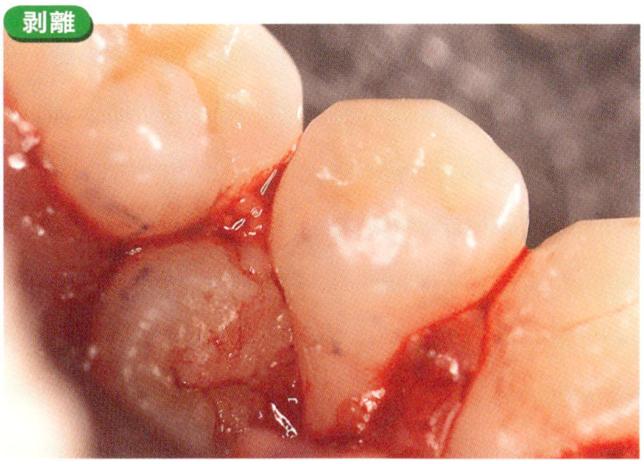

図 1-3　舌側では口底に剥離子が滑らないよう慎重に粘膜骨膜弁を剥離する．また，舌側歯肉は薄く容易に断裂するため注意する．視野が不十分なときは切開を近心側へ延長すると広がる．舌側では，縦切開はあとで治癒不全をきたすことが多いので，歯頚部切開のみにとどめたほうがよい．

歯冠分割

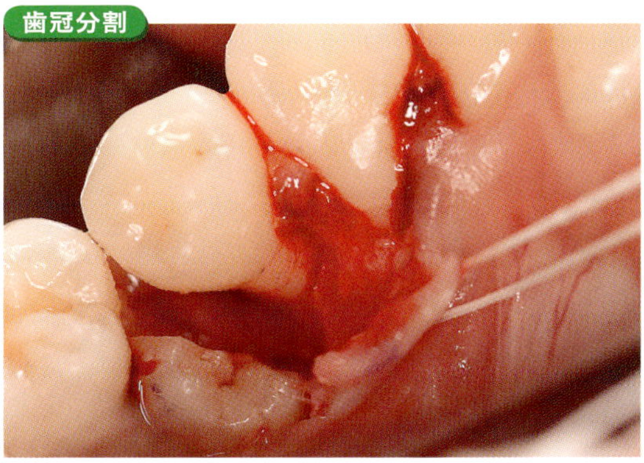

図 1-4　近心歯冠が第一小臼歯遠心に接触しており，植立方向から近心歯冠の分離が必要でありタービンを用いて分割した．粘膜骨膜弁に 3-0 絹糸を掛け牽引すると術野が広がり分割のときに巻き込まなくてよい．また，分割の際は舌を傷つけないよう十分に圧排する必要がある．

症例 1　つづき（脱臼～抜歯～縫合）

脱臼，抜歯

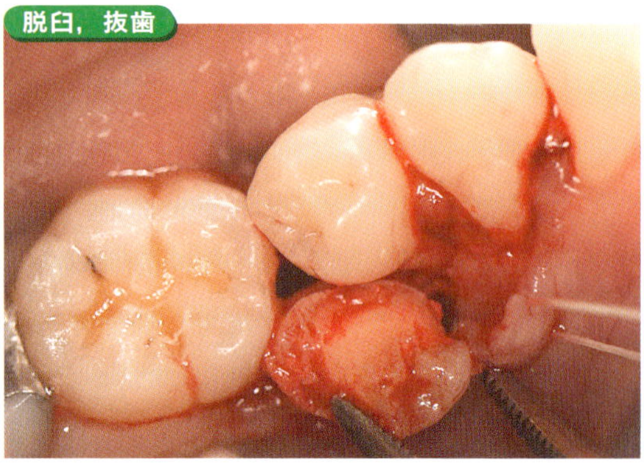

図 1-5　歯冠を分割後，歯冠と第一大臼歯の間に挺子を挿入し近心側に脱臼させ抜歯した．このとき過度な力で舌側の弱い骨を破折させせないように注意する．

抜歯窩の状態

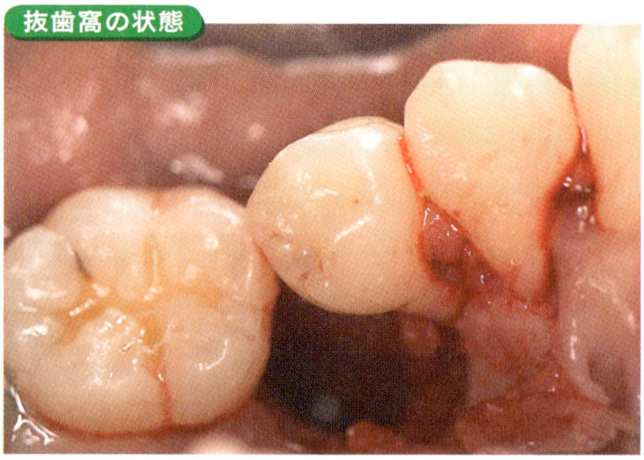

図 1-6　抜歯窩や抜去歯に異常がないことを確認後，舌側部の骨の鋭縁は，弱い粘膜を破って思わぬ治癒不全をきたすことがあるので，破骨鉗子で除去し，骨ヤスリで平滑にしておく．

縫合

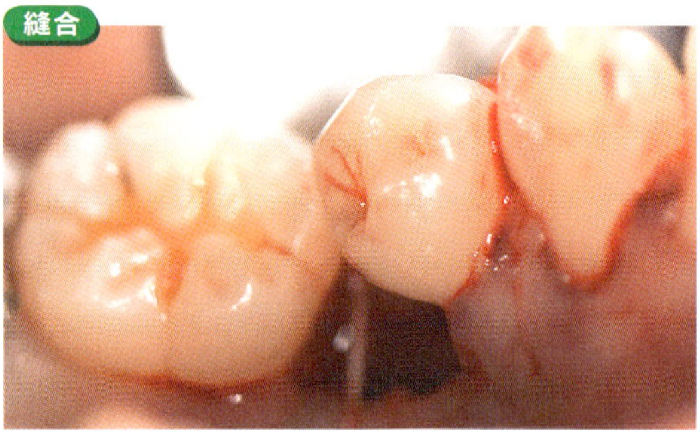

図 1-7　粘膜骨膜弁を旧位に復し，歯頚部に糸をかけて縫合する．完全に閉鎖はできない．弁を強く引きちぎれないよう注意する．

症例 2　6 近心根が破折．破折根が湾曲した例

術前

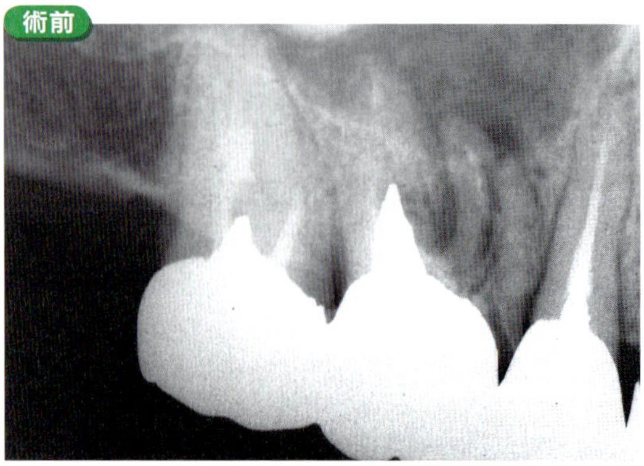

図 2-1　近心根が破折し抜歯が必要である．破折根は湾曲し，上顎第一大臼歯のため 3 根存在する．

歯冠除去

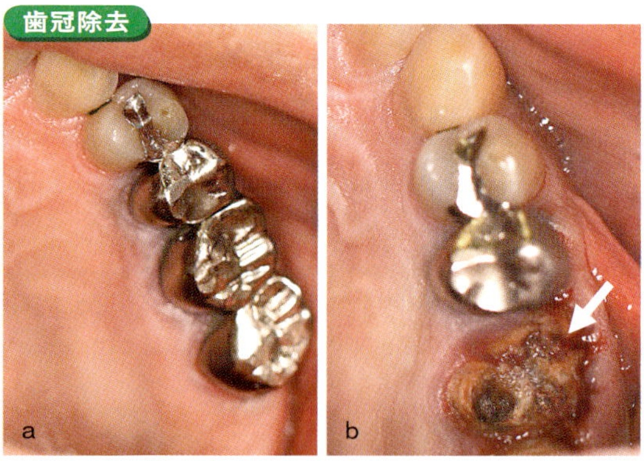

図 2-2a, b　***a***：歯冠を除去後，歯根を 3 分割し抜歯する．***b***：露出した歯根．近心根に破折が確認できる．

症例 2 ｜ つづき（歯根分割～抜歯～縫合）

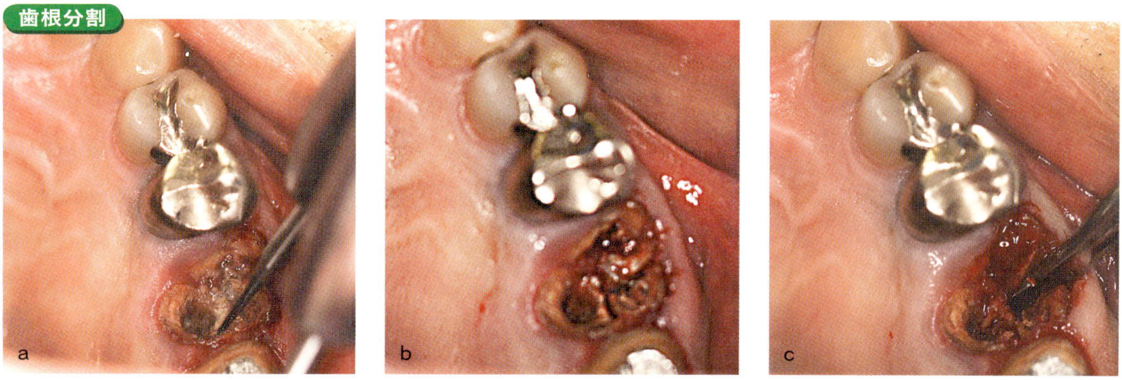

図 2-3a～c　フッシャーバ（700L，701L）ーを用いて頬側根，口蓋根の 3 根に切断後，挺子を挿入し先端を軸回転させ分割した．

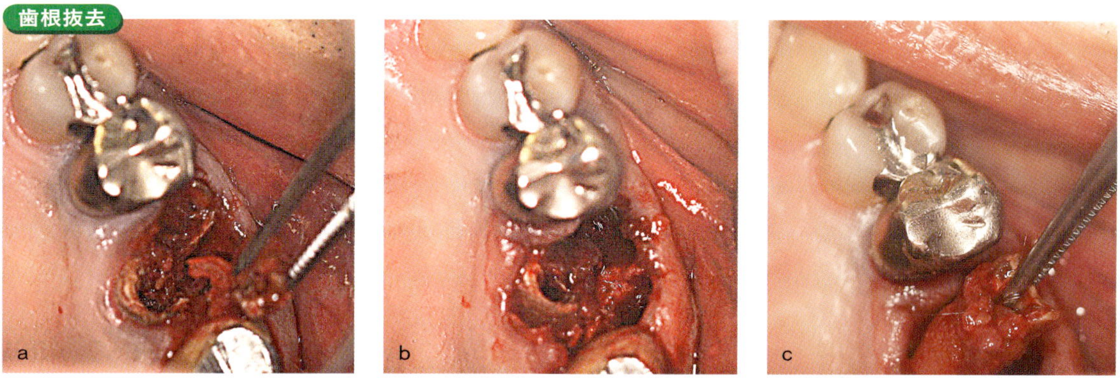

図 2-4a～c　分割された各歯根は，単根と同じであるので，鉗子，挺子で容易に抜去できる．もし分割した歯根に挺子をかける空隙がない場合は，分割した歯根分岐部の骨をバーやノミで削除して空隙を作るとよい．

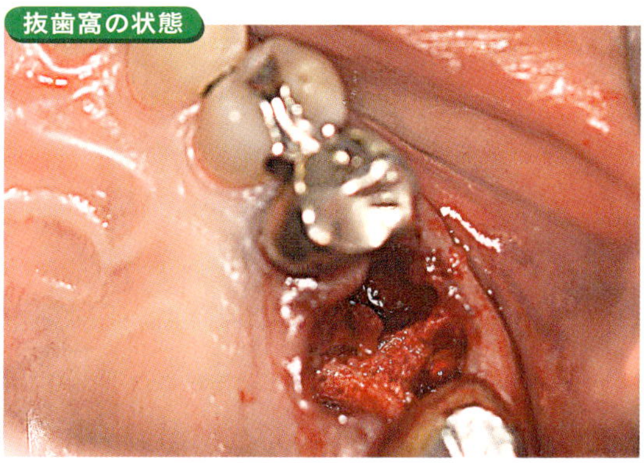

図 2-5　歯槽中隔部の骨が鋭縁であり血餅で覆われないときは，破骨鉗子で除去し，骨ヤスリで平滑にしておく．

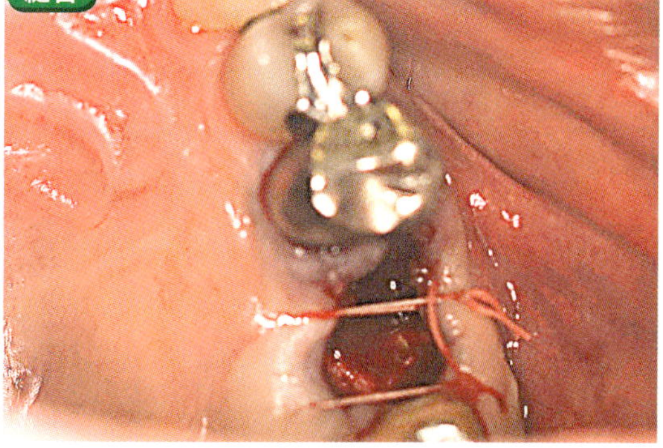

図 2-6　頬側，口蓋側方向に歯肉を引き寄せ縫合する．

PRACTICE 3

下顎埋伏智歯の抜歯

○概　念

下顎智歯の歯根の形態はさまざまである．単根歯や歯根が円錐状に癒合した歯は，歯冠・歯根を分割することで比較的容易に抜歯できる．しかし，複根歯や歯根が湾曲している場合は，単純に分割しただけでは抜去できず，複数回分割してようやく抜去できることもたびたびあり，あらかじめ抜去が困難と考えたうえで処置にあたるべきである．とくに下顎智歯では下顎管が歯根の近くを走行していることが多いので，歯の分割時に神経や血管を損傷しないよう注意する必要がある．エックス線所見にて歯根が下顎管に近接していたり，根尖が不明瞭な場合はCTによる診断が確実である．

○抜歯前に

エックス線写真(デンタル，パノラマ撮影)にて歯根の形態，歯根数，深さ，下顎管との位置関係を観察することは当然である．患者へのインフォームドコンセントとして下歯槽神経麻痺，舌神経麻痺(頻度は低い)の可能性，術後の腫脹，出血の可能性など十分説明し，承諾を得たうえでカルテへ説明内容を記載，抜歯承諾書へサインしてもらうことが必要である．

○術式のポイント

①歯肉への切開は，第二大臼歯歯冠頬側中央部から近心方向への縦切開と遠心切開を行う．遠心切開を行う際，切開線が舌側寄りになると舌神経の損傷や出血の原因となるため注意が必要である．歯肉縁部は剥離しにくいので，探針やメスで歯周靱帯をあらかじめ切断しておくと剥離が容易である．縦切開により剥離したほうが術野が広く展開し，粘膜骨膜弁の挙上が容易であり，剥離子などの器具が舌側にすべり，軟組織を損傷することが少ない．

②埋伏歯の歯冠を明示するため被覆歯槽骨を削除するが，削除は歯冠の最大豊隆部が露出するまで頬側，直上，遠心の骨をタービンまたはエンジンバーで削除する．ゼクリアバーは破折しやすいので注意が必要である．

③歯冠を分割する際は，アンダーカットをつくらないよう，タービンヘッドを遠心側に傾くように設定する．歯冠深部と舌側の切断が不十分なことが多いので，探針を用いると切断面のどの部位が切れていないか確認できてよい．

④複数根の場合は歯根を分割する．

⑤抜歯後は，第二大臼歯遠心面に不良肉芽が多いので同部を十分に掻爬する必要がある．

⑥抜歯窩から出血するときはガーゼを填入し，しばらく圧迫し除去後出血部位を確認する．同部にゼラチンスポンジなどの止血補助材を挿入し，再度圧迫にて止血を確認後，粘膜骨膜弁を縫合する．

症例 1 下顎埋伏智歯の歯肉粘膜切開

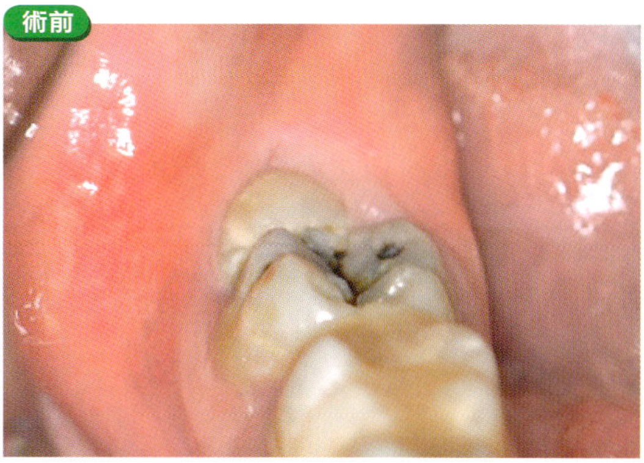

図 1-1 歯肉への切開は，第二大臼歯歯冠頬側中央部から近心方向への縦切開と遠心切開を行う．遠心切開を行う際，切開線が舌側寄りになると舌神経の損傷や出血の原因となるため注意が必要である．

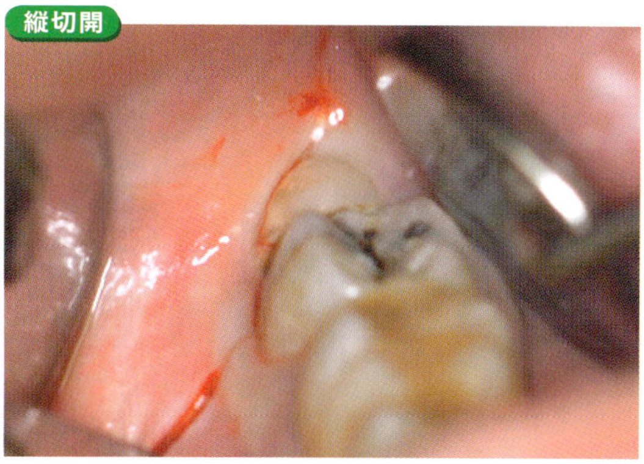

図 1-2 慣れない場合は，第二大臼歯の歯冠頬側中央部から近心下方へ縦切開を加え，頬側の骨を明示する．

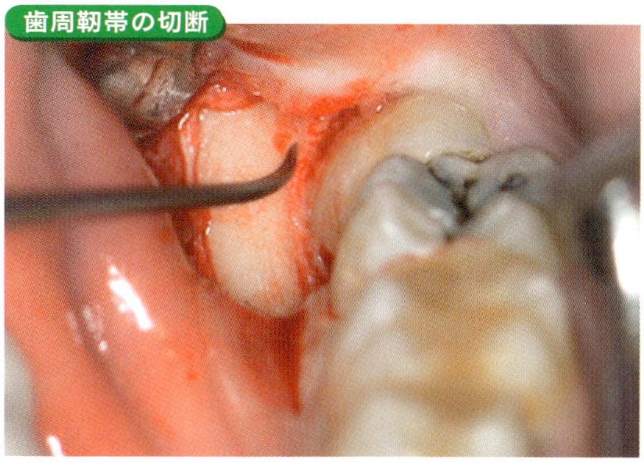

図 1-3 第二大臼歯歯頚部に沿って智歯部まで No.15 メスまたは探針を用いて歯周靭帯を切断し，縦切開創から遠心側へ粘膜骨膜を剥離すると術野が広がる．

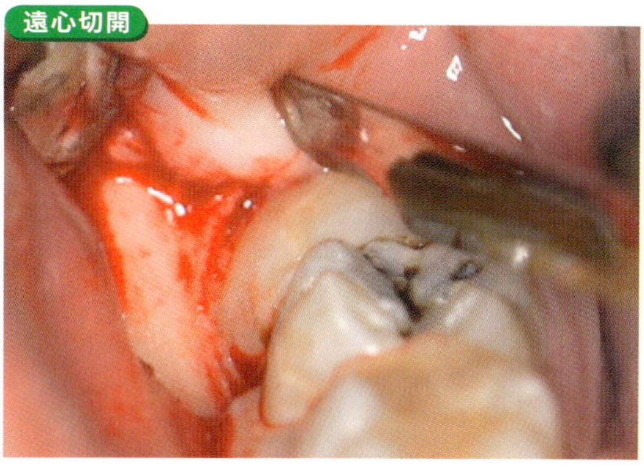

図 1-4 遠心切開はメスの先端を骨にあて，外斜線方向へ切開を延長すれば，明視野に行えるので遠心切開が舌側に向かうことはない．

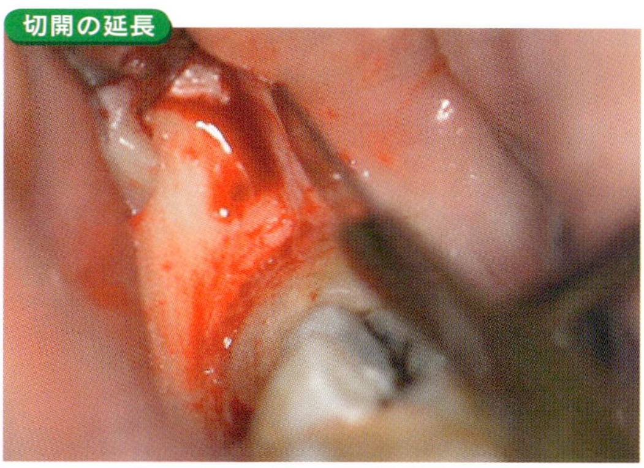

図 1-5 必要に応じて切開を延長する．このときメスが骨にあたることを確認しながら行う．

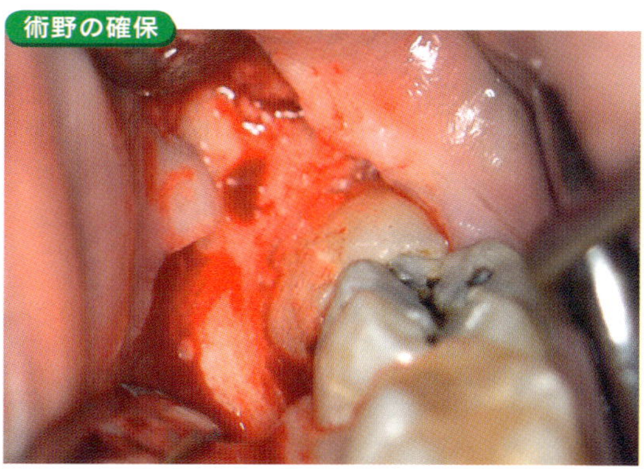

図 1-6 歯冠分割に十分な術野が確保されている．

症例 2　下顎埋伏智歯の抜歯

術前

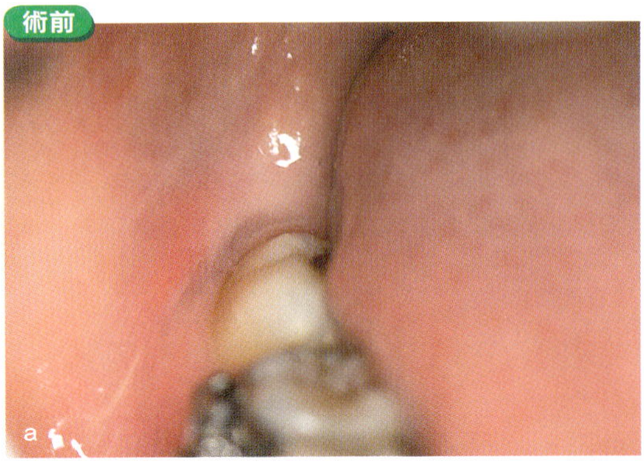

切開線

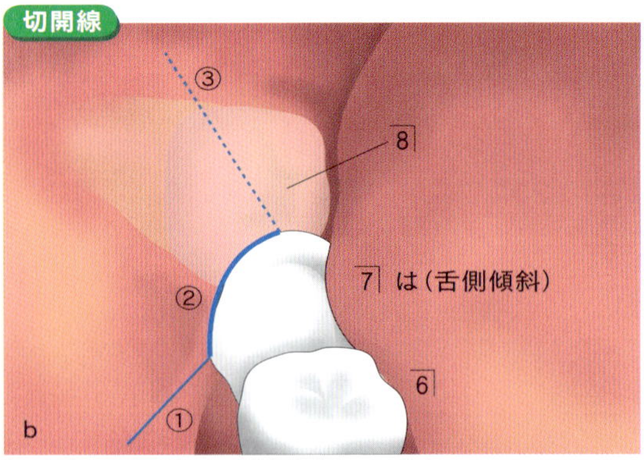

図 2-1a, b　歯冠を露出させるため歯肉粘膜切開を施行するが，第二大臼歯遠心切開を行う際，切開線が舌側寄りになると舌神経の損傷や出血の原因となるため注意が必要である．慣れない場合は，第二大臼歯の歯冠頬側中央部から近心下方へ縦切開を加え(①)，つぎに第二大臼歯歯肉縁に沿って遠心隅角部まで切開を追加する(②)．骨膜剥離子を用いて縦切開創から遠心側へ粘膜骨膜を剥離することで，第二大臼歯遠心歯槽骨が明示できる．遠心切開(③)はメスの先端を骨にあて，外斜線方向へ切開を延長すれば，明視野に行えるので遠心切開が舌側に向かうことはない．

切開

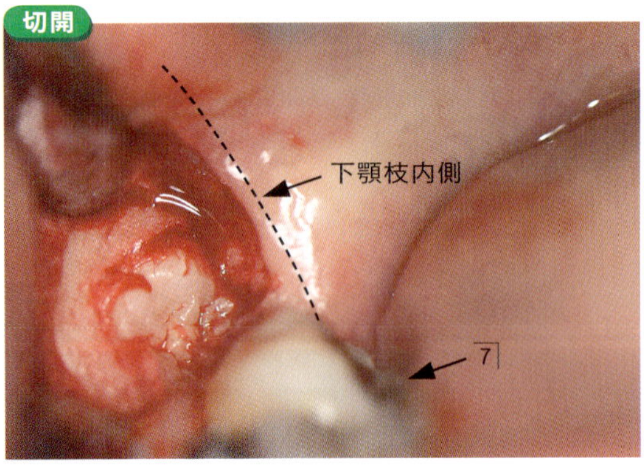

図 2-2　結果として切開線はかなり頬側方向に設定される．メスは No.15を用いる．

骨の削除

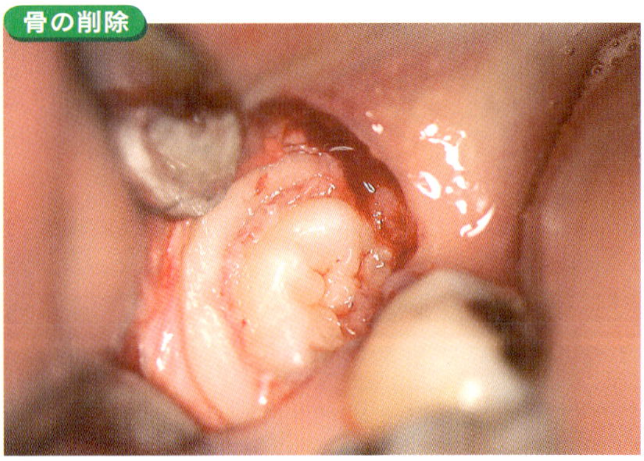

図 2-3　歯冠は一部骨から露出しているが，大部分が骨内に埋伏しているので被覆している骨を除去する必要がある．削除は歯冠の最大豊隆部が露出するまで頬側，直上，遠心の歯槽骨をタービン(PG101, 104)またはエンジンバー(700～702L)で削除する．

歯冠分割・除去

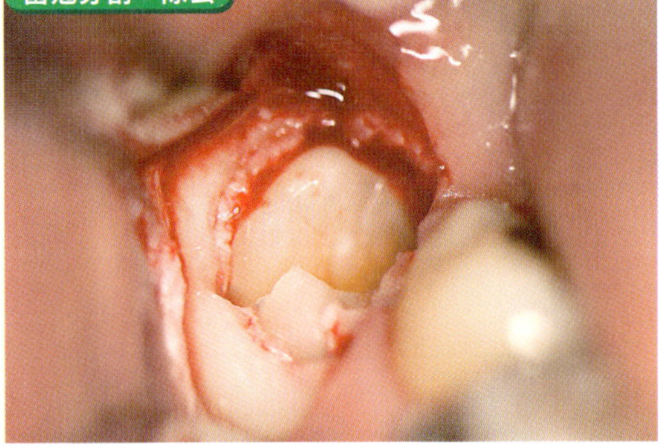

図 2-4　歯冠の分割はタービン(FG101, 104)を用いて頬舌的に分割する．切断面は第二大臼歯遠心面と平行か，あるいは上方が遠心側に傾くような設定になるよう，タービンヘッドを遠心側に傾斜させる．逆の切断面になると切断された歯冠が，第二大臼歯遠心部にアンダーカットの形で残り，摘出しにくくなる．初心者では，とくに歯冠深部と舌側の切断が不十分なことが多いので，切断面を探針にて確認し分割すると，どの部位が切れてないか確認できてよい．分割後，歯冠と歯槽骨や第二大臼歯の間に挺子を入れて歯冠を除去する．

症例 2 ｜ つづき（脱臼～再分割～抜去～止血～縫合）

脱臼

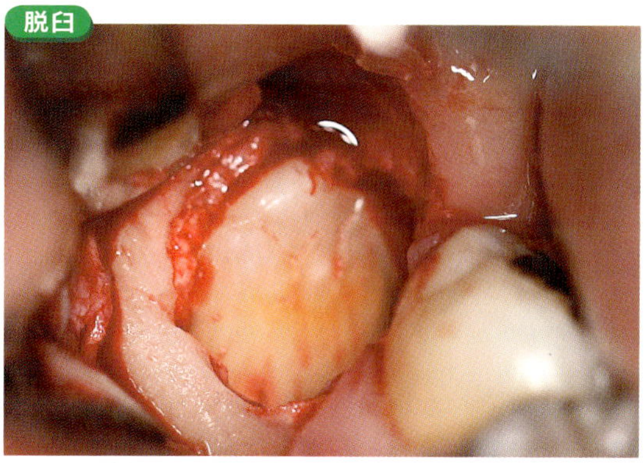

図 2-5 歯冠除去後は，歯根と歯槽骨の間に挺子を入れて脱臼させるが，歯根，歯槽骨間に挺子が挿入しにくいときは，槍状ダイヤモンドバー（FG104）を用いて挺子が挿入できる溝を形成する．

再分割

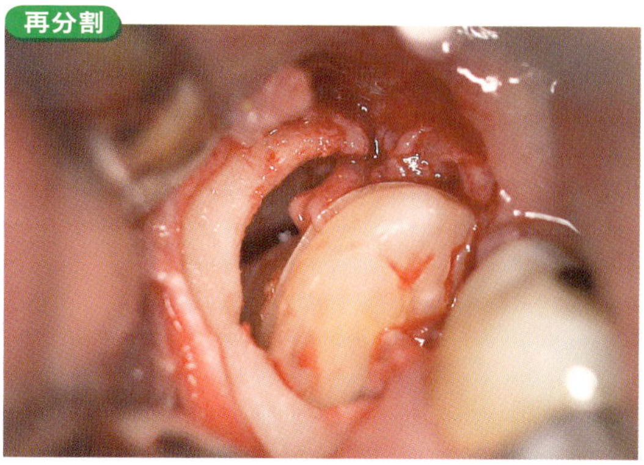

図 2-6 脱臼したが歯槽部から摘出できないときは，さらに歯冠または歯根を分割する．

歯根の露出

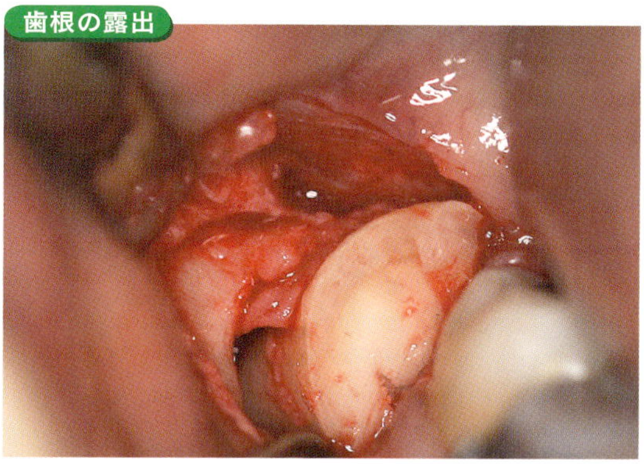

図 2-7 再分割後歯根が露出した状態．

抜去

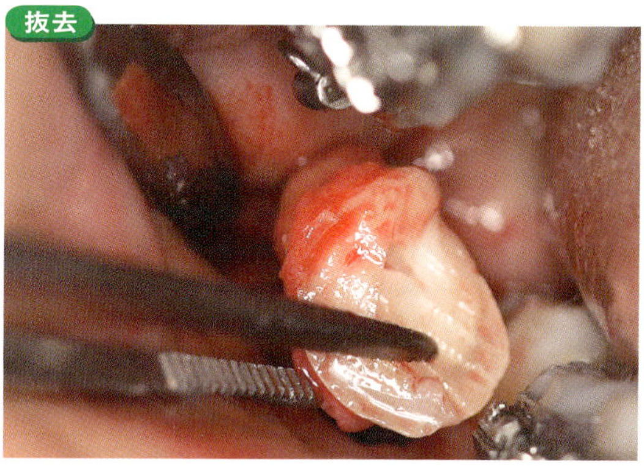

図 2-8 抜去歯の分割状態．

止血

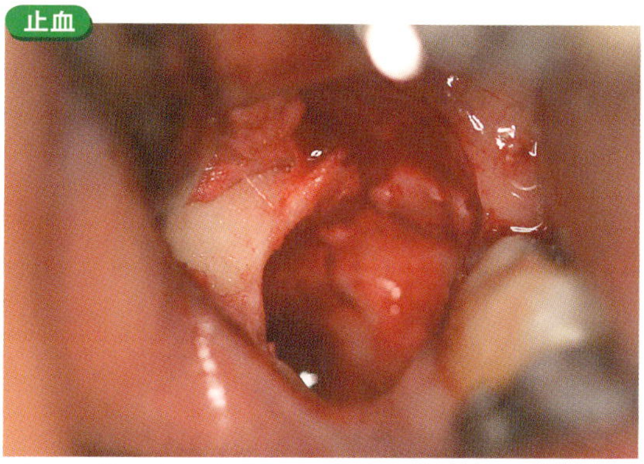

図 2-9 第二大臼歯遠心面と埋伏歯冠の間に不良肉芽が多いので同部を十分に掻爬する必要がある．抜歯窩から出血するときはゼラチンスポンジなどの止血補助材を挿入し，圧迫にて止血を確認後，縫合する．

縫合

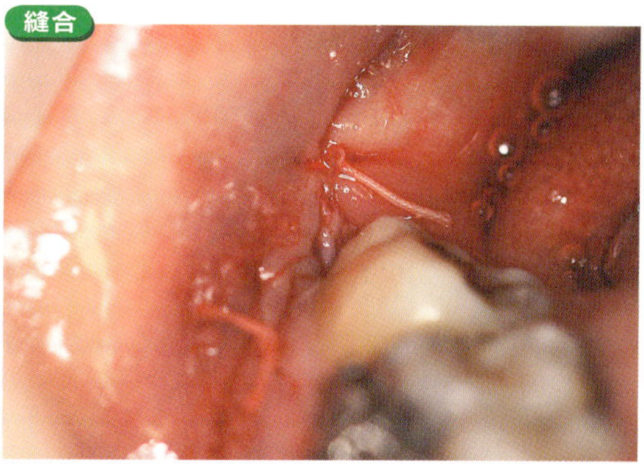

図 2-10 縫合は 3-0 絹糸が最も使用される．縦切開部，遠心切開部を縫合する．

PRACTICE 4

ヘミセクション

○概　念

ヘミセクション(hemisection)とは広義には上下顎を問わず複根歯の１根ないしは２根を歯冠の一部とともに抜去する手術を総称するが，一般には下顎大臼歯を近遠心的に２分割し，一方を抜去する手術をいう．上顎大臼歯の１根を分割抜去する手術は３根のためトリセクション(trisection)という．

○適　応

下顎大臼歯，第一大臼歯が適応となることが多く，歯周疾患または歯内 - 歯周疾患に対して歯周基本治療や感染根管治療が奏功しない場合で，近心根もしくは遠心根のいずれか一方が保存可能な症例，すなわち１根に限局した根尖病巣や根分岐部病変が対象となる．

○手術前処置

保存する根は，あらかじめ根管治療と根管充填を完了させておく(*図 **A**, **B***)．また，最低限保存する根や隣在歯の歯石除去，またはPMTCを行い，プラークコントロールは良好であることが望ましい．

○使用器具・器材

No.15メス，骨膜剥離子，ダイヤモンドバーもしくはカーバイドバー，手用スケーラー，両頭鋭匙，臼歯用抜歯鉗子(残根鉗子)，エレベーター，骨ヤスリ，持針器，縫合針，縫合糸，はさみ

○処置の注意点

①抜歯窩，根分岐部病変の不良肉芽掻爬を確実に行う．

②露出根面は，手用スケーラーを用いて歯石を除去し滑沢にする．

③歯冠切断面は，バーを用いて鋭縁を除去し形態修正しておく．

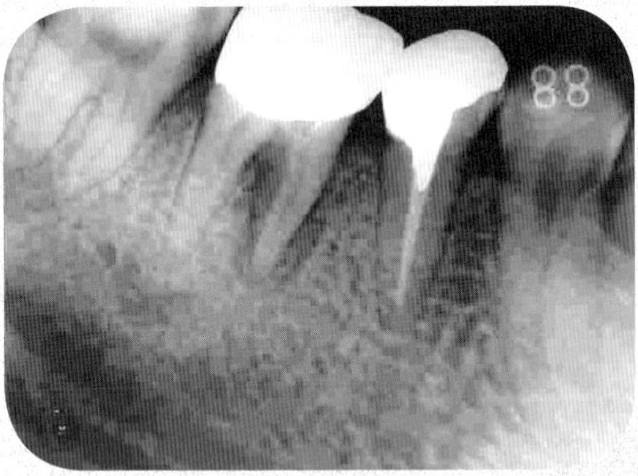

*図 **A***　デンタルエックス線所見．下顎第一大臼歯近心根周囲と根分岐部に骨吸収像を認める．

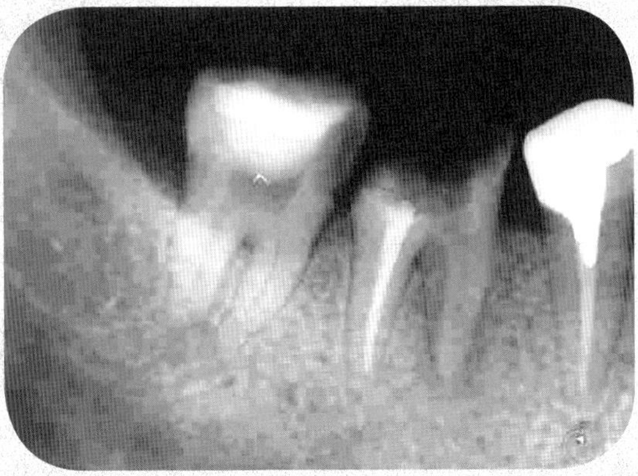

*図 **B***　術前に全部鋳造冠を除去し，遠心根に対して感染根管治療ならびに根管充填を施行する．

症例 1 ｜ 下顎第一大臼歯のヘミセクション

術前

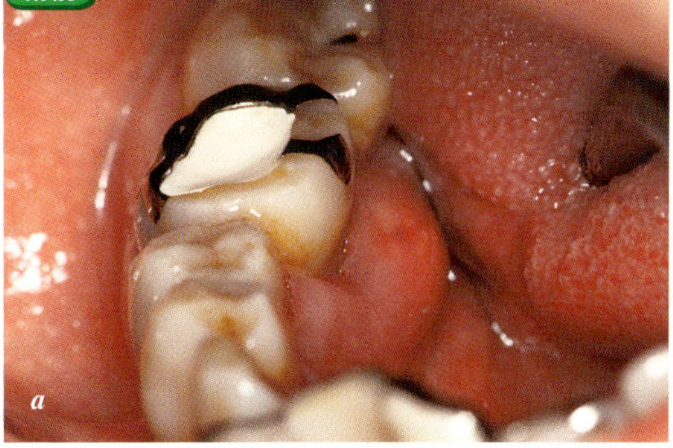

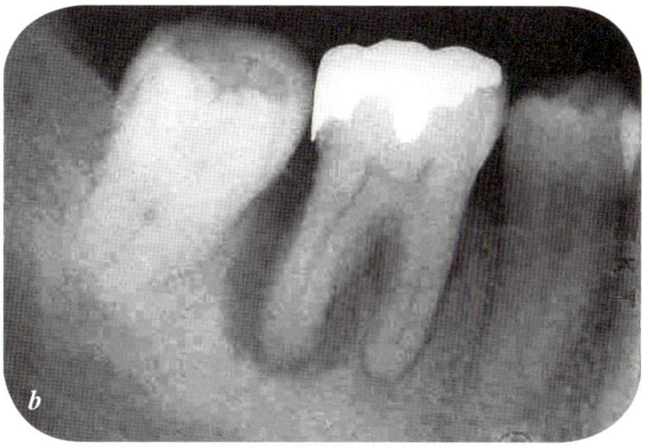

図 1-1a, b　64歳，男性．右側下顎第一大臼歯部の疼痛．遠心歯肉ならびに根分岐部から排膿を認める．デンタルエックス線所見では，下顎第一大臼歯遠心根周囲と根分岐部に骨吸収像を認める．

剥離・分割

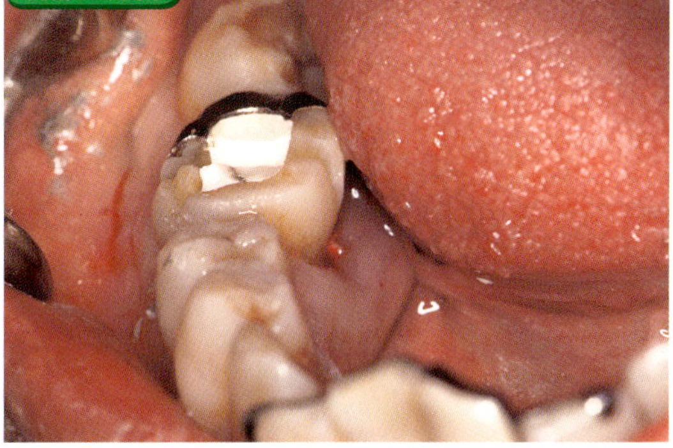

図 1-2　辺縁歯肉を剥離し，根分岐部を露出する．根分岐部より垂直に歯冠を分割する．

搔爬

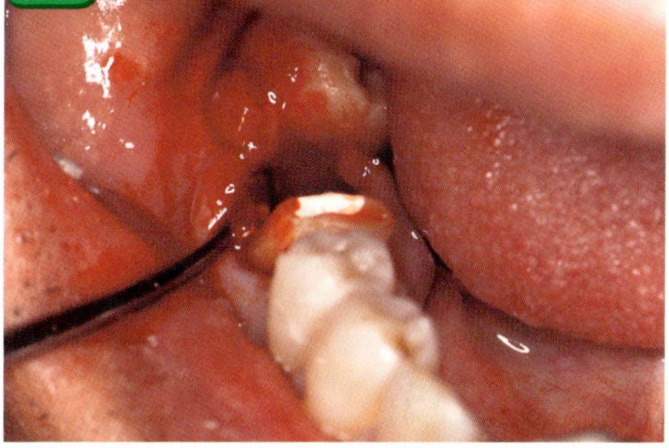

図 1-3　根分岐部の不良肉芽を搔爬し，残存歯根の露出根面を滑沢にする．

抜去

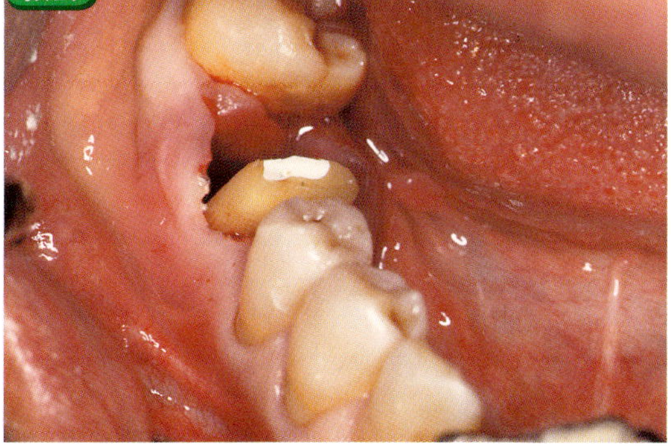

図 1-4　遠心歯根を脱臼，抜去する．

抜去歯

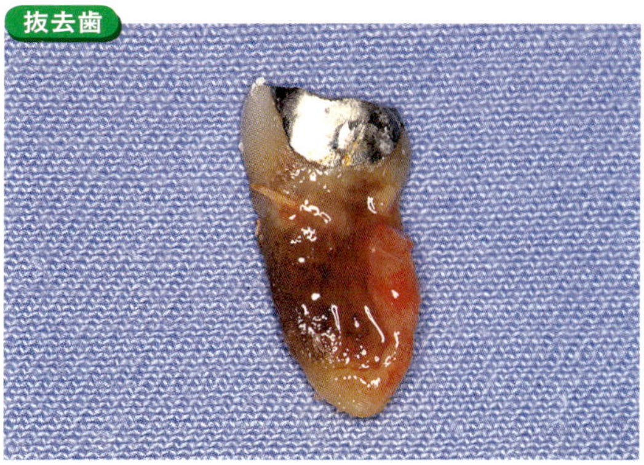

図 1-5　根分岐部と歯根側面に炎症性病変の付着を認める．

PRACTICE 5

歯根尖(端)切除手術

○根尖部病巣に対する治療方法

・根管治療
・歯根尖切除手術(根管充填)
(apicoectomy)
・根尖掻爬療法
・根尖部薬剤注入療法

○適　応

①骨植が堅固で，歯根の 1/2 以上は健全な歯根膜支持がなされていること
②根尖病巣が大きく根管治療では治癒の期待ができないもの
③歯根尖の湾曲，根管の狭小や閉鎖などのため完全な根管治療ができない場合
④根管治療中根尖部付近で穿孔した場合や根尖部付近でリーマー等が破折した場合
⑤過剰根管充填で根尖部に炎症を起こし，根管から充填物を除去できない場合

○根充の時期

①術前に行う場合
②術中に行う場合
③逆根管充填

○使用器具・器材

ミラー，ピンセット，探針，注射器，メス(No.15)，骨膜剥離子，破骨鉗子，骨ヤスリ，鋭匙，粘膜剥離子，根管充填セット，タービン，バー，持針器，縫合針，縫合糸，はさみ

○嚢胞摘出後の処理

・Partsch 1 法(副腔形成法)
・Partsch 2 法(閉鎖)

○歯肉粘膜切開方法

・歯肉縁切開(Wassmund 切開法)
・Partsch 切開法(弧状切開)
・Pichler 切開法(逆弧状切開)
・Endo 切開法
・Reinmöller 切開法

○成功率

・根尖病巣に対する治療
・歯内療法の成功率：54%～96%，66%(Allen，1989)
・歯根尖切除手術の成功率：54%(Allen，1989)，85%(Danin，1998)

○逆根充材料

アマルガム，アマルガムセメント，グラスアイオノマーセメント，レジン，軟化ガッタパーチャ，ガッタパーチャポイント，スーパーボンド

生体への為害作用の問題からグラスアイオノマーセメントを使用することが多い．

参考文献

1．Mead C，Javidan-Nejad S，et al. Levels of evidence for the out come of endodontic surgery. J Endod 2005：31；19 - 24.

症例 1　歯根尖切除手術と根管充填を同時に行った場合

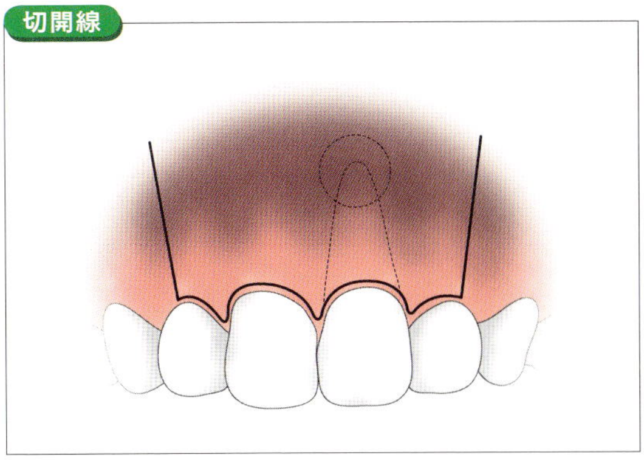

図 1-1　|1 部根尖病巣に対して Wassmund 切開を行う．

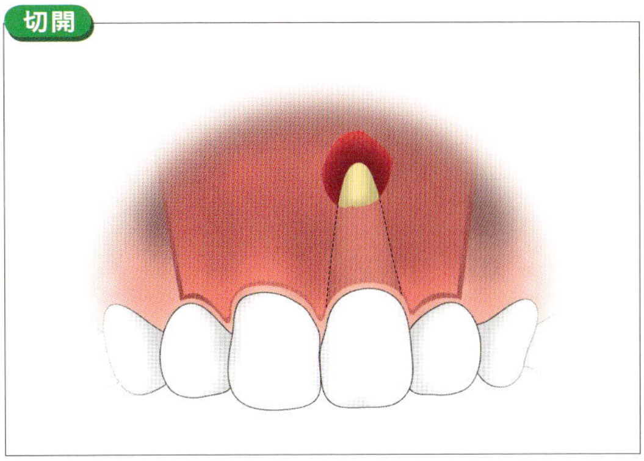

図 1-2　歯肉骨膜弁の形成．

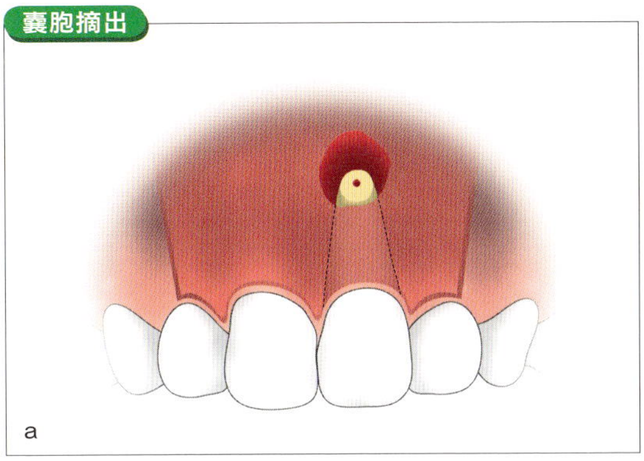

図 1-3a　|1 部歯根尖を斜めに切開し，嚢胞を摘出する．

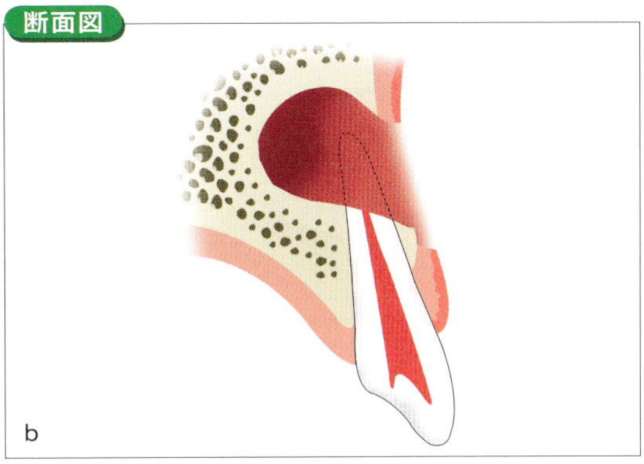

図 1-3b　*図 1-3a* の断面図．

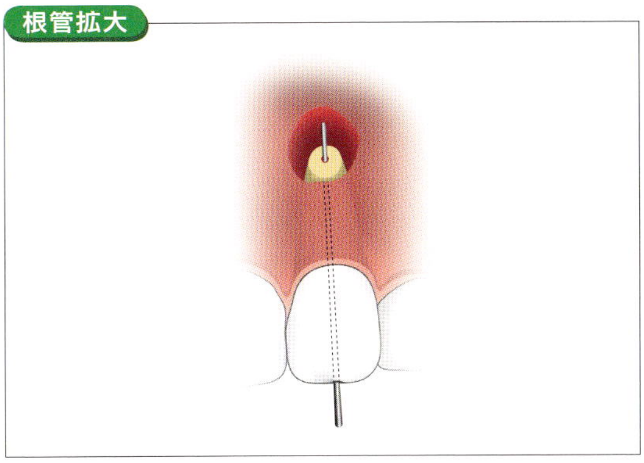

図 1-4　根管を拡大し，根管充填剤にて緊密に根管充填を行う．

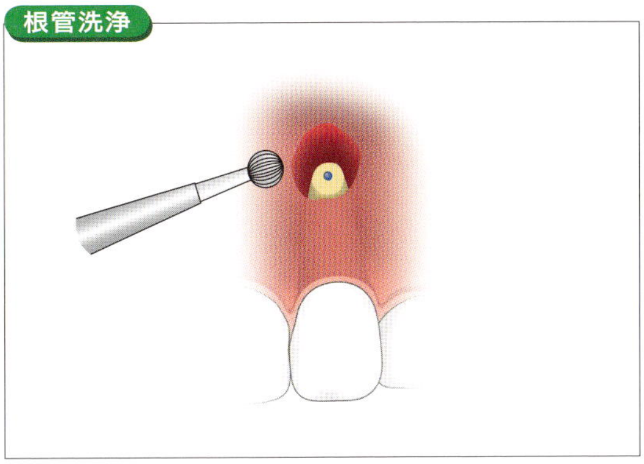

図 1-5　根管充填剤をラウンドバーにて除去し，洗浄後縫合する．

症例 2　歯根尖切除手術単独の場合

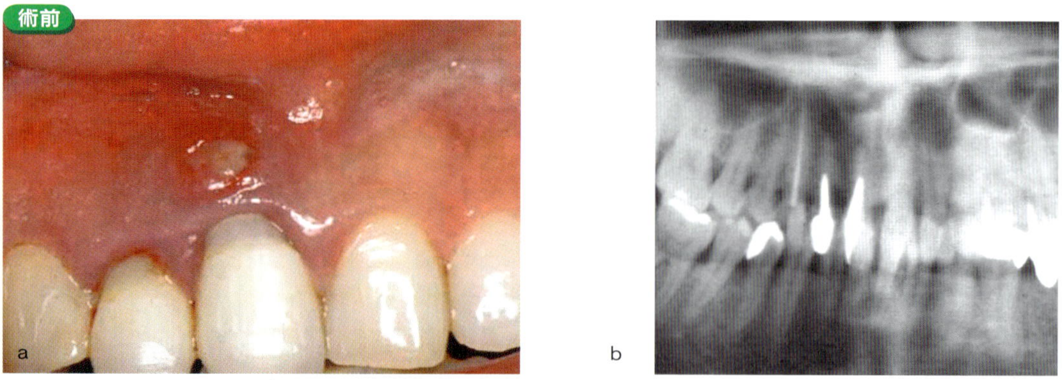

図 2-1a, b　53歳，男性．1|根尖部に膿瘍を形成して来院した．8年前に補綴修復がなされている．初診時の口腔内写真とデンタルエックス線写真を示す．補綴物を除去せず歯根尖切除手術を行うこととした．

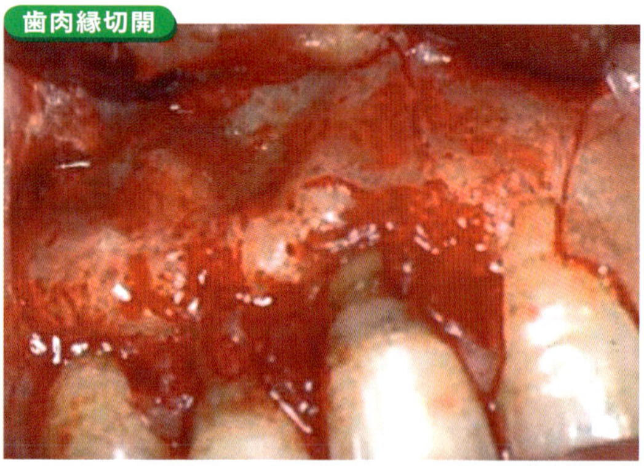

図 2-2　歯肉縁切開（Wassmund 切開法）を行う．

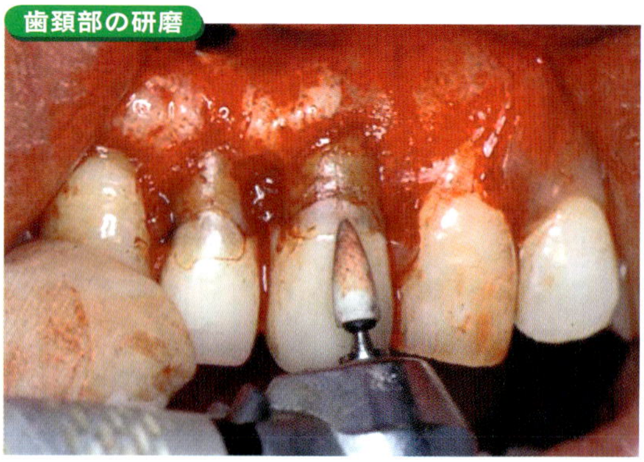

図 2-3　補綴物の歯頚部を平滑して研磨した．歯肉縁切開の利点である．

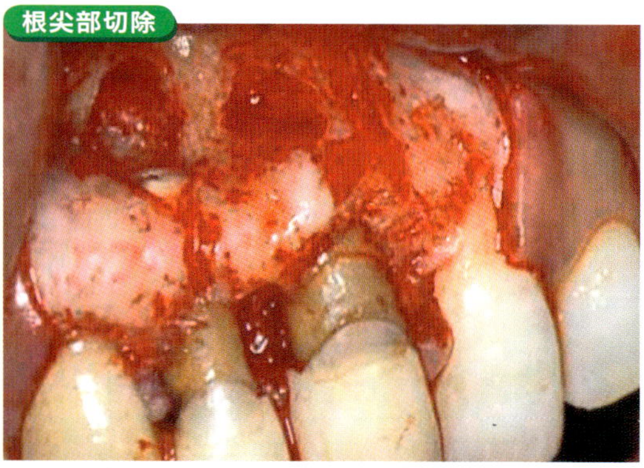

図 2-4　頬側からタービンにて嚢胞壁を明示して骨を除去し，剥離子で嚢胞を剥離し，嚢胞と癒着している根尖部の歯根を手前から後ろにかけて斜めに切断する．斜めに切断することでより明視野の下につぎの根管充填操作が可能となる．

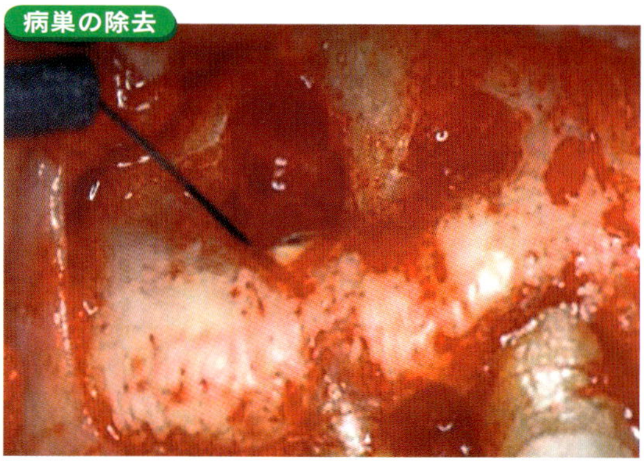

図 2-5　根の裏側の病巣が，剥離子では線維性癒着が強く十分除去できないため，歯科用電気メスにて焼いて除去した．電気メスは骨ロウとともに狭い範囲であるが，骨面の止血にも有用である．

症例 2　つづき（止血〜根尖部清掃〜縫合）

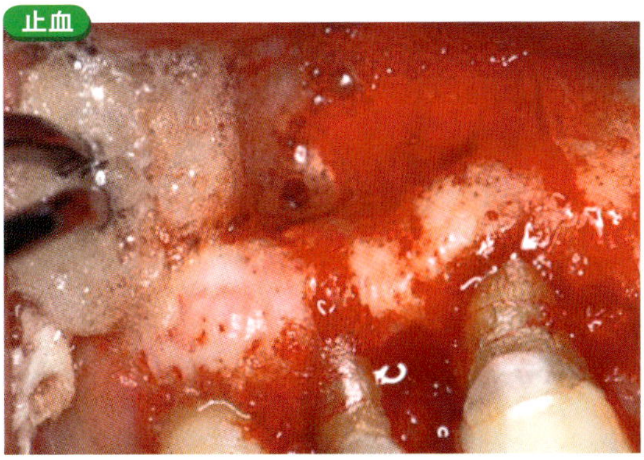

図 **3-1**　過酸化水素水綿球を圧迫．カタラーゼ反応により止血を行い，炭化物を除去する．

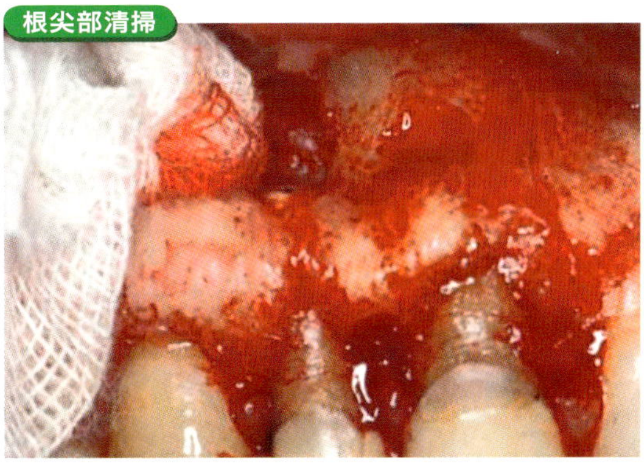

図 **3-2**　ガーゼのメッシュにより擦過して物理的に根尖部を清掃する．

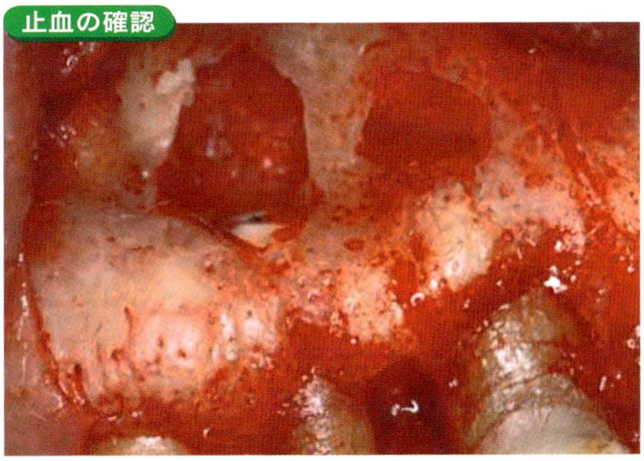

図 **3-3**　根尖部の清掃状態と根止血を確認する．

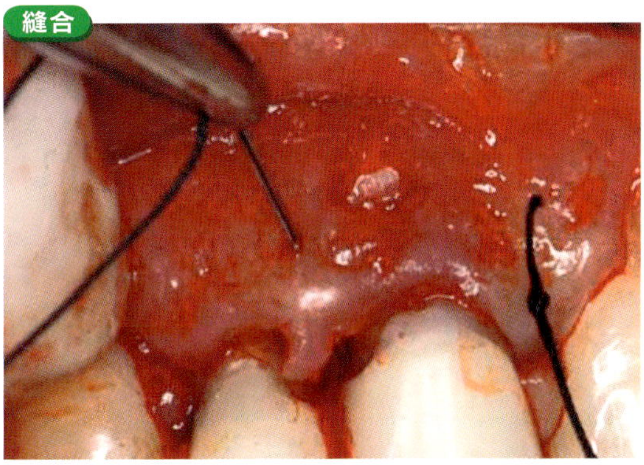

図 **3-4**　直針による歯間乳頭部の縫合．

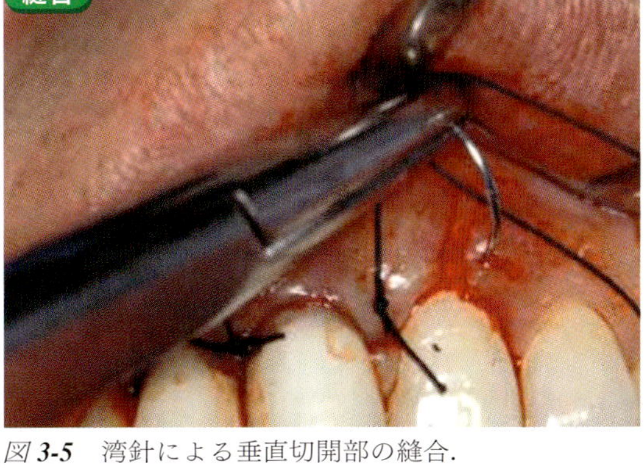

図 **3-5**　湾針による垂直切開部の縫合．

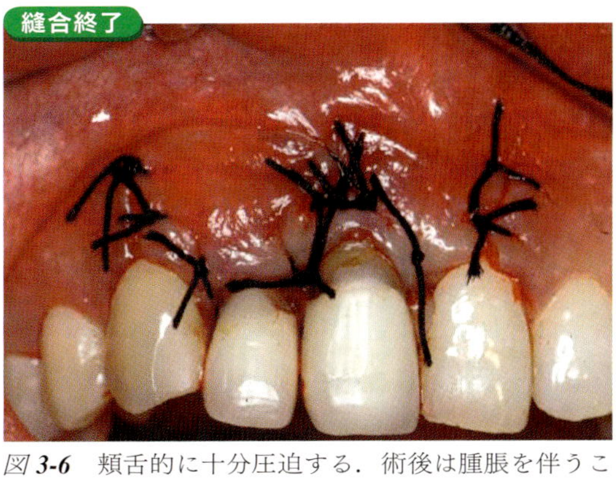

図 **3-6**　頬舌的に十分圧迫する．術後は腫脹を伴うことを再度説明する．

PRACTICE 6

歯槽骨整形術

○補綴前処置としての歯槽骨形成術

・歯槽骨整形術(alveolectomy)
・歯槽形成術(alveoloplasty)
・歯槽堤形成術
・骨隆起除去術
・下顎隆起除去術
・口蓋隆起除去術

○適　応

①歯槽堤に鋭縁が存在し，義歯不適や疼痛の原因となる場合
②義歯の装着を妨げる著しいアンダーカットが存在する場合
③連続する多数歯抜去により，歯槽骨に鋭縁の残存する懸念がある場合
④上下顎の歯槽堤が接近し，義歯装着の空隙が確保できない場合
⑤歯槽性上顎前突症に対して義歯により改善する場合(Dean 法・変法, Obwegeser 法)

○手術の時期

①抜歯と同時
②抜歯後，歯槽骨の吸収不全を認めたとき
③義歯不適合時

○手術ポイント

①骨整形は鋭縁部のみではなく，周囲とのバランスが重要なため，歯肉骨膜弁の剥離は広めに行う.
②粘膜骨膜弁は基底部を広く設定し，剥離は愛護的に行う.
③オトガイ孔，切歯孔，大口蓋孔などの解剖に注意する.
④破骨鉗子は先端でつまむように使うのではなく，くちばしを骨面に平行にし，腹の部分で骨を削ぐように用いる.
⑤骨削除に際しては，歯槽の高さを減じないようにする.
⑥縫合前に必ず一度弁を復位し，歯肉の上から示指などで触診し，整形の状態を確認する.
⑦微少骨片の残存は術後疼痛の原因となるため，生理食塩水で洗浄する.

○即時義歯

保存不能な歯が多数存在する場合には即時義歯の適応となる．利点としては抜歯に伴う機能的審美的問題の軽減のほか，抜歯創部の止血シーネとしても有効である．義歯適合のうえからも，抜歯と同時に歯槽骨整形術が必要となる場合が多い.

○使用器具・器材

ミラー，ピンセット，注射器，メス(No.15)，歯肉剪刀，骨膜剥離子，破骨鉗子，骨ノミ(片刃)，マレット，骨バー，骨ヤスリ，持針器，縫合針，縫合糸，糸切剪刀

参考文献

1．Dean, O.T.. Surgery for the denture patient,. J Am Dent Assoc 1936；23：2124‐2128.
2．二宮信彦，山口　晃ほか．歯槽間中隔切除による歯槽堤整形術と補綴処置により改善を図った上顎前突症の１例．歯学 1994；81：1263‐1270.

症例 1　下顎小臼歯部における歯槽骨整形術

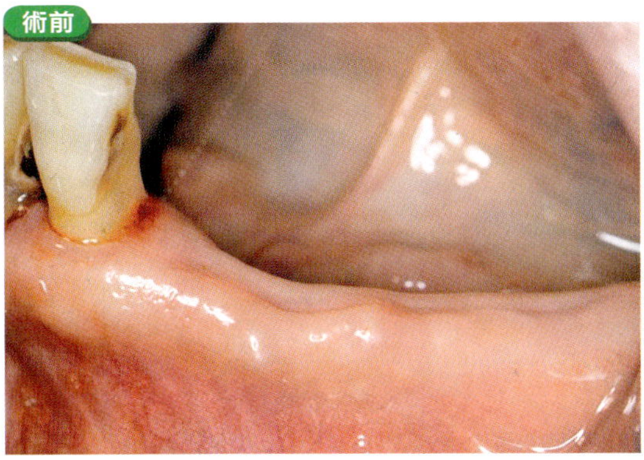

図 1-1　60歳，男性．下顎局部床義歯の不適合を主訴に来院した．⌈3 4部の歯槽頂に骨鋭縁を認める．

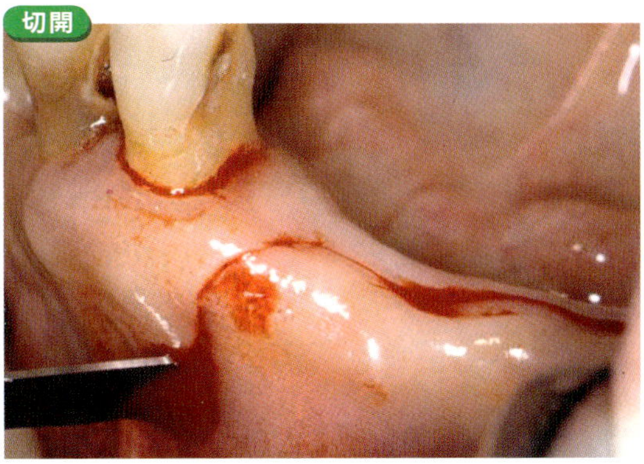

図 1-2　切開は骨膜に達する切開で，まずは歯槽頂で歯槽堤と平行に，かつ骨面と垂直になるように行う．前方部に縦切開を加えることで，術野が広くなる．

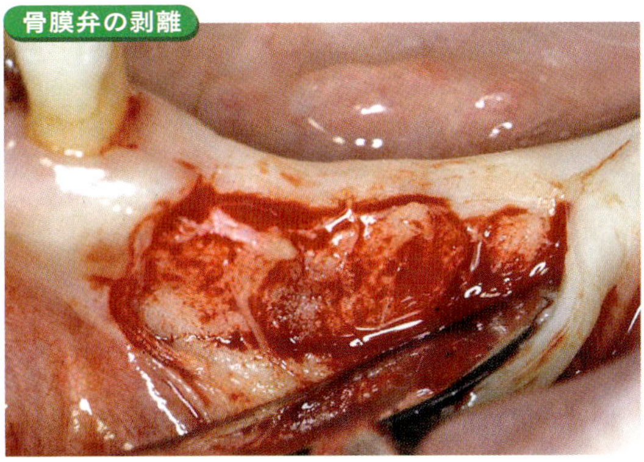

図 1-3　縦切開から骨膜起子を用いて剥離をすすめることで弁の剥離が容易となる．弁を翻転し骨の凹凸の状態を確認する．下顎小臼歯部ではオトガイ孔に注意を要する．

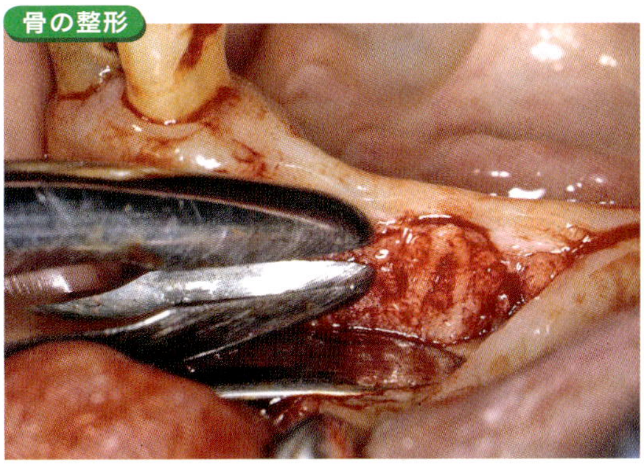

図 1-4　骨の突出部を骨鉗子で削除する．鉗子の先端でつまむのではなく，くちばしを骨面に平行にし，腹の部分で骨を削ぐように用いる．

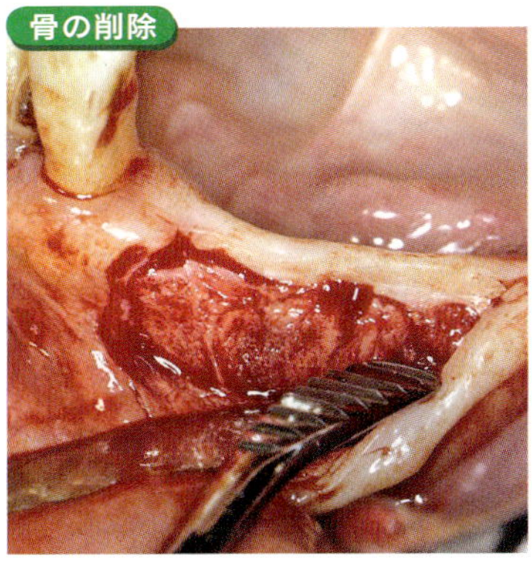

図 1-5　骨ノミや破骨鉗子などで骨を削除し，小さな凹凸に対しては骨ヤスリを用い骨面を平滑にする．

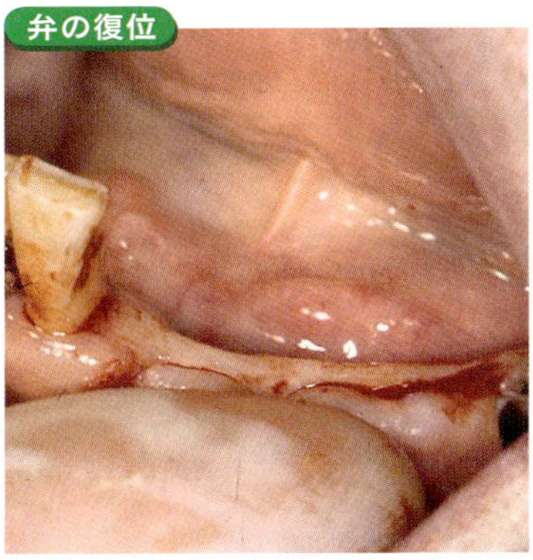

図 1-6　弁を復位し，粘膜上から指先で触診し，整形の具合を確認する．

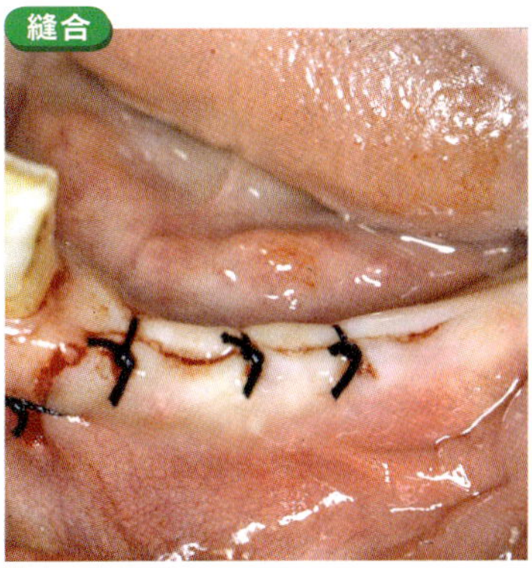

図 1-7　歯肉の余剰が生じた場合には，適宜歯肉剪刀やメスにて歯肉整形を行う．

症例 2　上顎臼歯部における歯槽骨整形術

術前

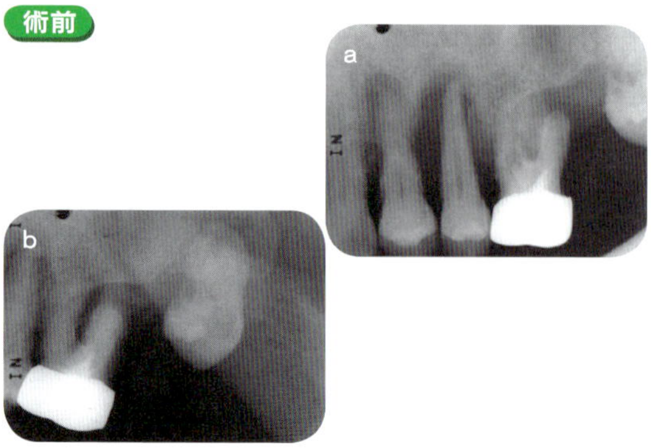

図 2-1a, b　55歳，男性．歯の動揺を主訴に来院．エックス線写真にて左側上顎臼歯支持骨の著明な骨吸収を認め，抜歯の適応とした．

抜歯・切開

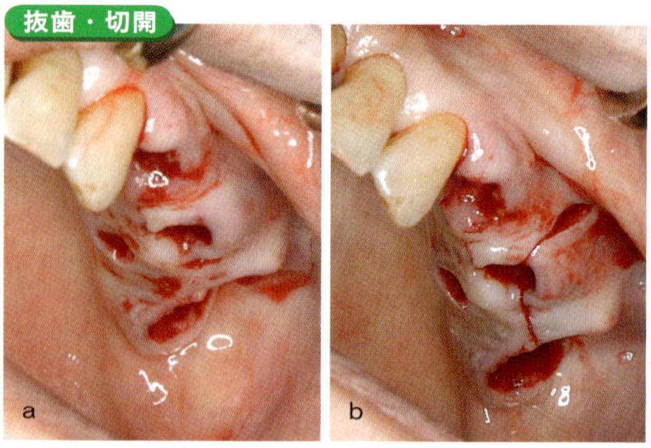

図 2-2a, b　***a***：|4―6 を抜歯，|6 頬側遠心部に骨の突出を認める．***b***：切開．歯槽頂切開に縦切開を加えることで骨の状態が観察できる．縦切開は弁の血流を考え，基底部を広く設定する．

剥離・骨削除

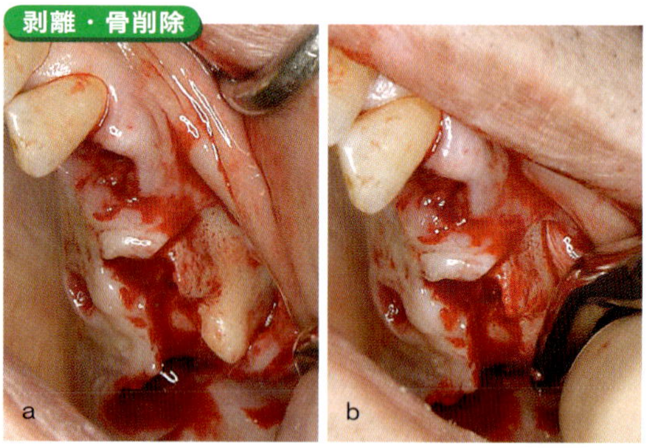

図 2-3a, b　***a***：粘膜骨膜弁の剥離．骨鋭縁部と周囲とのバランスを確認するため，手術野は広めにする．***b***：骨削除．突出部の削除に際しては歯槽骨の高さと幅を極力減少させないように配慮する．

弁の復位

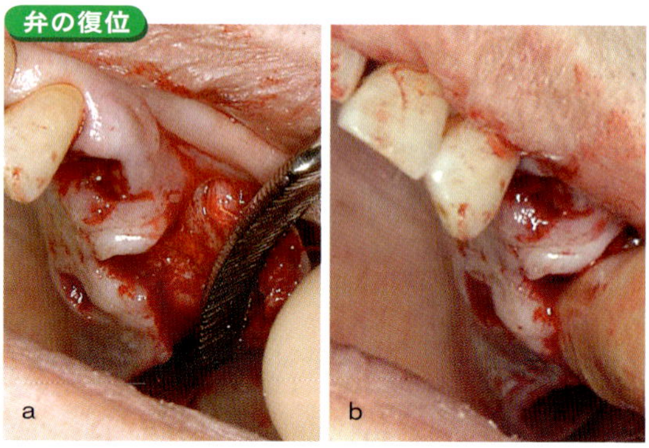

図 2-4a, b　***a***：次いで小さな凹凸に対しては骨ヤスリを用い骨面を平滑にする．***b***：弁を復位し，粘膜上から指先で触診し，鋭縁のないことを確認する．

洗浄・縫合

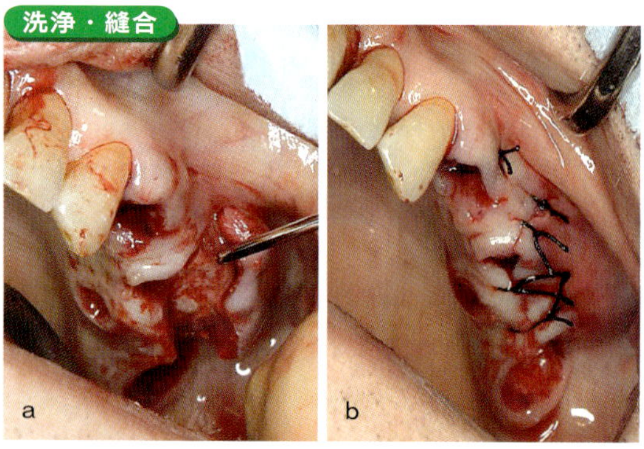

図 2-5a, b　***a***：微小骨片の残存は術後疼痛の原因となることがある．縫合前に生理食塩液等で洗浄する．***b***：弁は元の位置に戻し縫合する．

術後

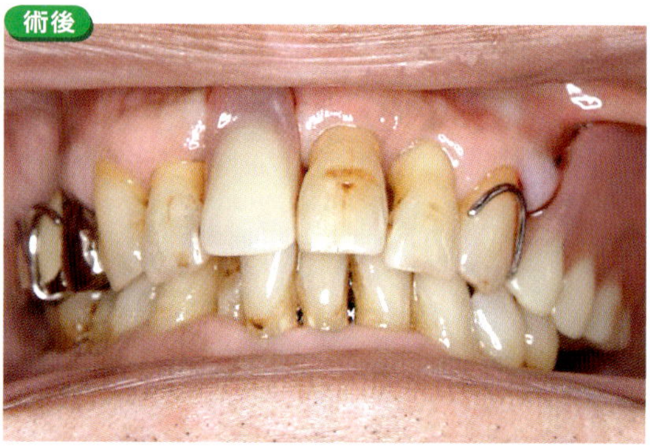

図 2-6　即時義歯の装着．臼歯の多数歯抜歯などでは，咀嚼機能の早期回復のためにも，即時義歯の装着が望ましい．

症例 3 Dean 法変法による歯槽堤形成術

Dean 法変法

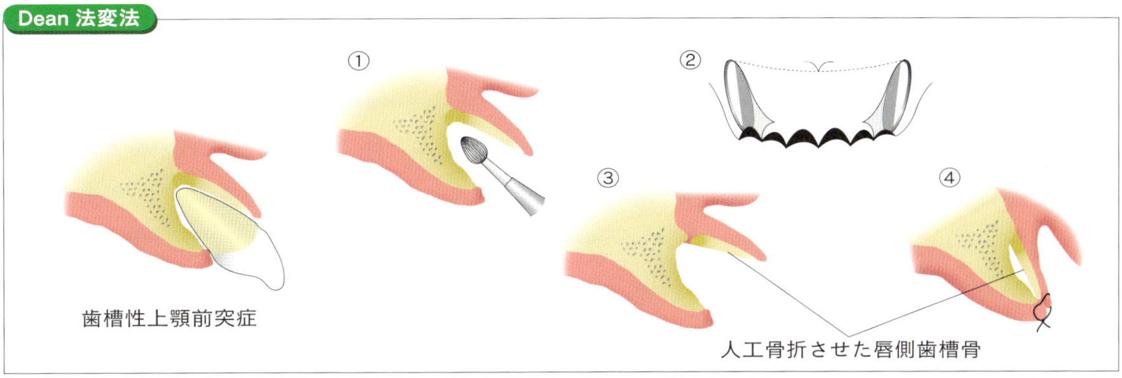

図 3-1 歯槽性上顎前突症を義歯で改善する場合など，抜歯と同時に本法を併用することは有用である．術式：①上顎前歯を抜歯し槽間中隔を骨バーにて削除する．②次いで遠心部の唇側歯肉に縦切開を加え骨を露出し，縦の歯槽骨切りを行う．③,④抜歯窩に骨膜起子を挿入し，唇側歯槽部の皮質骨を人工的に骨折させ，これを粘膜骨膜が付いた状態で口蓋側に傾斜移動させ，歯槽突起を後退させる．

術前

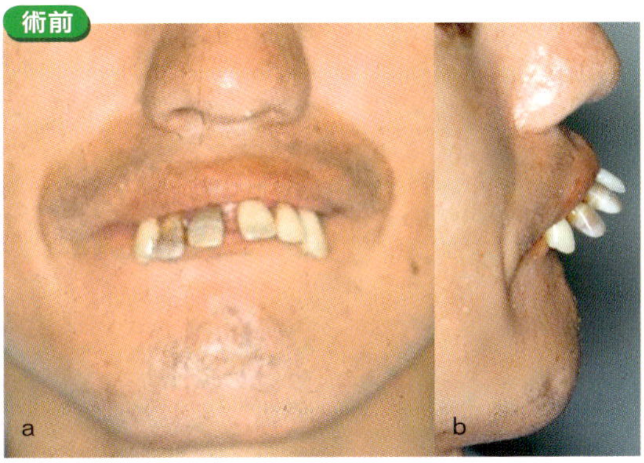

図 3-2a, b 40歳，男性．咬合不全と審美障害を主訴に来院．中顔面の突出感と上顎前歯の著明な唇側傾斜を認め，歯は口腔外に突出している．

歯槽堤形成術

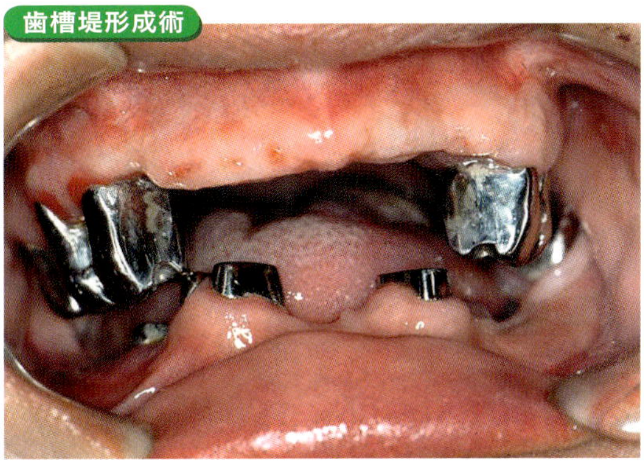

図 3-3 Dean 法変法にて歯槽堤形成術を行った．

義歯装着時

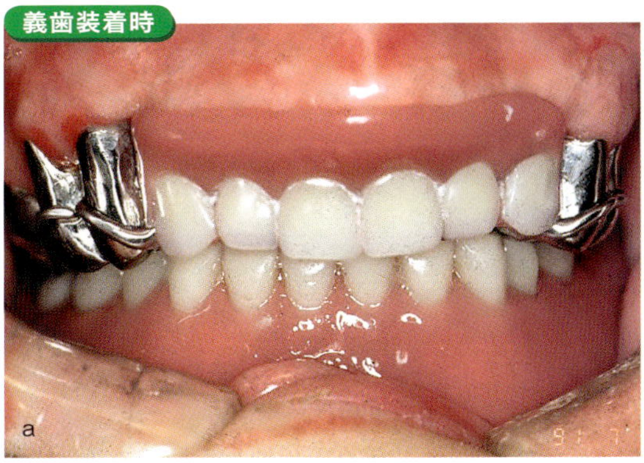

術後

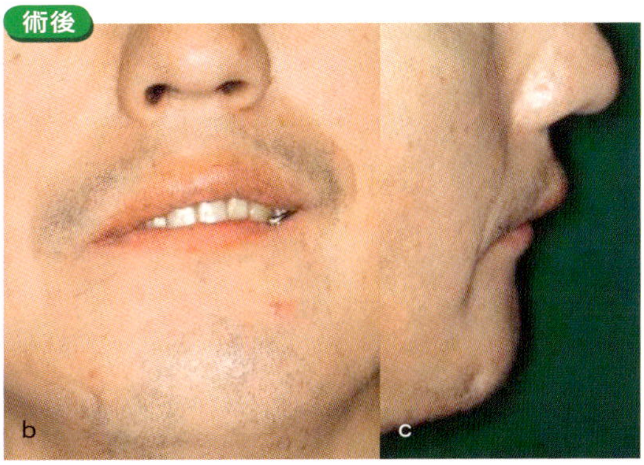

図 3-4a〜c 歯槽突起の高さを減ずることなく，歯槽堤が口蓋側に後退している．上顎局部床義歯の装着状態も良好で，主訴であった審美的問題も改善している．

PRACTICE 7 歯槽骨骨折の処置

○概　念

歯槽骨骨折は上下顎を問わず前歯部に好発し，特殊な外力が加わらない限り臼歯部は稀である．骨体部骨折と異なり，筋の付着がないことから二次的な骨折片の移動はないが，骨が菲薄なため粉砕骨折となりやすい．また外力の方向と大きさによっては骨片の移動も大きいため，辺縁歯肉をはじめとする被覆軟組織の損傷や歯の損傷を合併することも多い．骨体部に骨折線の連続性を認めたり，合併骨折することも少なくない．臨床的に4タイプに分類される．

タイプ1：数歯の歯を含み歯槽部が一塊となって唇側あるいは舌・口蓋側に転位したもの

タイプ2：唇側または舌・口蓋側の一側の歯槽骨が骨折し歯の脱臼や破折を伴うもの

タイプ3：数歯の歯を含み歯槽部が一塊となって完全に歯槽部より断裂したもの

タイプ4：粉砕骨折

○処置方針

1）整復

整復は新鮮例を基本として行う．陳旧例は歯槽骨切り術を要する．

タイプ1：徒手整復が基本で，歯肉の断裂に留意し愛護的に整復させる．徒手整復が困難な場合は観血的に復位させる．歯の対合関係に留意し整復する．必要に応じて咬合調整する．また歯肉の損傷が著明な場合には，緊密に縫合しない．

タイプ2：観血的に整復する．骨片が一塊で，骨膜との連続性が保たれている場合は，歯肉の断裂に留意し愛護的に復位させる．脱臼歯も条件が整えば整復する．

タイプ3：時間的経過と断裂部の状態によるが，完全に断裂した場合は整復しても予後は不良である．整復を断念し，残存歯槽骨を整形し，破折小骨片を回収し歯肉を縫合する．

タイプ4：粉砕骨片を回収し，残存歯槽骨を整形したうえで歯肉を縫合する．

2）固定

基本的には外傷歯の固定に準ずるが，骨折範囲が広い場合は，顎内副子固定を行うのが望ましい．固定期間は歯の状態や骨体部骨折の合併の有無により異なるが，4～5週間が標準である．

①副子を用いた固定

②連続線結紮を用いた固定

③スーパーボンド®を用いた固定

○使用器具・器材

No.15メス，骨膜剥離子，両頭鋭匙，咬合調整用バー，破骨鉗子，骨ヤスリ，持針器，縫合針，縫合糸，はさみ，ワイヤーツイスター，アングルワイダー，外科結紮用プライヤー，ホウプライヤー，カッティングプライヤー0.3mm もしくは0.5mm 結紮用ワイヤー，Oシーネ(波形シーネ)，バンドプッシャー，レジン系接着剤スーパーボンド C&B®

使用器具の例

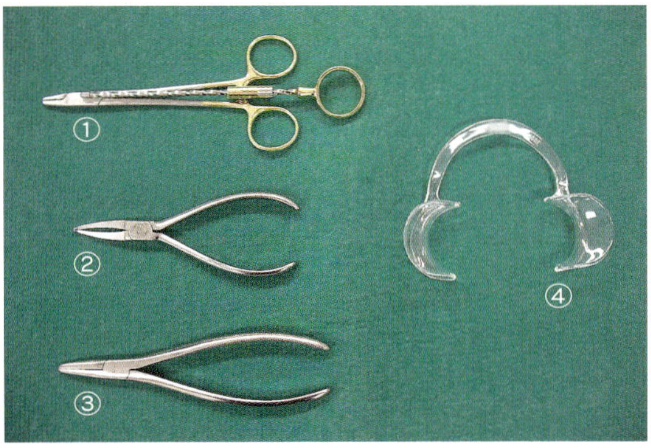

図 1-1a　使用器具．①ワイヤーツイスター，②ホウプライヤー，③日歯大式（外科結紮用）プライヤー，④アングルワイダー．

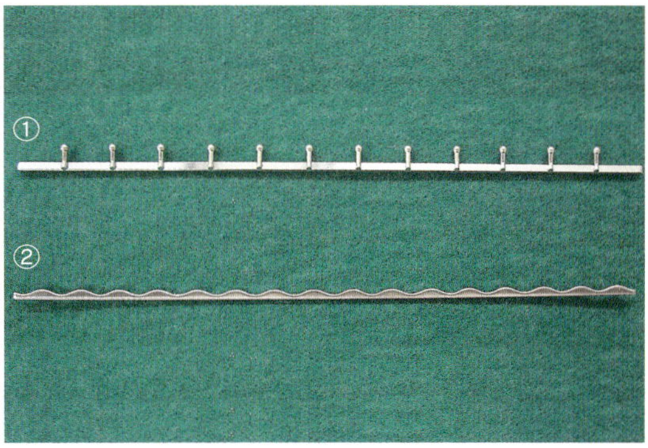

図 1-1b　① O シーネ，②波形シーネ．

連続結紮固定法（Barkann 法）

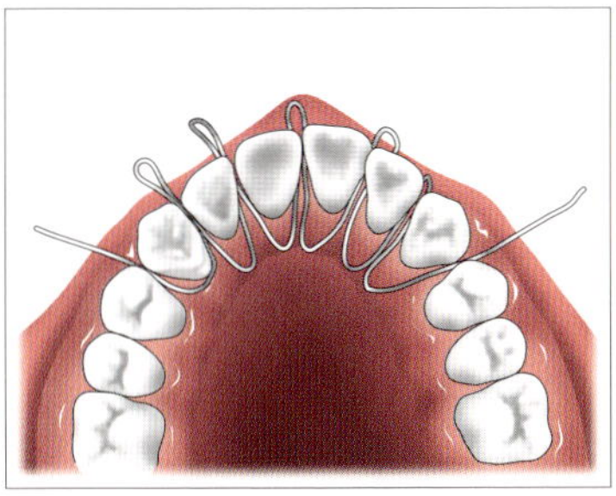
図 2-1a　0.3mm ワイヤーで小ループを作り，歯間空隙を貫通させる．

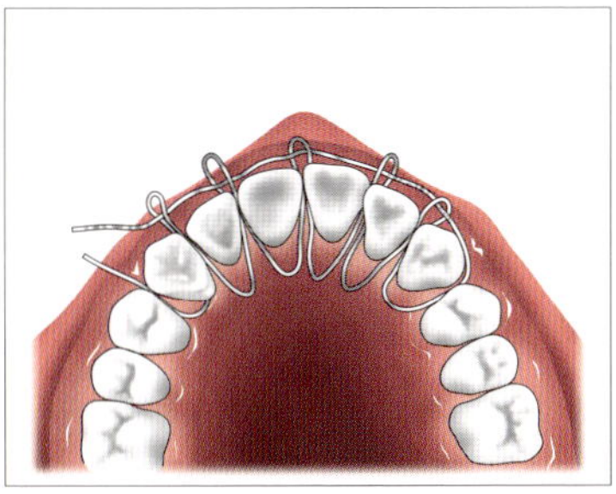
図 2-1b　小ループの中にワイヤーを通す．

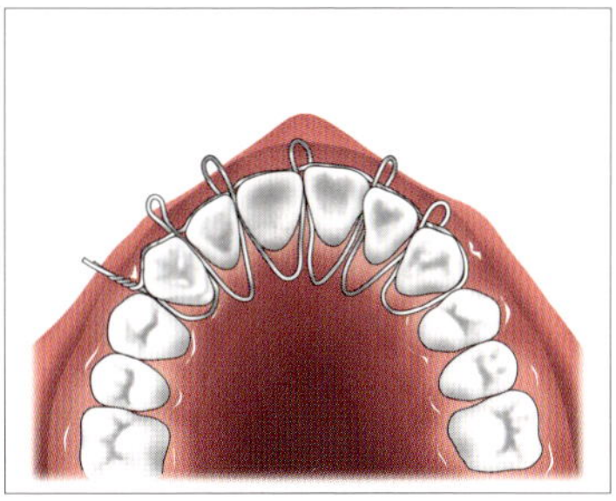
図 2-1c　ループを通したワイヤーを端で結紮する．

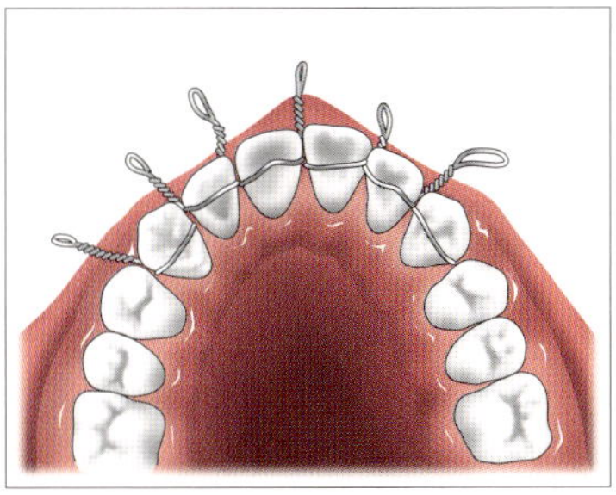
図 2-1d　小ループ部を締め上げ，結紮する．

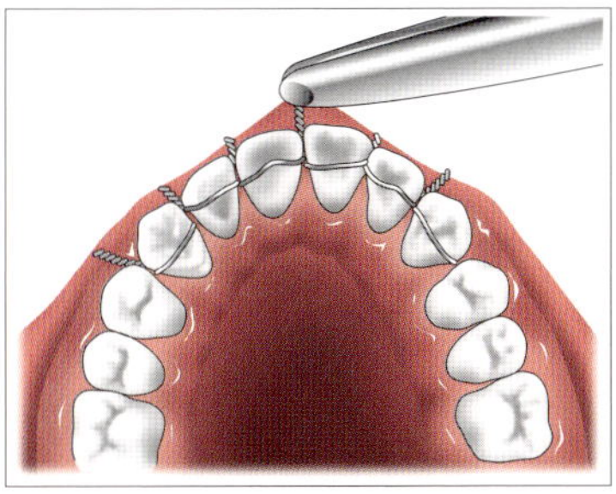
図 2-1e　結紮部を適度な長さに切って，歯間空隙方向に折り曲げる．

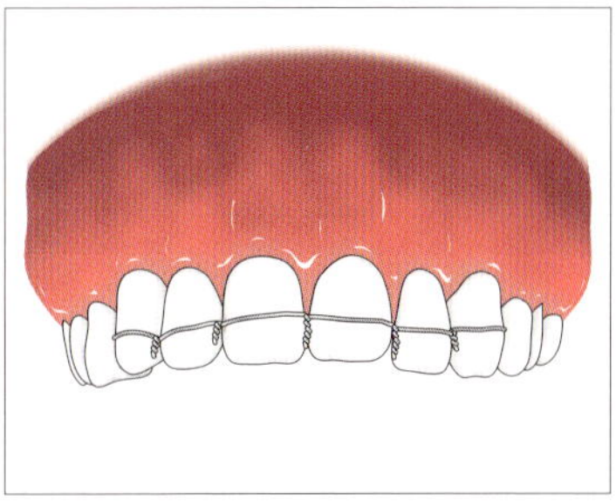
図 2-1f　完成．

症例 1 歯槽骨骨折の例

症例1 - 1

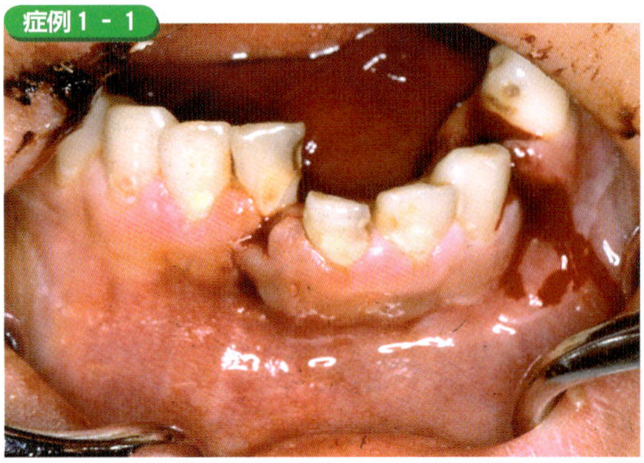

図 3-1 左側下顎中・側切歯，犬歯部歯槽骨骨折．唇側転位を認める．

症例1 - 2

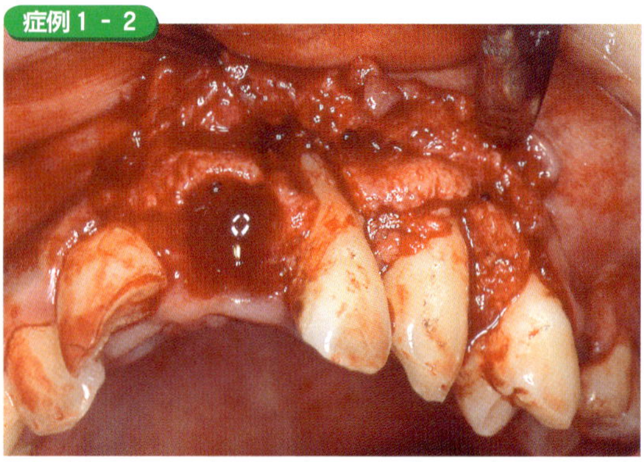

図 3-2 左側上顎中切歯～第一小臼歯部歯槽骨骨折．中切歯は完全脱臼し，唇側歯槽骨骨折を認める．骨片は骨膜と連続性があるため，観血的に整復する．

症例1 - 3 a

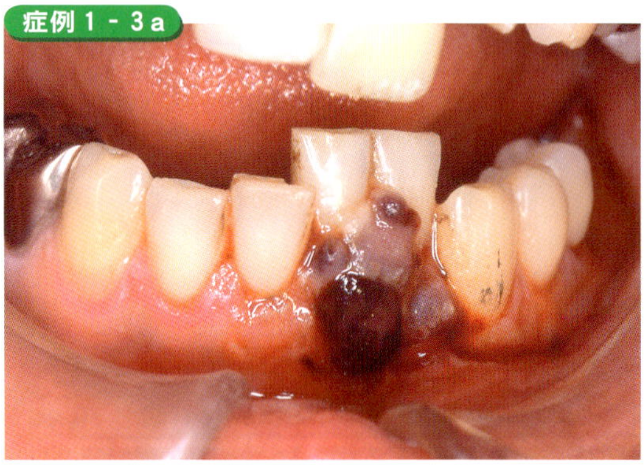

図 3-3a 左側下顎中・側切歯歯槽骨骨折．舌側転位を認める．

症例1 - 3 b

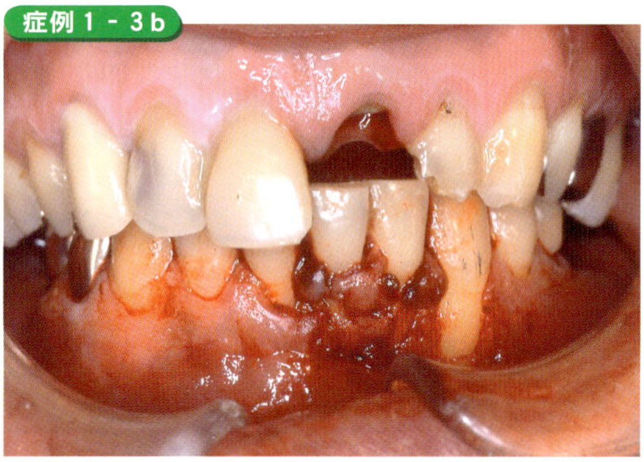

図 3-3b 歯槽骨を徒手整復する．歯肉は挫滅しており，可及的に縫合するが，緊密に縫合すると血行不全にとなり壊死するので，無理せず歯周包帯などで対応する．

症例1 - 4 a

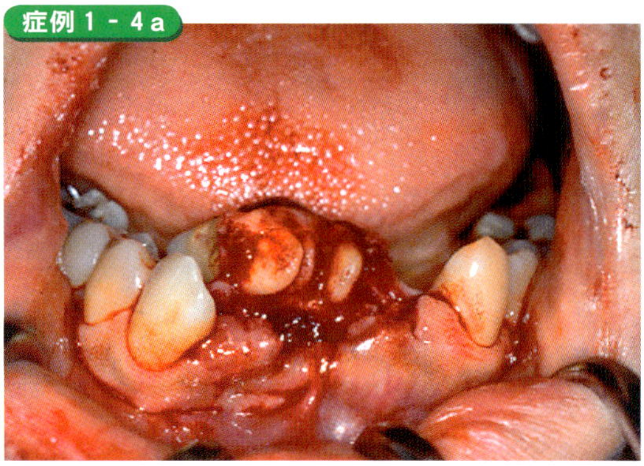

図 3-4a 両側下顎中・側切歯歯槽骨骨折．舌側転位を認め，歯槽骨切片は舌側骨膜にて連続性が保たれている．

症例1 - 4 b

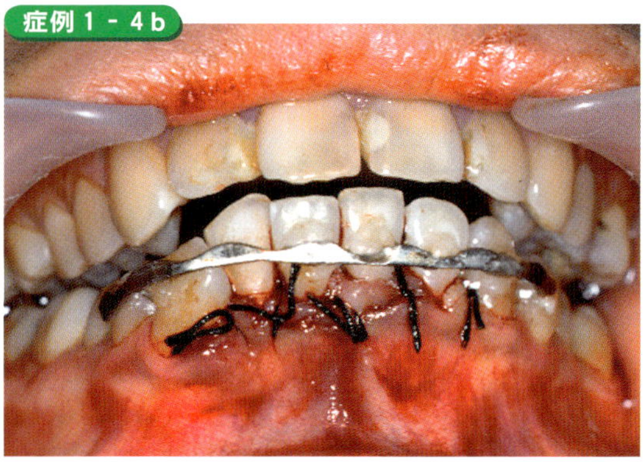

図 3-4b 骨折片を観血的に整復し，波形シーネを用いてレジン固定を行った．歯に対してワイヤーによる結紮固定が困難な場合に行う．

症例 2 上顎右側側切歯～左側側切歯部完全脱臼，歯槽骨骨折

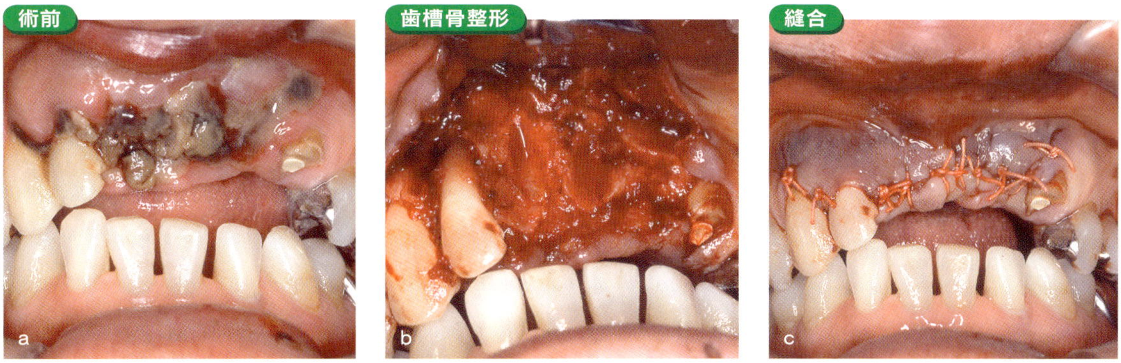

図 ***4-1a～c***　49歳，女性．両側上顎中・側切歯部歯槽骨骨折．歯は唇側歯槽骨とともに完全脱臼した．唇側歯槽骨は粉砕しており，粉砕骨片を異物とともに除去し，歯槽骨整形を行う．

症例 3 上顎左側中・側切歯不完全脱臼，歯槽骨骨折

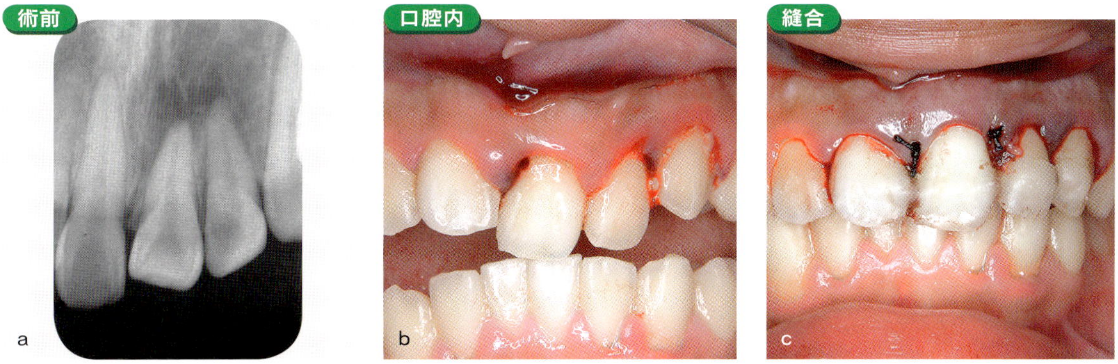

図 ***5-1a～c***　***a***：19歳，女性．エックス線所見では左側上顎中・側切歯の不完全脱臼と歯槽骨骨折を認める．***b***：左側上顎中・側切歯の不完全脱臼を認める．辺縁歯肉に損傷を認め，脱臼歯と歯槽部が一塊となって動揺を認める．***c***：左側上顎中・側切歯，歯槽骨を整復し，隣在歯とレジン固定した．歯肉も復位し縫合した．

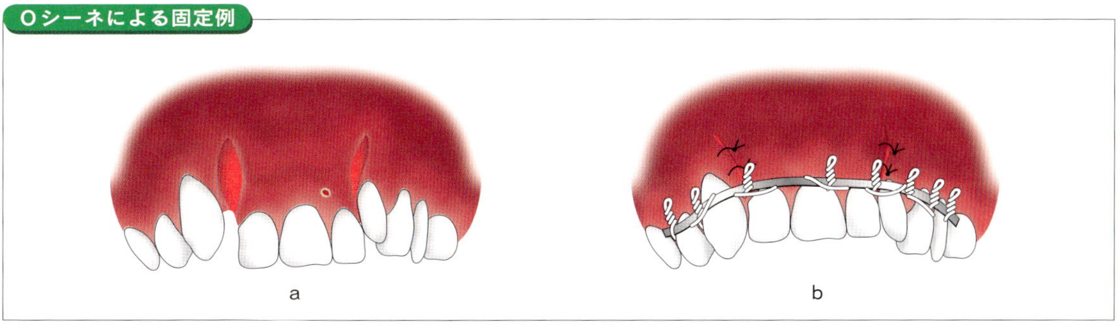

図 ***6-1a, b***　***a***：右側上顎側切歯～左側中切歯歯槽骨骨折．***b***：観血的整復を行ったのち，Oシーネを用いて固定した．Oシーネと歯の固定は0.3mm 結紮用ワイヤーを用いて行った．

PRACTICE 8 外傷歯(脱臼歯)の処置

○概　念

外傷歯は大別して歯の破折と支持組織の損傷に伴う脱臼に分けられるが，本稿では，脱臼歯の処置方法に関して取り上げる．

脱臼歯の保存処置に関する要件として，①脱臼の程度，②歯槽骨，軟組織の損傷程度，③歯根膜の損傷程度，④歯の損傷程度(歯根破折の有無)，⑤完全脱臼歯の保存・保管状態，⑥受傷経過時間，⑦創部の汚染・感染の有無などが挙げられる．とりわけ脱臼歯においては，歯槽骨と歯肉の損傷程度と残存歯根膜の量と状態が予後を左右する重要な要件である．歯根膜の保存に関しては，歯根膜の経時的変性を最小限にするために乾燥の防止と保存環境に留意が必要である．歯根膜は乾燥に弱く，口腔外環境では約30分で活性が消失するといわれている．脱臼歯の保存に関しては，従来から生理食塩水，牛乳などが簡便な一時保存液として使用されているが，近年，脱臼歯の保存液(ティースキーパー「ネオ」：*図1-3*)が市販されており，常備している学校なども少なくない．保存液は無機塩類と浸透圧調整剤，糖類で構成され，低温(約4℃)環境下で24時間の保存が可能とされている．

○歯の整復法

1）徒手整復

動揺が著しい場合に術者の手指で整復する方法である．歯槽骨の損傷を伴う場合には，歯槽骨片の復位と同時に施行する．

2）矯正装置を利用した整復法

①ゴム牽引法：陥入歯，不完全脱臼歯で変位が著しく，動揺が少ない場合に緩徐な力で復位させる．

②ワイヤー牽引(弾線牽引)：ゴム牽引よりさらに緩徐な力で復位する．復位位置の微調整を要する場合に用いられる．

○歯の固定法

完全もしくは不完全脱臼歯を復位固定する場合は，基本的には生理的動揺を許容した歯の再植術に準じて対応するが，歯槽骨の骨折を伴う場合は強固な固定を要するので注意を要する．固定期間は，歯の状態や歯槽骨骨折の合併の有無により異なるが，3～4週間が標準である．

①副子を用いた固定

②線結紮を用いた固定

③スーパーボンド®を用いた固定

④矯正装置を用いた固定

○使用器具・器材

No.15メス，骨膜剥離子，両頭鋭匙，咬合調整用バー，破骨鉗子，骨ヤスリ，持針器，縫合針，縫合糸，はさみ，ツイスター，アングルワイダー，外科結紮用プライヤー，ホウプライヤー，カッティングプライヤー0.3mm もしくは0.5mm 結紮用ワイヤー，Oシーネ(波形シーネ)，レジン系接着剤スーパーボンド C&B®

症例 1　上顎右側側切歯完全脱臼

術前

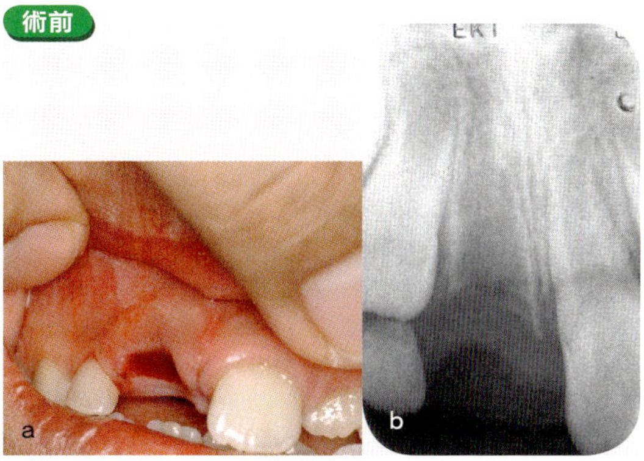

図 1-1a, b　a：8歳，男児．上顎右側側切歯の完全脱臼を認める．歯肉の損傷を認めない．b：エックス線所見では歯槽骨の骨折を認めない．

固定

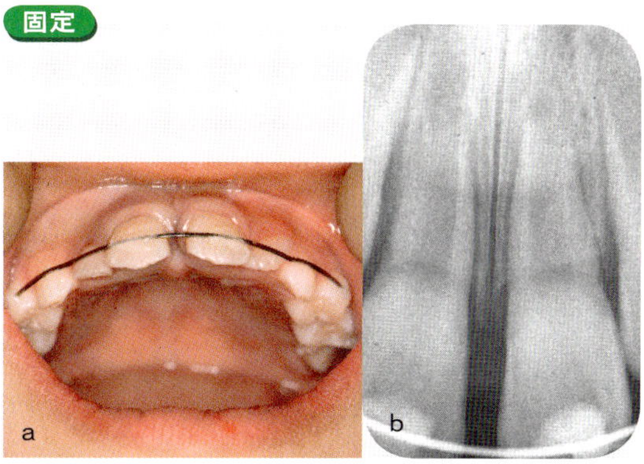

図 1-2a, b　a：脱臼歯を歯槽内に復位させ線副子を用いて隣在歯とレジンで固定する．b：エックス線所見では歯槽骨内に良好な復位を認める．

歯の保存液

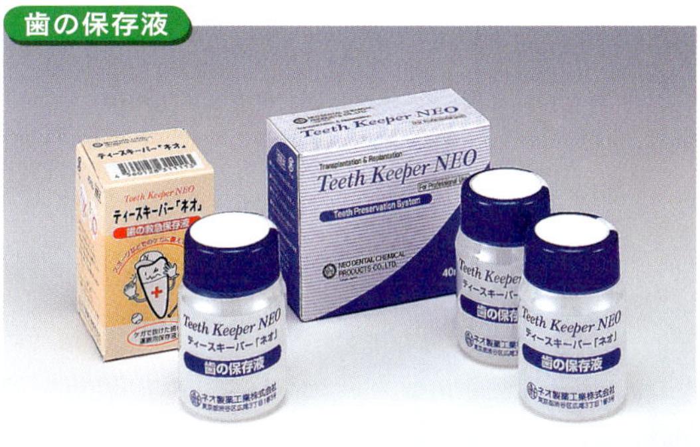

図 1-3　ティースキーパー「ネオ」(ネオ製薬工業株式会社).

症例 2　上顎右側中切歯完全脱臼，歯槽骨骨折

術前　固定　術後

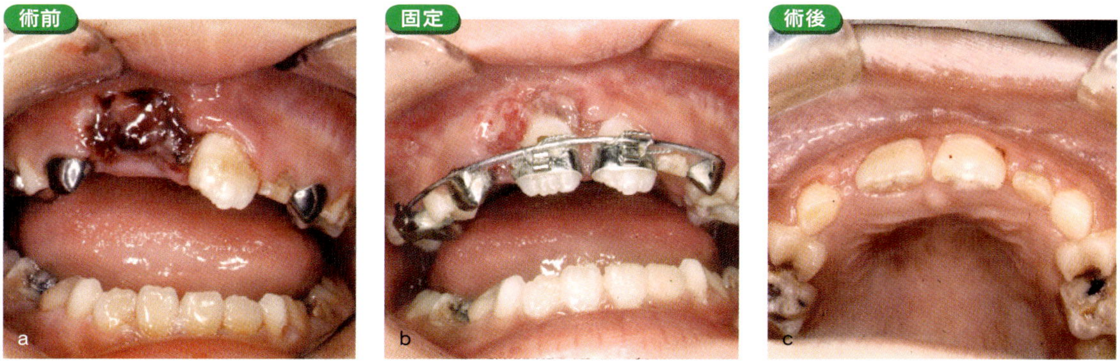

図 2-1a〜c　a：7歳，女児．右側上顎中切歯の完全脱臼を認める．辺縁歯肉の挫滅損傷を認める．b：上顎中切歯を復位させ，矯正装置を利用した固定を行った．c：固定に用いた矯正装置を除去した．

PRACTICE 9 ドライソケットに対する処置

○概　要

ドライソケット(dry socket)は抜歯後偶発症の一つである．抜歯窩は血餅で満たされているのが普通であるが，その血餅が分解，消失してしまい，陥凹して乾燥した状態を呈するため，この病名が付いている．歯槽骨は露出し，疼痛を伴う．

○原　因

原因は不明であるが，①局所麻酔薬内の血管収縮薬の過量による血行障害，②歯槽骨の骨壁が緻密なため出血量が少ない場合，③血餅と歯槽骨との結合が弱く，含嗽や食事の際に血餅が脱落した状態，④感染が原因で凝固能の低下を招いたため，などが考えられる．

○症　状

症状は抜歯窩で歯槽骨の露出を認め，疼痛がある．とくに接触痛は激しいことが特徴である．ときには放散痛，拍動痛，臭気を伴う場合もある．一般的に上顎より下顎に多く，大臼歯部で発生しやすい．

○診　断

抜歯直後より生じる場合と抜歯後数日(3～4日後が多い)に生じる場合がある．

視診で抜歯窩の骨面を確認するか，ゾンデをそっと抜歯窩内に挿入して骨面を触れれば，診断は容易である．エックス線所見では，不透過性の高い歯槽硬線を認めることが多い．また，抜歯窩内に破折歯根等の残存がないかを確認することも重要である．

○治療法

①加温した生理食塩水あるいは蒸留水で抜歯窩を洗浄し，食物残渣や壊死組織を除去する．

②抜歯窩内に抗菌薬軟膏を直接挿入またはガーゼにつけて挿入する．痛みの強い場合にはステロイド含有軟膏や局所麻酔剤含有の軟膏を併用するのもよい．以上の処置は，毎日あるいは1日おきに繰り返し行う．

③ゼラチンスポンジやアテロコラーゲンを詰めたり，サージカルパックやシーネなどで創を被覆し，安静を図ることもある．薬剤の流失を防ぐ効果がある．

④抜歯窩の状態を観察し，疼痛が消失するまで抗菌薬と鎮痛剤は経口投与する．

○治療のポイント

①出血を促す目的での抜歯窩の再掻爬や硬化した歯槽骨壁を削除する処置は，症状を改善させないばかりか感染の悪化を招くこともあるので，安易に行わない．

②症状の軽快には2週間程度を要することが多い．1か月以上の長期にわたることもある．そのため，患者にドライソケットの成因と予後について十分に説明し，患者の不安の除去に努め，良好な信頼関係を築く努力が必要である．

症例 1　下顎智歯抜歯後のドライソケット

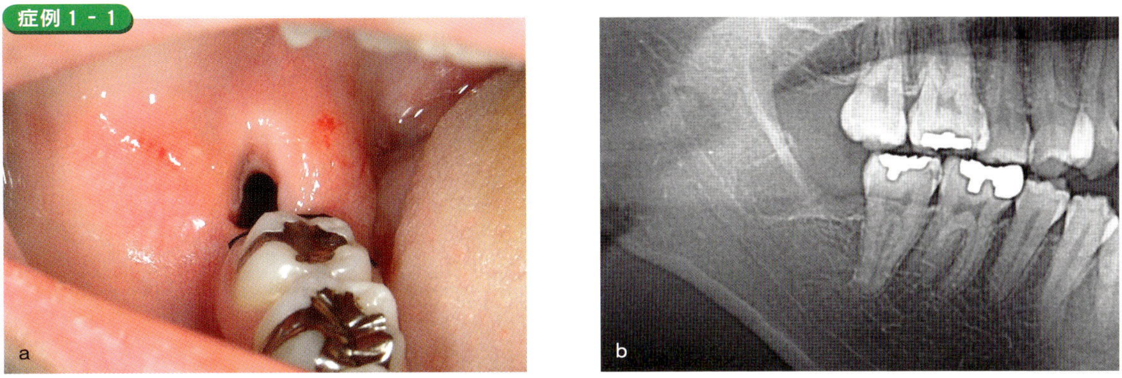

図 1-1a, b　***a***：24歳，女性．右側下顎智歯の抜歯を行った．智歯は近心傾斜していた．エックス線写真上では歯根の肥大や湾曲，骨との癒着はなかった．抜歯については歯肉切開，粘膜の剥離は行わずにタービンで歯冠の一部を斜めに分割し，ヘーベルにて歯根を抜去した．抜歯術の翌日に抜歯窩に血餅を認めず，皮質骨が露出していた．自覚症状として，鎮痛剤を内服しても軽快しない持続的な抜歯後疼痛があった．***b***：抜歯後のエックス線写真では，歯根の形態に沿った不透過性の高い歯槽硬線を認める．

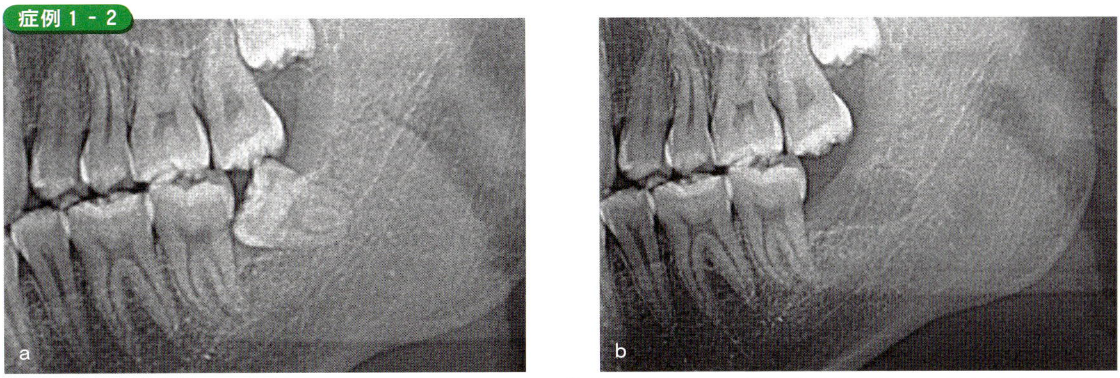

図 2-1a, b　20歳，男性．左側下顎智歯の抜歯を行った．抜歯は通法どおり埋伏歯抜歯に準じて歯肉切開，歯冠・歯根を分割，骨削合を行った．抜歯後は経過良好であったが，術後４日目に著しい放散痛を認めた．***a***：術前のパノラマエックス線写真．***b***：術後のパノラマエックス線写真．歯根の形態に沿った不透過性の高い歯槽硬線を認める．

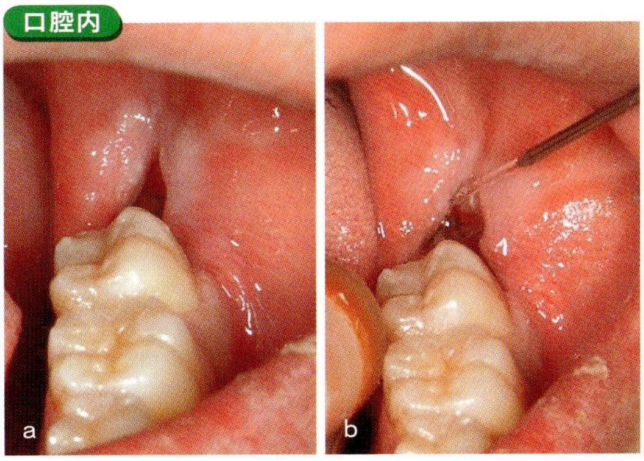

図 2-2a, b　***a***：抜歯窩に骨面の露出を認め，一部腐敗臭を伴う食物残渣を認めた．***b***：ドライソケット部位の感染巣の除去，自浄作用の助長を目的に加温した生理食塩水で洗浄した．最初の４日間は毎日通院し，その後１日おきに，続いて３日おきに通院のうえ，洗浄を繰り返した．２週間で自覚症状は消失し，抜歯窩は新鮮な肉芽組織で覆われた．通院は頻回になるため，ドライソケットの成因と予後について詳細に説明し，その都度抜歯窩の状態を患者に説明することが重要である．

PRACTICE 10 抜歯窩再掻爬

○概　要

通常，抜歯窩は血餅および正常肉芽組織により閉鎖され治癒経過をたどる．しかし，抜歯窩に何らかの問題がある場合に後出血や抜歯窩治癒不全をきたすことがあり，その場合には抜歯窩再掻爬が必要となる．

○適　応

・抜歯後出血（全身的に問題がない場合は，局所の問題を検索する必要がある）
・病巣の残存がある場合
・残留破折根がある場合
・歯槽骨の破折部がある場合
・異物がある場合

上記のいずれかが存在する場合で，抜歯後治癒不全や疼痛，感染を併発している場合は抜歯窩再掻爬の適応である．

○使用器具・器材

ミラー，ピンセット，注射器，骨膜剥離子，歯科用鋭匙，洗浄用シリンジ，洗浄針，縫合セット，（硬組織の残存や骨鋭縁が存在する場合：探針，ツッペルガーゼ，骨ヤスリ，ルートチップエレベーター，細めのヘーベル）

○術　式

①局所麻酔
②歯肉切開（必要時）
③粘膜骨膜弁の剥離（必要時）

〈硬組織異物の場合〉

④異物の除去（細めのヘーベル，ルートチップエレベーター，短針など）
⑤不良肉芽の掻爬
⑥抜歯窩の確認
⑦洗浄
⑧粘膜骨膜弁の復位（必要時）
⑨縫合（必要時），⑩止血確認

〈歯槽骨鋭縁がある場合〉

④歯槽骨鋭縁の明示
⑤骨ヤスリによる鋭縁の削合
⑥手指による確認
⑦洗浄
⑧粘膜骨膜弁の復位（必要時）
⑨縫合（必要時），⑩止血確認

〈軟組織残存の場合〉

④軟組織の掻爬，摘出
⑤抜歯窩の確認
⑥洗浄
⑦粘膜骨膜弁の復位（必要時）
⑧縫合（必要時），⑨止血確認

○手術のポイント

・局所麻酔は周囲に浸潤麻酔をした後，さらに掻爬部位に直接追加して浸潤麻酔をすることで十分な除痛効果を得ること．
・ガーゼなどを使用し，抜歯窩を掻爬する方法もよい．
・不良肉芽の完全な除去．
・歯石が原因の場合もある．取り残しのないよう十分に確認する．
・必要があればエックス線写真撮影を行う．
・ビスフォスフォネート（BP）製剤を内服している患者の場合は，骨髄炎に移行する場合もあるので慎重な経過観察が必要．

症例 1　下顎小臼歯部における抜歯窩再掻爬術

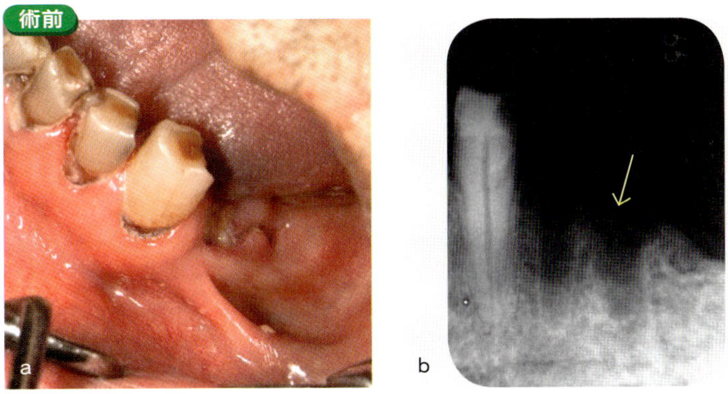

図 1-1a, b　***a***：72歳，男性．主訴は左側下顎小臼歯部の疼痛．抜歯後，約1か月経過するが治癒の遅延と不良肉芽の存在を認める．***b***：第二小臼歯の抜歯窩中央に異物と思われる不透過像を認める(矢印)．

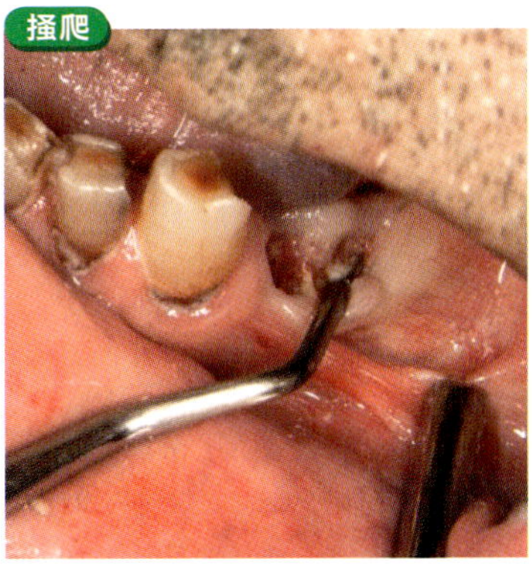

図 1-2　局所麻酔奏効後，歯科用鋭匙で掻爬を行う．このとき疼痛の有無を確認する．

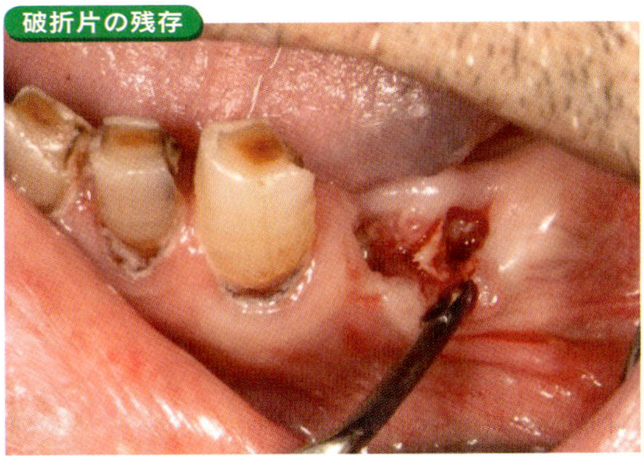

図 1-3　エックス線写真像と一致する部位に歯槽骨の破折片の残存と思われる硬組織を認める．

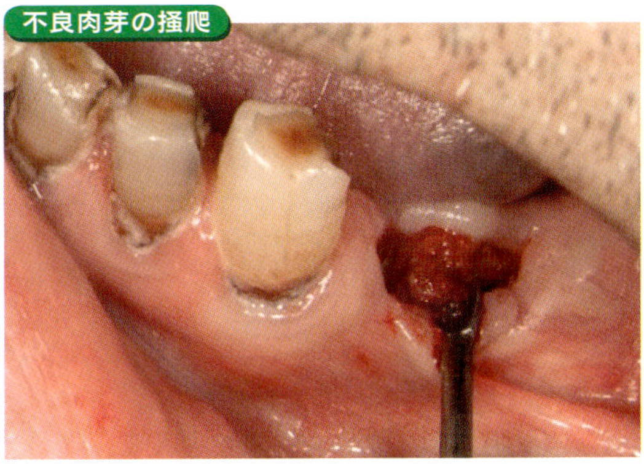

図 1-4　さらに抜歯窩根尖部付近まで掻爬を進め，不良肉芽を掻爬する．

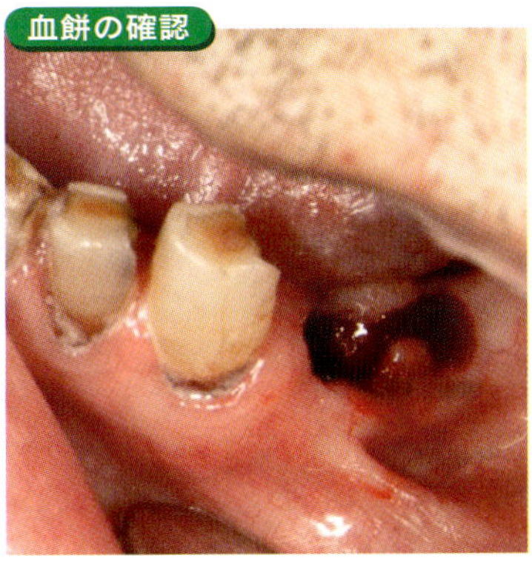

図 1-5　生理食塩水で洗浄し，取り残しのないことを確認する．さらに，血餅の存在を確認する．

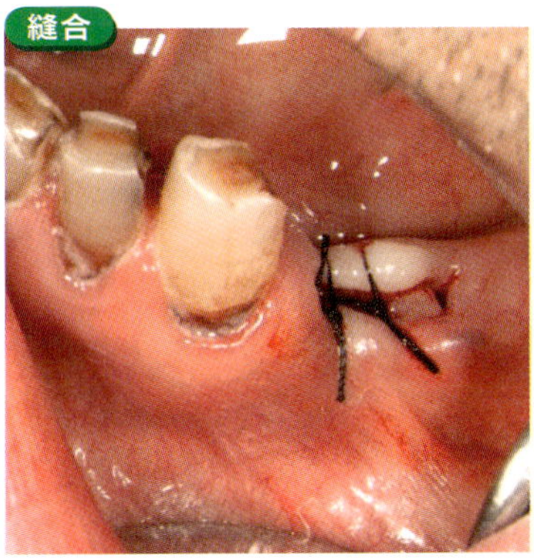

図 1-6　創の哆開による再感染防止，後出血防止のため縫合を行う(圧迫止血のみの場合もある)．

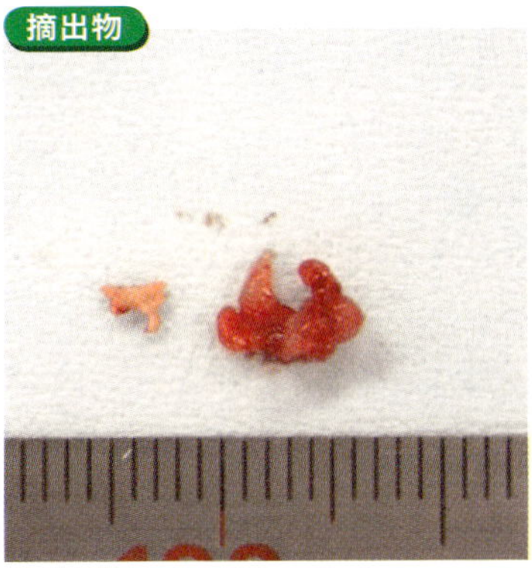

図 1-7　左が歯槽骨の破折片と思われる硬組織，右が抜歯窩に存在した多量の不良肉芽組織．

PRACTICE 11 腐骨除去手術

○概　念

急性化膿性顎骨骨髄炎の後期および慢性化膿性顎骨骨髄炎では腐骨形成がみられる．その場合は腐骨除去手術を行う．漫然と抗菌薬のみを継続することは，骨髄炎の治癒遅延のみならず耐性菌の出現を招き，さらに難治性骨髄炎へと移行する危険性が高い．

○顎骨骨髄炎の経過

①第Ⅰ期（初期）
②第Ⅱ期（骨髄化膿期）
③第Ⅲ期（骨膜炎合併期）
④第Ⅳ期（腐骨分離期）

○顎骨骨髄炎に対する治療法

・第Ⅰ～Ⅲ期：抗菌薬投与＋切開排膿
・第Ⅳ期　　：腐骨除去手術

○慢性（硬化性）骨髄炎に対する治療

・抗菌薬の局所灌流
・抗菌薬の動脈内注入
・高圧酸素療法
・骨髄開削術
・腐骨除去手術
・顎骨切除術

○骨髄開削術

①**杯状形成術**：舌側皮質骨を残して杯状に歯槽突起および頬側皮質骨を削除して開放する．
②**骨皮質除去術**：頬側皮質骨を一塊として広範に切除して，骨髄内の血流改善をはかる．
③**骨髄穿孔術**：骨皮質に骨髄に達する小孔を数箇所あける．

○使用器具・器材

ミラー，ピンセット，局所麻酔器具，ゾンデ，メス（No.15），骨膜起子，骨ノミ，マレット，骨バー，鋭匙，骨ヤスリ，持針器，丸針，縫合糸，歯肉剪刀，雑剪刀，ルーツェピンセット，ガーゼタンポン

○術　式

①局所麻酔
②歯肉切開
③粘膜骨膜弁の形成
④ガイドホール形成
⑤骨開削
⑥腐骨除去
⑦不良肉芽の掻爬
⑧杯状形成
⑨粘膜骨膜弁の復位縫合
⑩ガーゼタンポン

○手術のポイント

①腐骨分離を認めたら腐骨除去手術を行う．
②不良肉芽は十分に掻爬する．
③分解層の正常肉芽は骨新生を促すために必要なので保存する．
④骨腔が狭小な場合は杯状形成し開放する．

慢性下顎骨骨髄炎（腐骨形成）

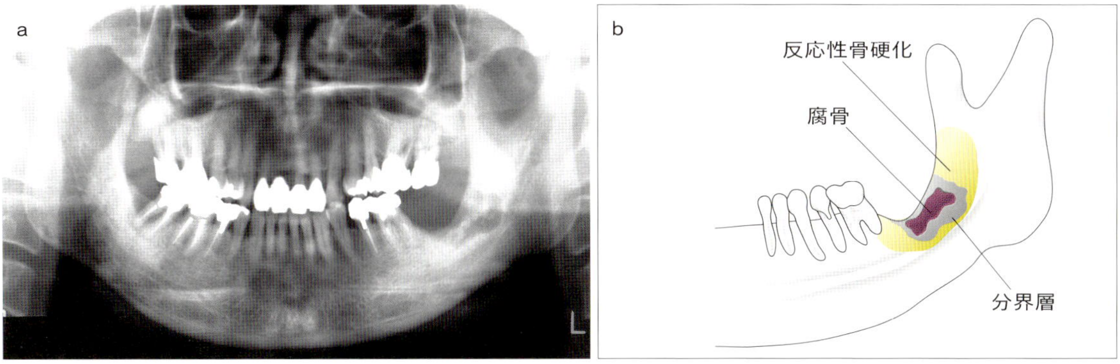

図 1-1a, b　左側下顎骨骨髄炎のパノラマエックス線写真（***a***）と模式図（***b***）．下顎左側大臼歯部に不規則な不透過物（腐骨）を認める．腐骨はエックス線透過像（分界層）で囲まれ，周囲に反応性骨硬化像が認められる．

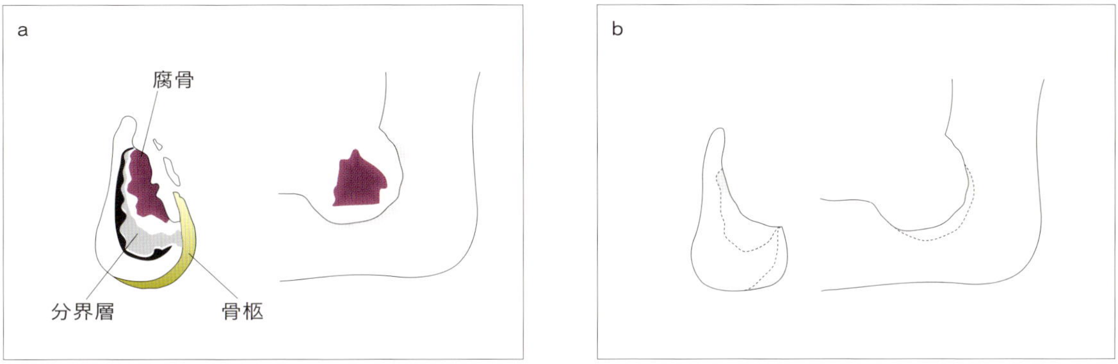

図 1-2a, b　杯状形成の術前（***a***）と術後（***b***）．分離腐骨を除去後に不良肉芽は除去する．再石灰化が期待できる瘢痕性肉芽や骨柩は保存する．舌側皮質骨を保存し，歯槽部皮質骨のアンダーカット部分を削除し，杯状に開放する．

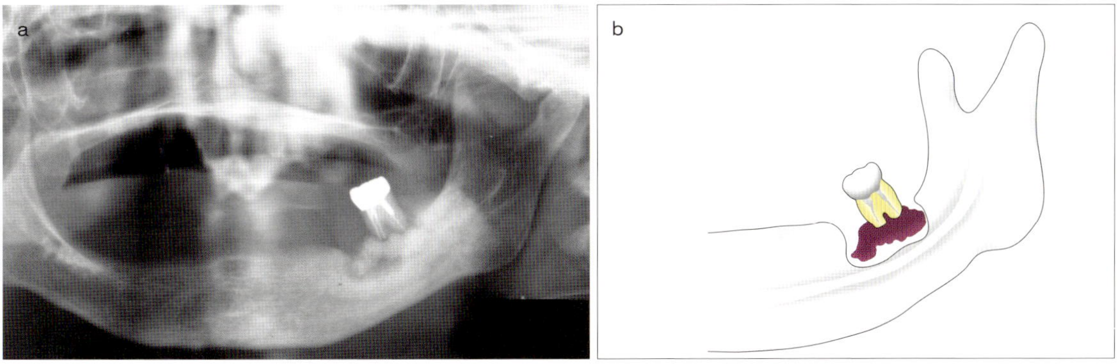

図 1-3a, b　左側下顎骨骨髄炎の腐骨形成と原因歯．パノラマエックス線写真で原因歯に連続した腐骨形成が認められる．

症例 1 下顎前歯部の腐骨除去手術

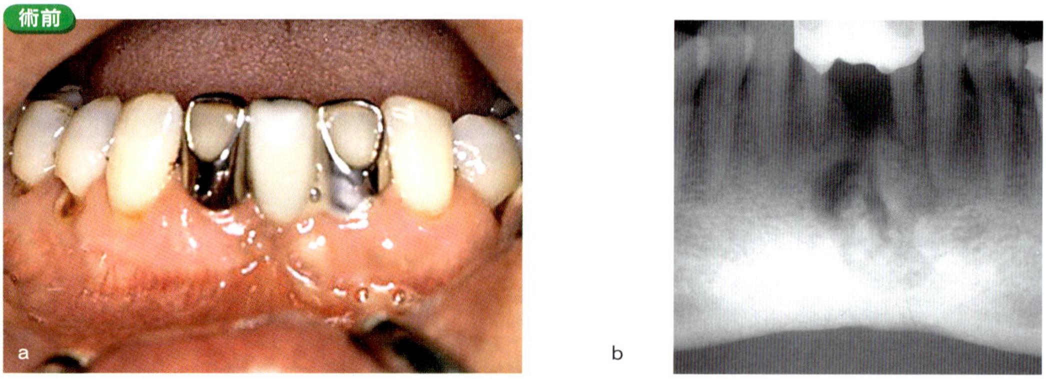

図 2-1a, b ***a***：慢性下顎骨髄炎(前歯部)の口腔内写真．持続性の排膿が認められる．自発痛はなく，歯肉の発赤・腫脹も軽度である．***b***：同症例のエックス線写真．前歯部に腐骨形成が認められる．

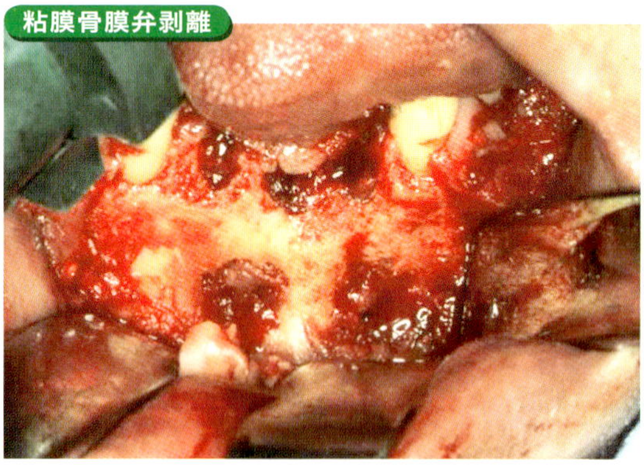

図 2-2 粘膜骨膜弁剥離後の口腔内写真．$\overline{2|2}$ 抜歯後に $\overline{3|3}$ 部に縦切開を加え粘膜骨膜弁を形成した．唇側皮質骨は炎症性吸収が著明である．

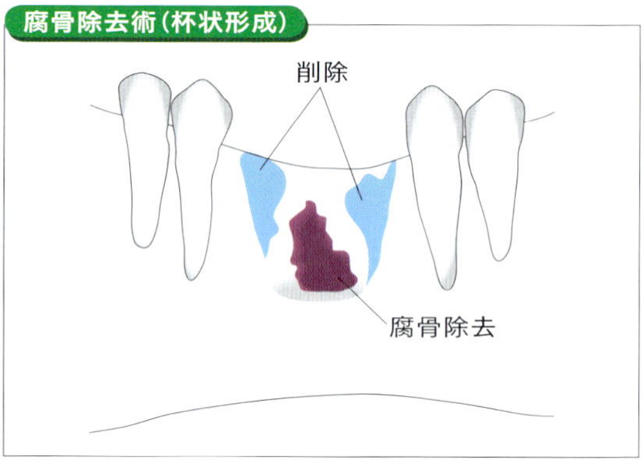

図 2-3 菲薄な唇側皮質骨を削除後に腐骨を除去し，舌側皮質骨および健康骨(黄白色)は保存する．アンダーカットのないように杯状形成を行った．

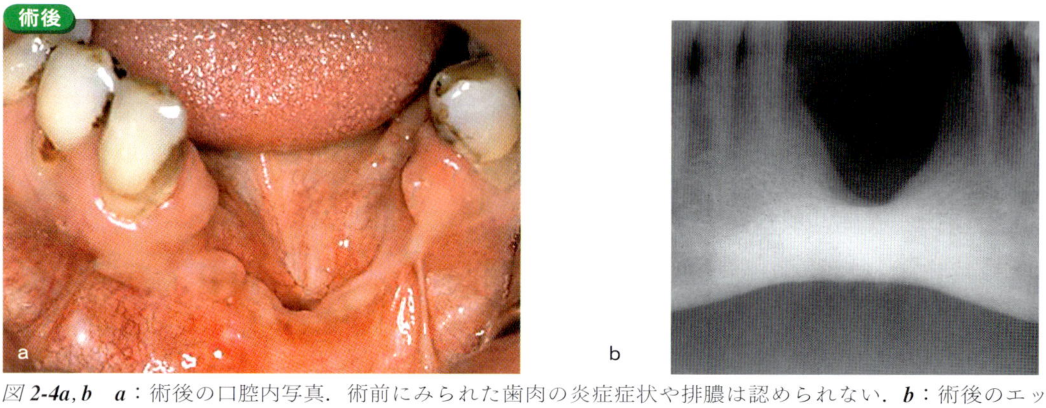

図 2-4a, b ***a***：術後の口腔内写真．術前にみられた歯肉の炎症症状や排膿は認められない．***b***：術後のエックス線写真．腐骨は完全に除去され，残存骨に一部骨新生が認められる．

症例 2　放射線骨髄炎症例における腐骨分離

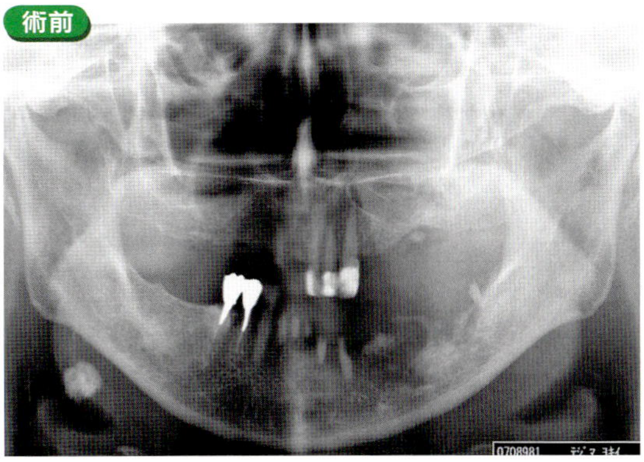

図 3-1a　左側臼歯部の腐骨分離(パノラマエックス線写真). 左側臼歯部に腐骨形成が認められる.

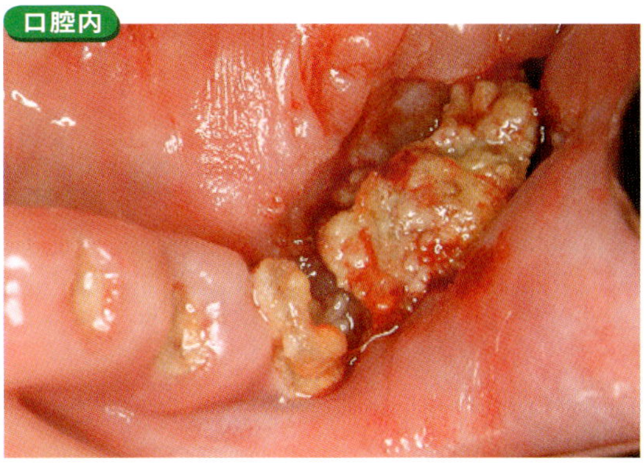

図 3-1b　腐骨分離の口腔内写真. 腐骨は分離し動揺が認められる.

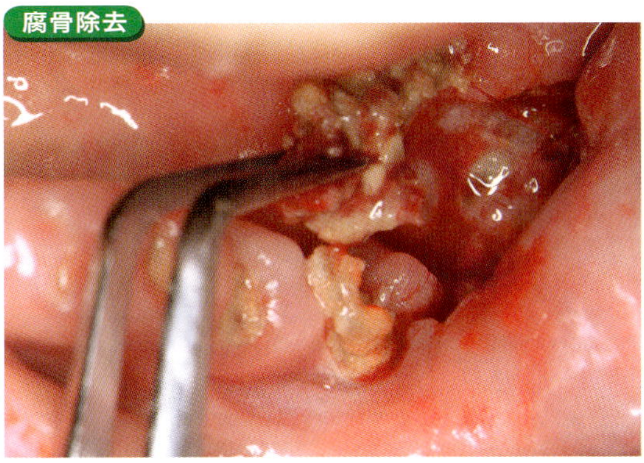

図 3-2　腐骨は簡単に除去できた.

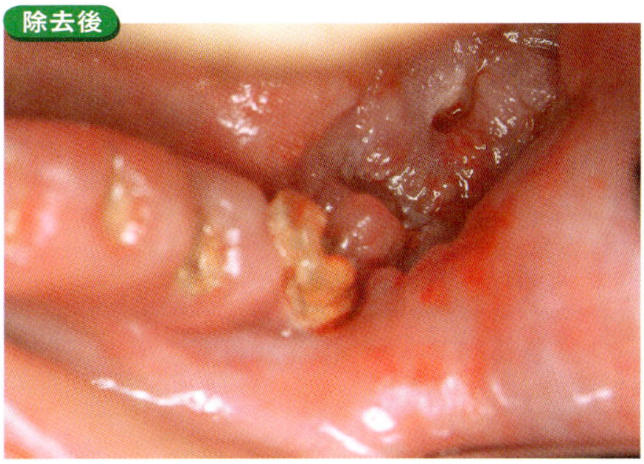

図 3-3　腐骨除去後の口腔内写真. 分解層は完全に瘢痕性肉芽が形成されている.

症例 3　歯髄乾屍剤(亜ヒ酸)による骨壊死

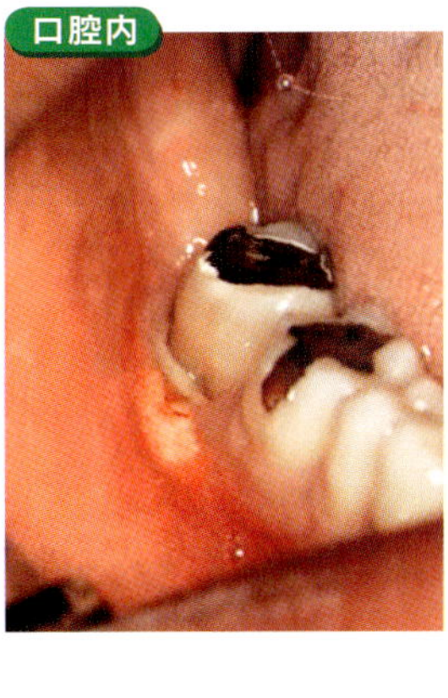

図 4-1a　薬剤性骨壊死の口腔内写真. 乾屍剤による失活抜髄後, 薬剤の漏洩・浸透により無痛性に骨壊死をきたし, その後感染により骨髄炎となった. 頬側歯肉に H_2O_2 による白雪状反応がみられる.

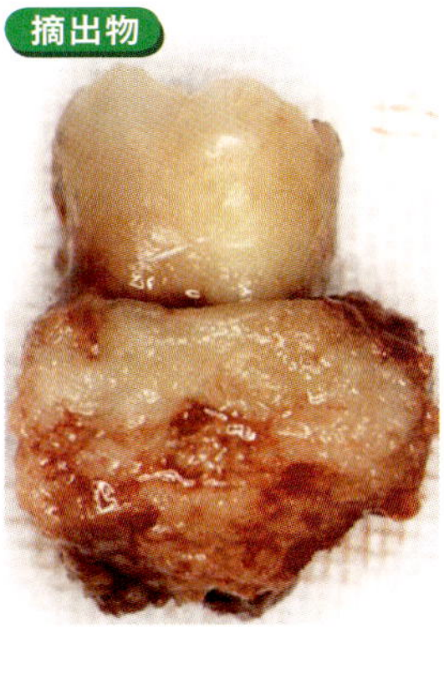

図 4-1b　分離した腐骨. 原因歯と腐骨は一塊として分離したため, 除去した.

PRACTICE 12 下顎骨隆起切除術

○概　念

・おもに下顎の補綴前処置として顎堤整形を目的に行う治療である．
・下顎骨隆起は好発部位として下顎小臼歯部舌側に多い．

○適　応

①義歯製作に際して床縁部にアンダーカットを生じる顎堤
②義歯性口内炎を生じる顎堤形態
③食事など機械的刺激にて粘膜異常（違和感・口内炎など）を生じる場合
④抜歯，腫瘍切除後の骨の鋭縁

○使用器具・器材

ミラー，ピンセット，注射器，メス（No.15），骨膜剥離子，骨ノミ（平・丸），破骨鉗子，骨ヤスリ，フィシャーバー，スタンプバー，縫合セット（持針器，縫合針，縫合糸，糸切剪刀）

○歯肉粘膜切開方法（*図A*）

歯肉縁切開（Wassmund 切開）：歯頚部歯肉に沿って切開を行い，粘膜骨膜弁の血流を考慮して基部は広くなるようにして縦の切開線を加える．

弧状切開（Partsch 切開）：切開線は歯肉辺縁より 5 mm 以上離し（血流の確保目的），頂点を歯冠方向に向けた，弧状切開を加える．

○術式のポイント

①隆起周囲に浸潤麻酔を行う．麻酔液を骨膜下に注射することで骨膜剥離は容易になるが，疼痛が生じやすいので，注入速度はゆっくりと行う．手術範囲が大きい場合は伝達麻酔も併用することがある．
②粘膜骨膜弁の形成を行うが，隆起部位は粘膜が薄く，剥離の際に破れやすいので丁寧に剥離操作を行う．剥離の範囲は確実に隆起部境界を明示する．
③骨の除去は骨ノミを用いて行う．ノミの角度や刃の方向に注意し，一度で除去しようとせず（とくに大きな骨隆起では）に数回に分けてノミを槌打する．ノミの滑脱による口底組織やオトガイ神経の損傷に注意する．フィッシャーバーで溝を形成して多分割して削除する方法もある．
④除去した骨面は骨ヤスリやスタンプバーで整形・骨削合を行い平滑にする．骨の鋭縁が残らないように（とくに術後に義歯を装着する予定がある場合）注意する．
⑤縫合の際は，容積の減少により生じた粘膜をトリミング後に縫合する．創保護の目的にシーネを使用することもよい．

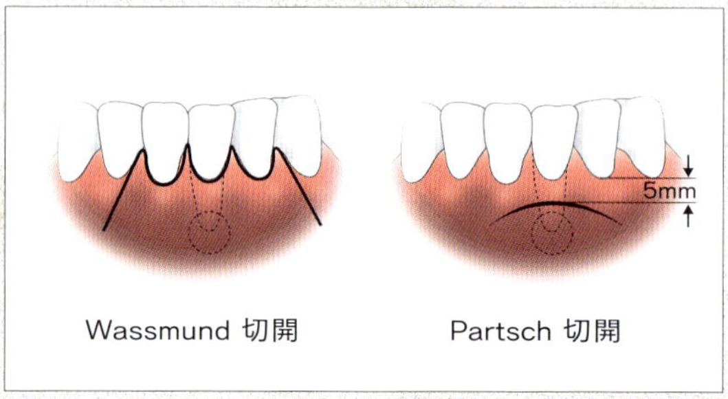

図A

症例 1　下顎骨隆起切除術(臼歯部歯槽部舌側)

術前

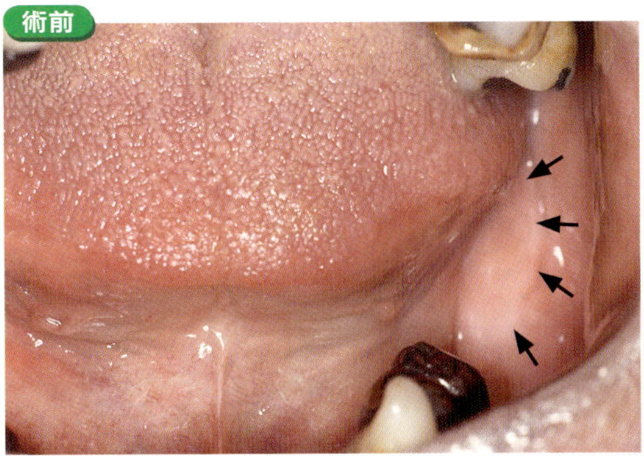

図 1-1　左側臼歯部歯槽部舌側に骨隆起を認める(矢印).

粘膜骨膜弁の形成

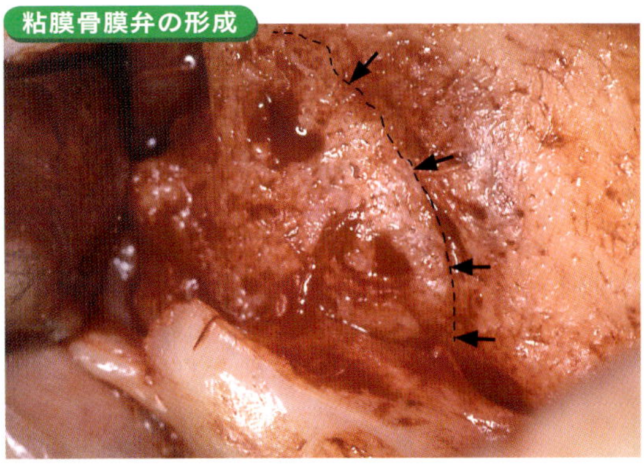

図 1-2　隆起部上端に切開を加えて粘膜骨膜弁を形成．隆起部骨面を明示する分割境界部を示す(矢印).

骨の削除

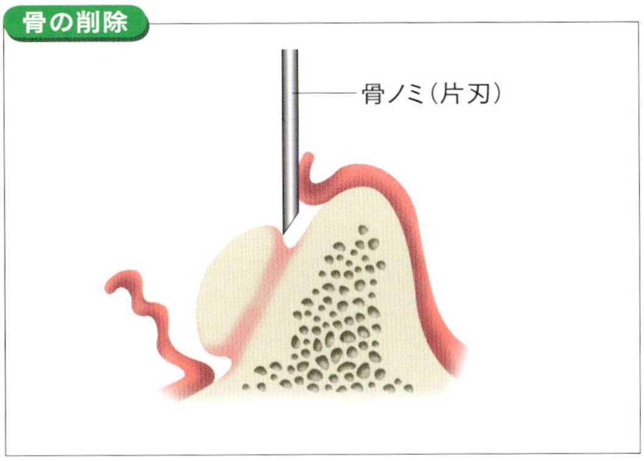

図 1-3　骨ノミにて隆起部の骨を削除する(大きい場合はフィッシャーバーにて溝を入れて分割除去する).

骨の除去

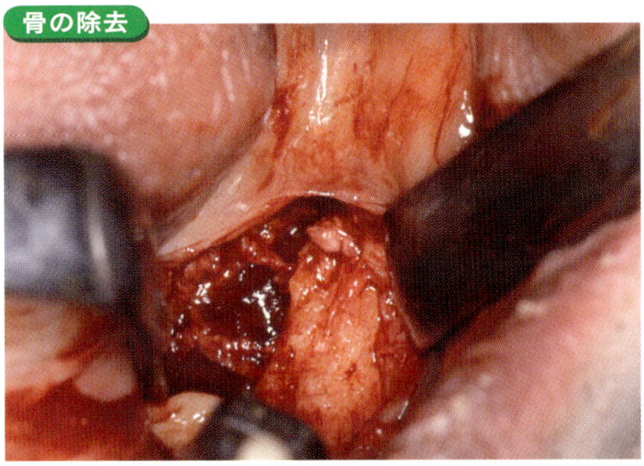

図 1-4　骨隆起除去後．骨の鋭縁を認める.

骨の鋭縁削合

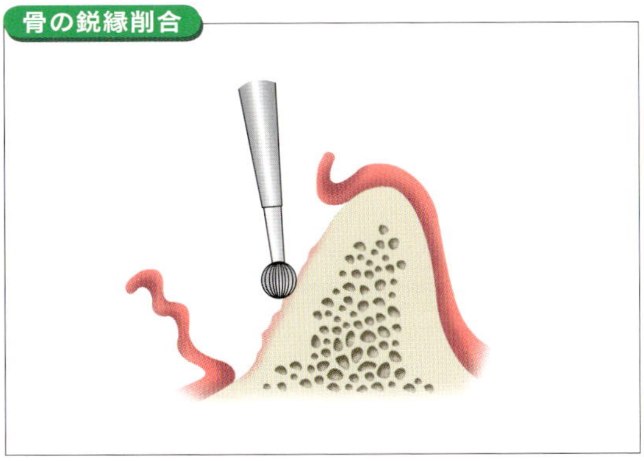

図 1-5　ラウンドバー，骨ヤスリを用いて鋭縁を除去して，骨面をなめらかにする．粘膜は余剰部分をトリミングして縫合する.

摘出物

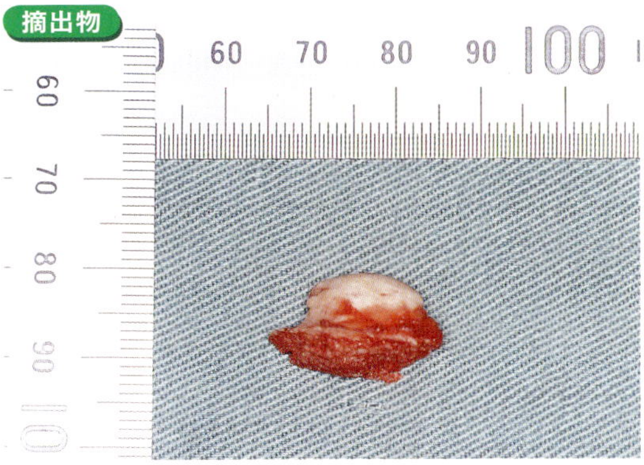

図 1-6　摘出物.

症例 2｜下顎骨隆起切除術(頬側歯肉部)

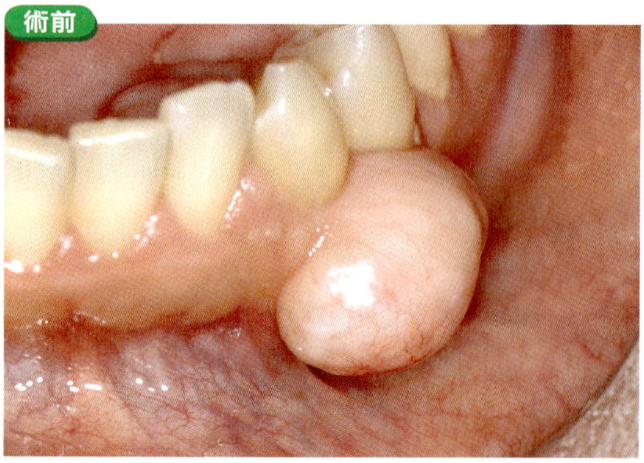

図 2-1　⌈3 4 頬側歯肉部に骨様硬腫瘤を認める.

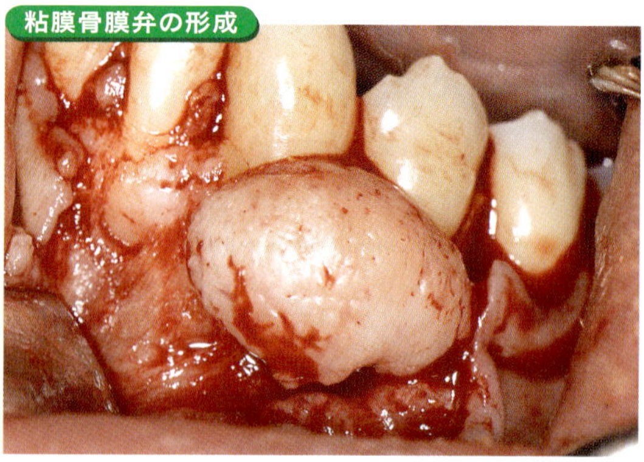

図 2-2　Wassmund 切開を用いて粘膜骨膜弁を形成し，腫瘤を明示する.

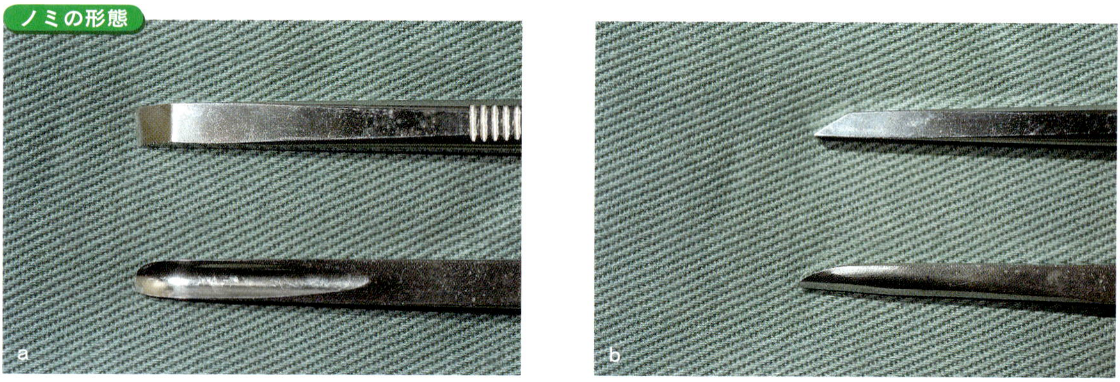

図 2-3a, b　上：平ノミ(片刃). 下：丸ノミ. ***b*** は側面観.

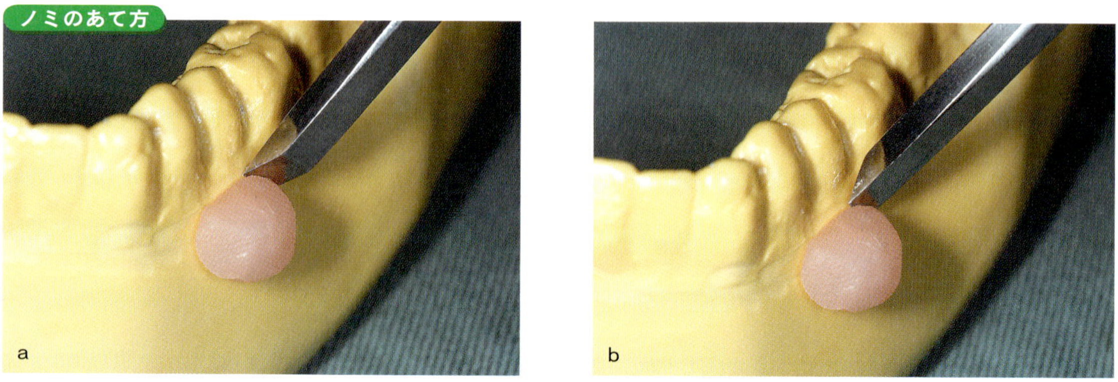

図 2-4a, b　ノミは斜面の方向に刃先が進むので，ノミのあて方に注意が必要である. ***a***：ノミの進行方向が深部へ進む(×). ***b***：ノミの進行方向が表層へ進む(○).

症例 2 つづき(粘膜のトリミング～縫合)

粘膜のトリミング

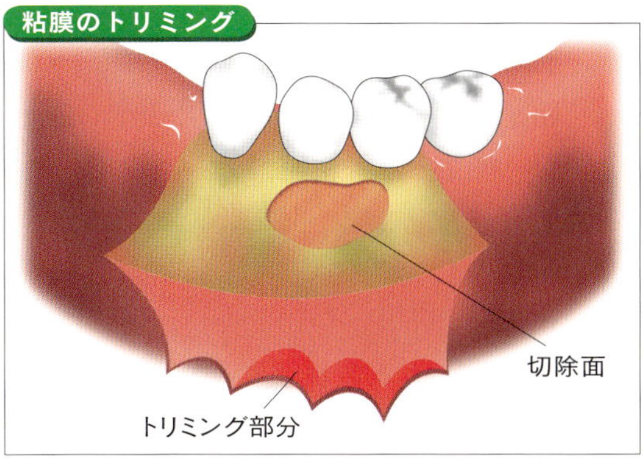

図 2-5 骨隆起を除去したことによる容積の減量分を，被覆粘膜をトリミングして縫合する.

縫合

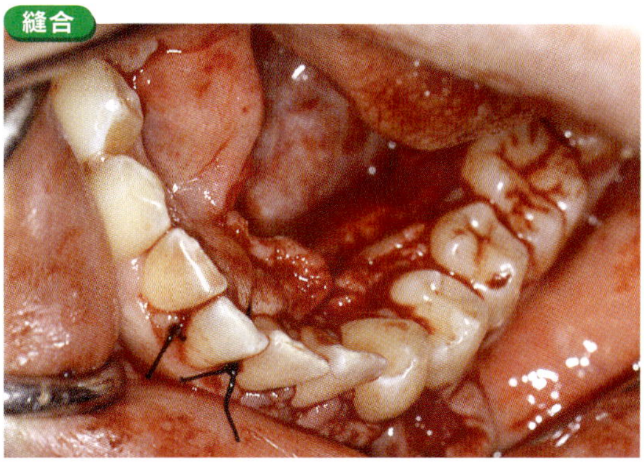

図 2-6 歯間乳頭部分を近心より順次縫合して閉創とする.

症例 3 参考症例

症例 3 - 1

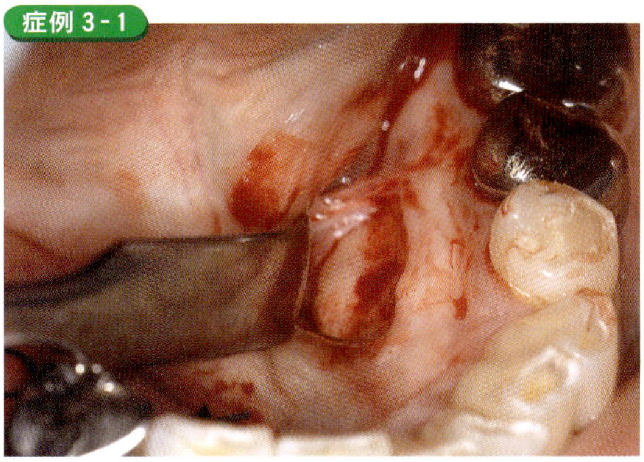

図 3-1 左側下顎小臼歯部に認められた骨隆起(粘膜骨膜弁を形成後).

症例 3 - 2

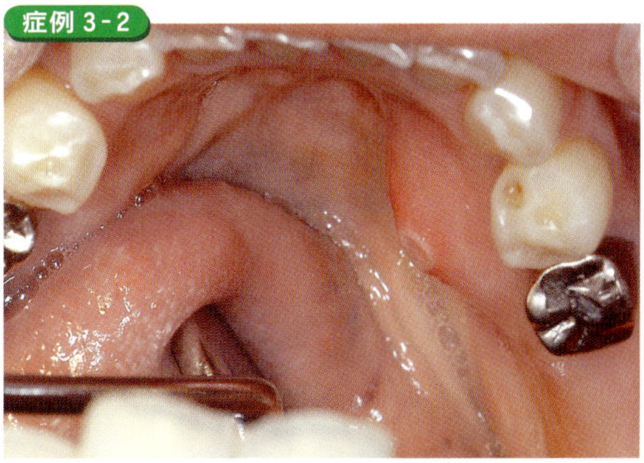

図 3-2 義歯床縁による骨隆起部．粘膜に生じた義歯性口内炎.

PRACTICE 13 口蓋隆起形成術

○概　念

口蓋隆起は硬口蓋正中部に生じる境界が明瞭で限局性の骨性の腫瘤である．大きさや形状はさまざまである．一般的には紡錘形を示すが，結節状，扁平状を示す場合もある．隆起した骨表面は健常の粘膜で覆われるが，粘膜は薄く歯ブラシ，硬い食べ物の接触刺激でびらんや潰瘍を生じることもある．

○鑑別診断

1）口蓋膿瘍

膿瘍が口蓋粘膜に形成されたもの．原因歯の存在が認められ，波動を触知し，穿刺吸引にて膿が証明できる．

2）多形腺腫などの唾液腺腫瘍

小唾液腺での部位別発生頻度では口蓋が最も多く，発育はきわめて遅く，無痛性で，不規則な球状の腫瘤として触知される．

○適　応

義歯の装着の障害になる場合や，被覆粘膜の刺激によるびらん，潰瘍を繰り返す場合には切除の対象となる．

○使用器具・器材

ミラー，ピンセット，単針，注射器，メス(No.15または10)，骨膜剥離子，粘膜剥離子，骨ヤスリ，エンジン，ラウンドまたはフィッシャーバー，持針器，縫合針，縫合糸，はさみ

○外科的切除時の注意点

①被覆粘膜が薄いので剥離する際，破れないよう慎重に行う．
②骨を削除する際は，ノミ，エンジンバーで粘膜を傷つけないよう注意する．
③鼻腔底に注意しながら骨隆起を削除する．
④縫合の際，余分な粘膜はトリミングし縫合する．

症例 1　口蓋正中部に正常粘膜で被覆された骨性隆起

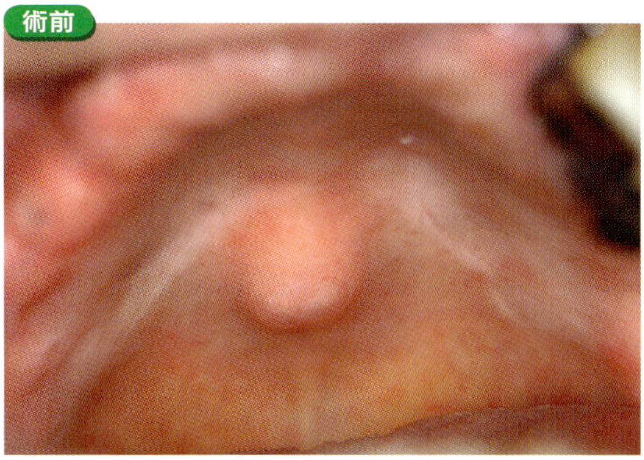

図 1-1　65歳，女性．口蓋正中部に正常粘膜で被覆された骨性隆起を認める．上顎左側犬歯，第一小臼歯抜歯後全部床義歯の作製を予定しており，義歯装着の障害となるため切除の適応となった．

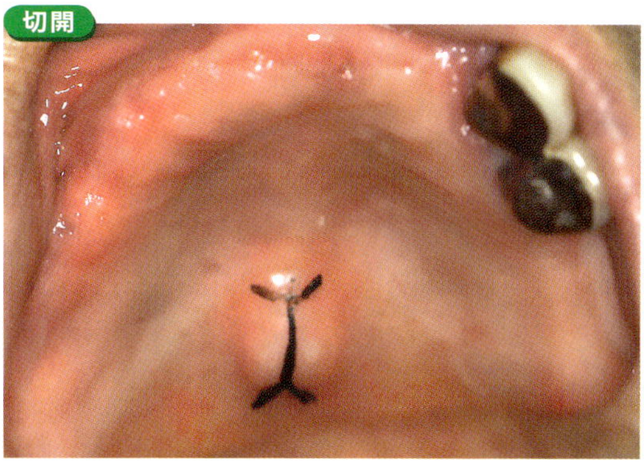

図 1-2　切開線は骨隆起の中央部に前後方向の縦切開を加え，その両端にはV字型になるよう切開線を延長する．麻酔は基部の粘膜に浸潤麻酔を行う．

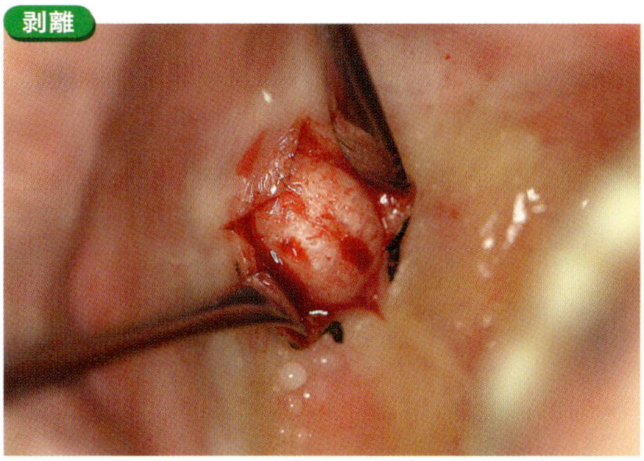

図 1-3　粘膜骨膜弁の剥離を行うが，骨隆起表面の粘膜は薄いので，破れないよう剥離は慎重に行う．両側に翻転し骨隆起基部を十分に露出する．

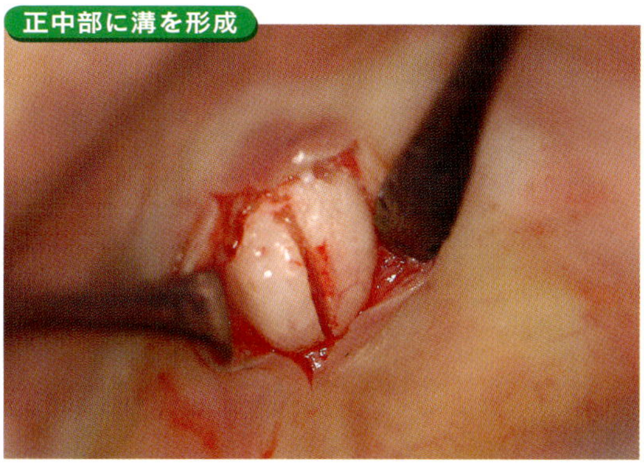

図 1-4　粘膜骨膜弁剥離後，隆起部の骨を削除しやすくするためフィッシャーバー（700L，701L）にて隆起部正中に溝を形成する．

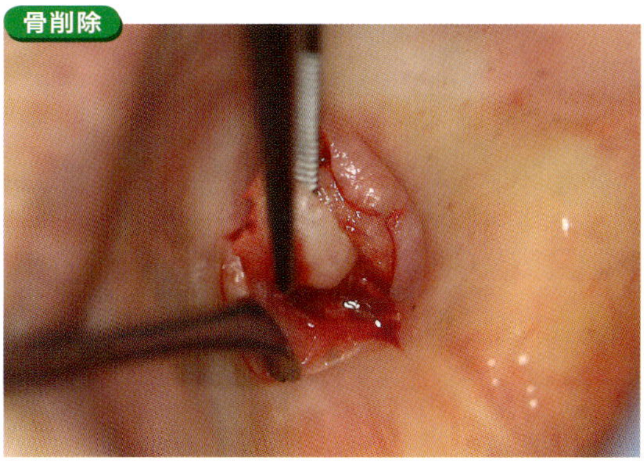

図 1-5　骨ノミにて基底部前方から骨ノミを用いて半分ずつ削除する．

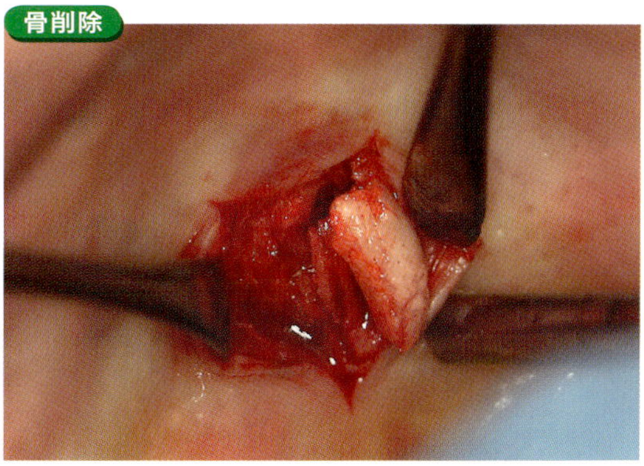

図 1-6　残り半分をノミにて削除する．

症例 1　つづき（削除面の平滑化～粘膜のトリミング～縫合）

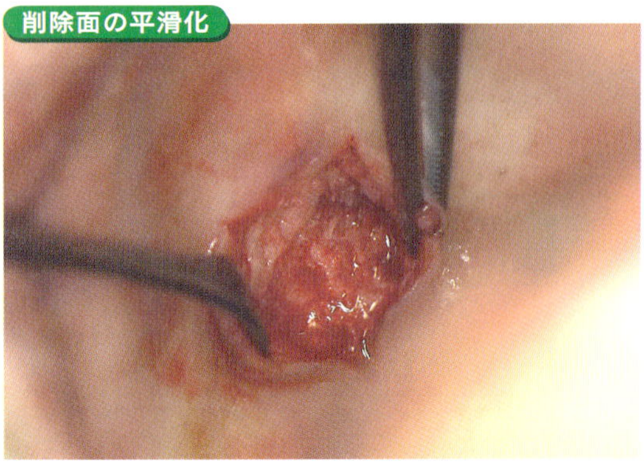

図 1-7　削除後の状態．骨ヤスリを用いて削除面を平滑にする．

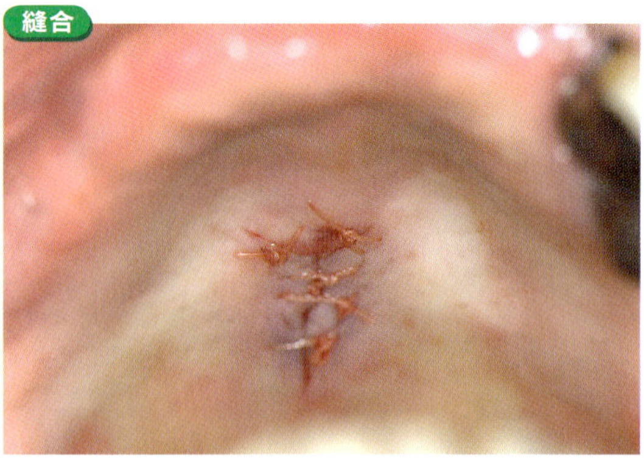

図 1-8　粘膜弁を戻し，余分な粘膜をトリミングし縫合する．縫合部を圧迫しなくても粘膜の形態，治癒に問題はない．

症例 2　口蓋正中部に結節状の骨隆起

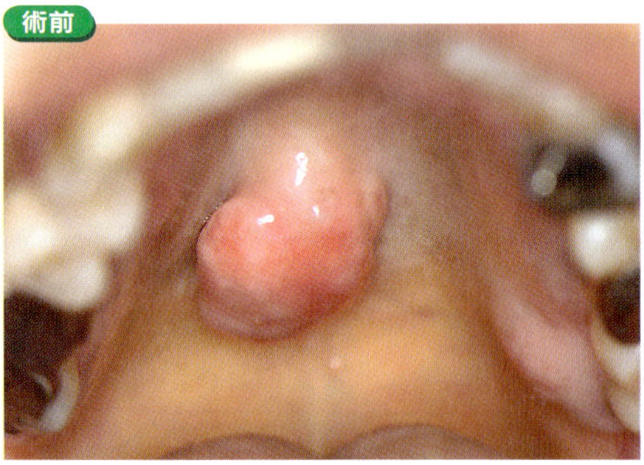

図 2-1　46歳，女性，口蓋正中部に結節状の骨隆起を認める．食片の刺激にてたびたび被覆粘膜にびらん，潰瘍を形成するため削除の適応となった．

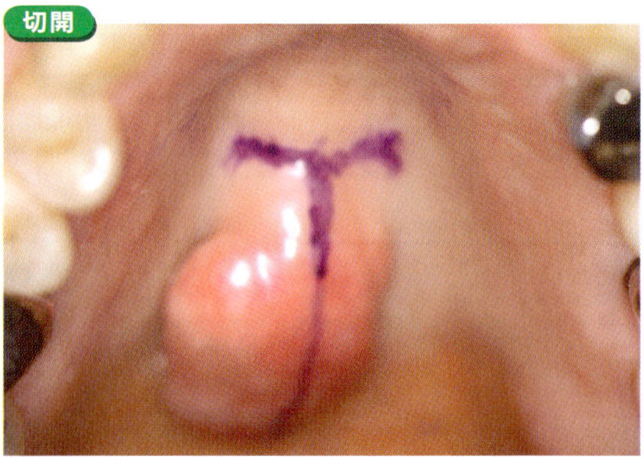

図 2-2　切開線は隆起の正中に沿って前縁から後縁まで設定する．前縁でＹ字型になるよう切開線を延長する．このように骨隆起が大きい場合は，後縁でＶ字型に切開を延長すると粘膜の断裂を起こすので，前方より粘膜骨膜弁を剥離し，必要に応じて切開線を延長するほうが望ましい．

症例 2 つづき（剥離〜骨削除〜平滑化〜粘膜のトリミング〜縫合）

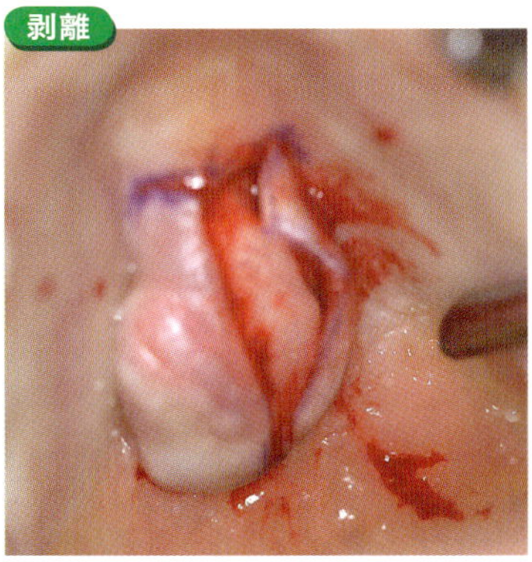

図 2-3 被覆粘膜を破らないよう慎重に粘膜を剥離する.

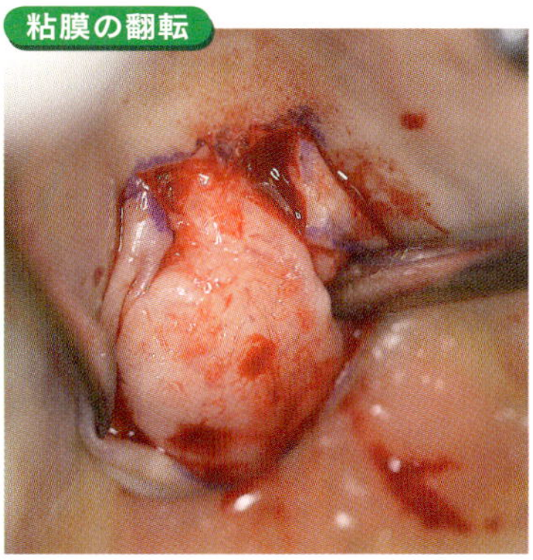

図 2-4 後縁で粘膜を翻転するとき，緊張が強い場合はV字型に切開を延長する.

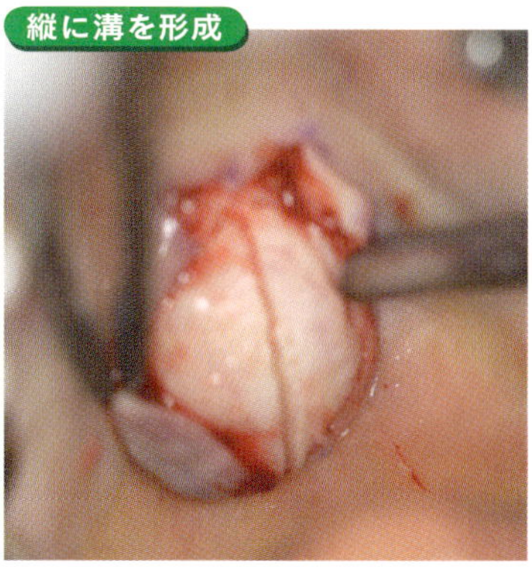

図 2-5 隆起部の骨を削除しやすくするため，フィッシャーバー(700L, 701L)を用いて注水下にまず正中部に溝を形成する.

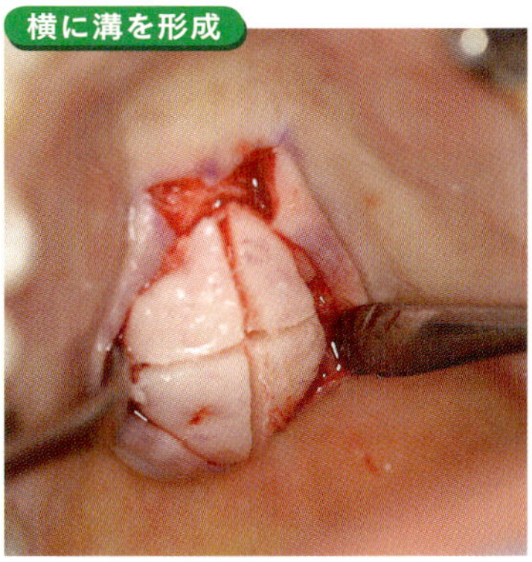

図 2-6 隆起部が大きい場合は，骨削除のための溝を縦および横にも入れる.

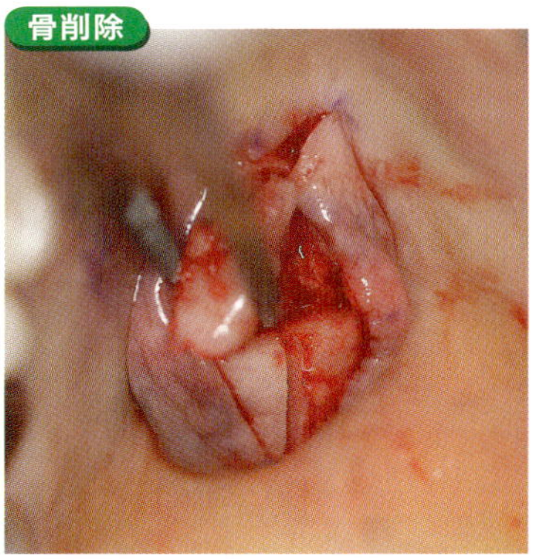

図 2-7 骨ノミを用いて前方からブロックで骨を削除する．その際，粘膜を傷つけないよう注意する.

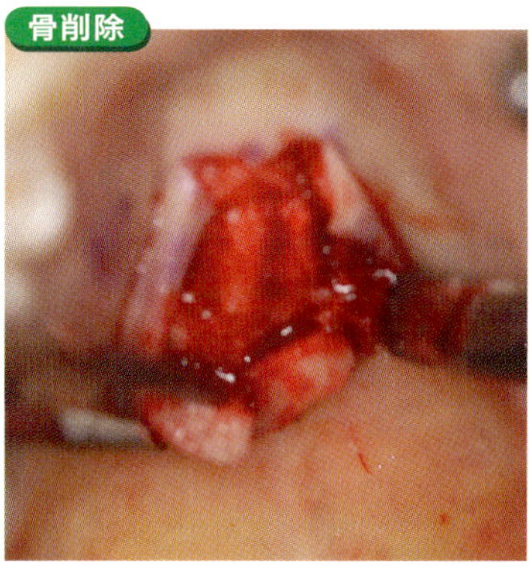

図 2-8 つぎに後方のブロックを削除する．骨ノミは平ノミを使用し，ノミの先端は基部になるべく平行になるよう入れる.

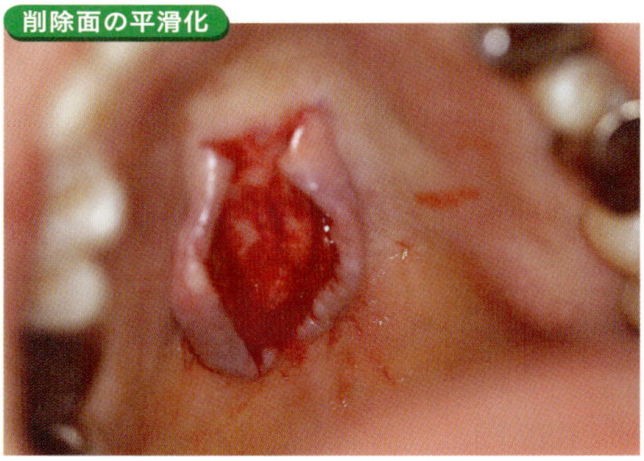

図 2-9 削除後，ラウンドバーまたは骨ヤスリで削除表面を平滑にする.

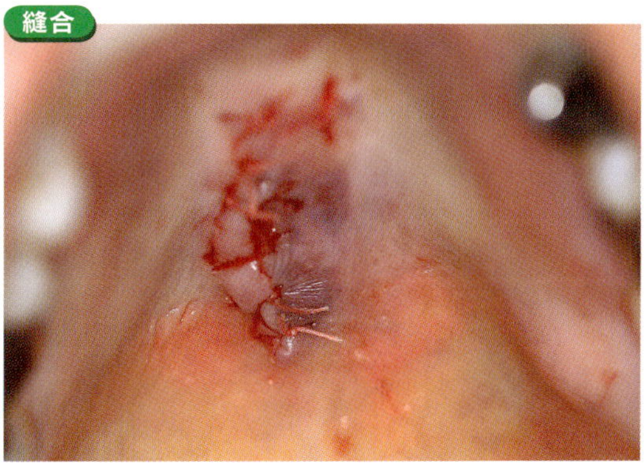

図 2-10 粘膜を戻し，余分な粘膜をトリミングし縫合する.

PRACTICE 14 顎堤形成術・上顎洞底挙上術

○適　応

・顎堤の吸収が著しい症例
・補綴物の維持および形態の付与が困難な症例
・硬組織および軟組織の形態が不自然な状態に変化している症例
・インプラント手術に際して支持骨が不足している症例

○使用器具・器材

一般的な外科用器具以外に骨採取用のマイクロソーやトレフィンバー，形態修正用エンジン，バー，骨移植用スクリュー，形態付与用のチタン強化膜やチタンメッシュトレイ，上顎洞粘膜挙上用剥離子，移植骨填塞用器具，オステオトームなど

○移植材料

安全性や適応の問題を考慮すると自家骨の使用が一番安全である．

・口腔内：オトガイ部，下顎枝部，上顎結節部，骨隆起部，歯槽部など
・口腔外：腸骨部，脛骨，肩甲骨，肋骨，頭蓋骨など

○顎堤形成術の種類

1）絶対的顎堤形成術

・歯槽堤の高さを増やす方法：オンレーグラフト法，仮骨延長術，上顎洞底挙上術
・歯槽堤の幅を増やす方法：ベニアグラフト法，スプリットクレスト法，オステオトーム法，仮骨延長術
・歯槽底の高さおよび幅を増やす方法：L字・逆L字・Jグラフト法，仮骨延長術

2）相対的顎堤形成術

・口腔前庭形成術，口腔底形成術
・歯肉粘膜移植術，結合組織移植術，皮膚移植術

○自家骨採取方法

トレフィンバー，マイクロソー，フィッシャーバー，超音波メスなどを用いる方法がある．

○上顎洞底挙上術の種類と適応

1）上顎洞前壁からのアプローチ法

歯槽頂から上顎洞底までの高径が不足し，インプラント体を支持できない症例．ブロック骨もしくは粉砕骨を用いる．

2）インプラント埋入窩からのアプローチ法（ソケットリフト法）

歯槽頂から上顎洞底までの高径が不足している症例で，挙上量が約5 mm以下の場合，粉砕骨を用いる．

○問題点

①術後の感染，②骨採取および移植部位の神経損傷，③粘膜量の不足による創の嘴開と早期の感染，④軟組織量の不足による口腔前庭狭小症，付着歯肉の不足，⑤移植骨の吸収，⑥上顎洞炎など

○手術に際してのポイント

①骨採取，骨移植部位の神経，血管の走行など解剖の把握．②初期固定が得られるように移植骨の固定．③母骨と移植骨との間隙を少なくし，死腔をなくす．④移植骨を被覆するだけの十分な軟組織量を確保．⑤上顎洞粘膜の損傷を少なくする．

自家骨採取方法(オトガイ部からの骨採取)

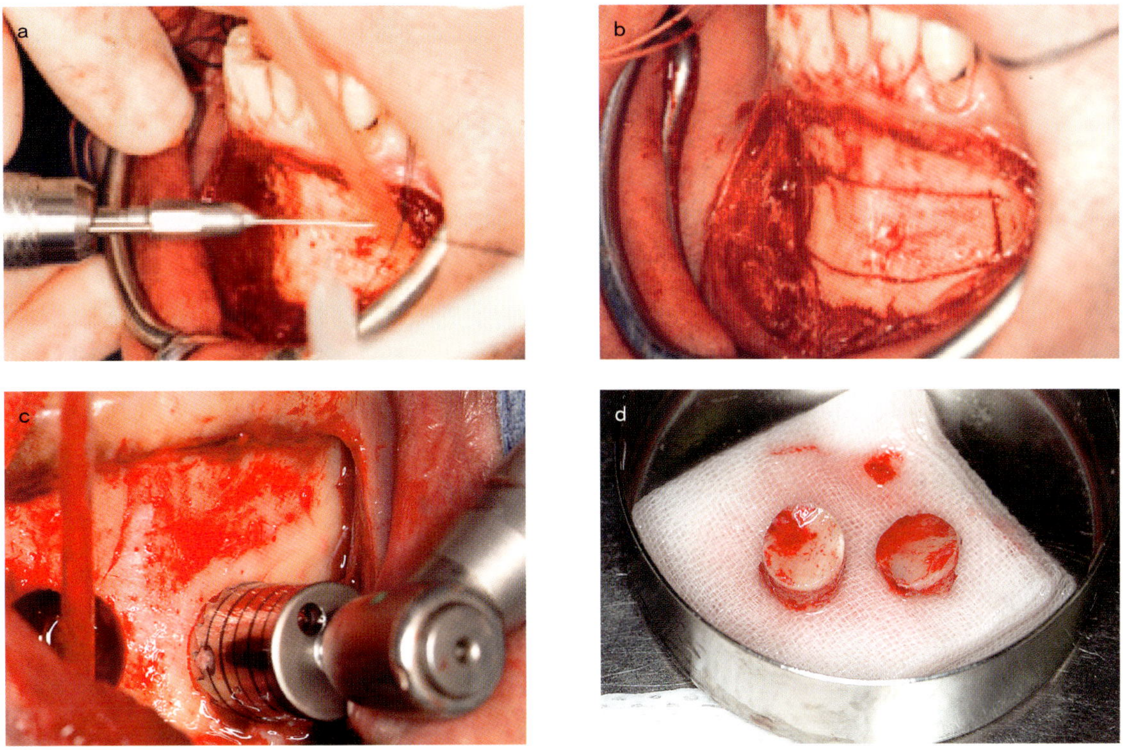

図 1-1a～d　下顎前歯部の歯根から十分な距離をとることが術後の知覚異常を防ぐ方法である．また，舌側への穿孔にも注意が必要である．***a, b***：マイクロソーを用いた骨採取．***c, d***：トレフィンバーを用いた骨採取．

自家骨採取方法(下顎臼歯部および下顎枝部からの骨採取)

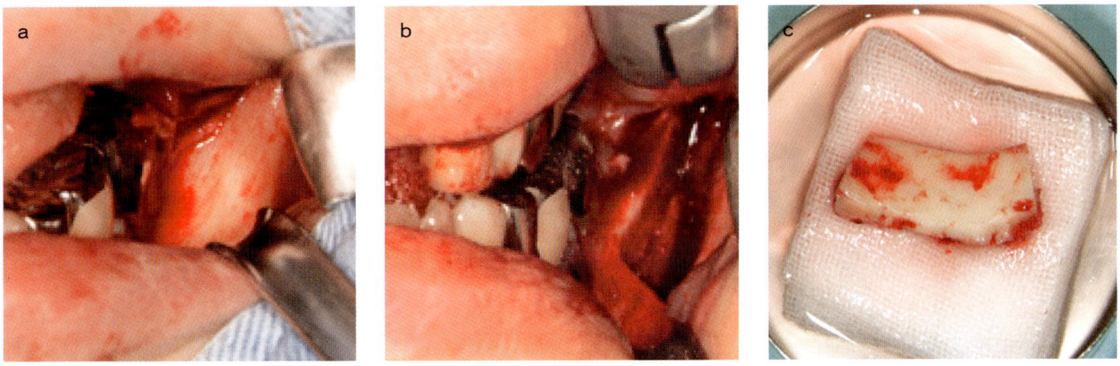

図 2-1a～c　主として外側皮質骨が採取されることが多い．舌側深部に骨切り線を設定すると下顎管損傷の危険性があるため注意が必要である．

症例 1．顎堤形成術(範囲が狭い場合)

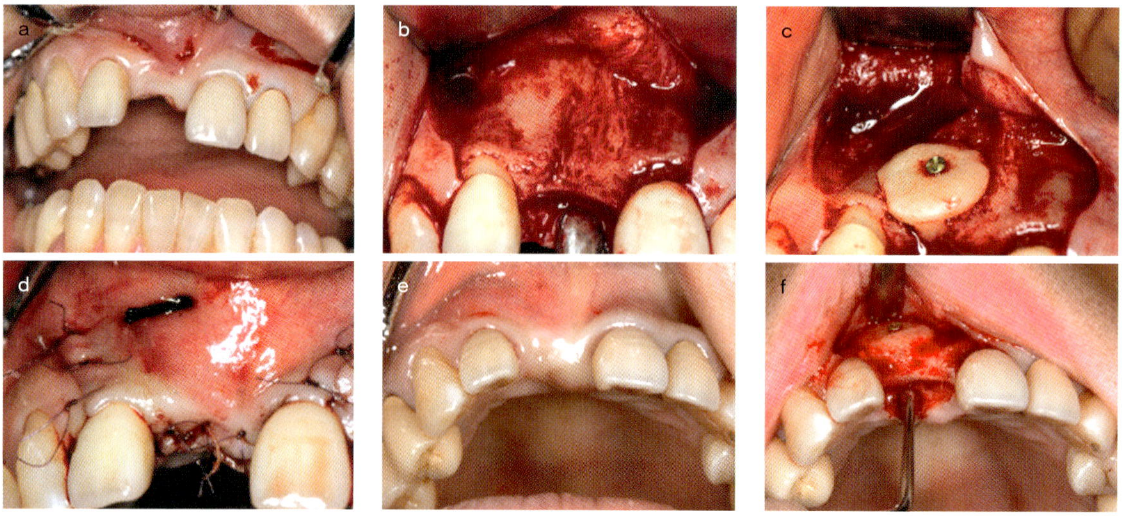

図 3-1a〜f　オトガイからトレフィンバー(直径10mm)を用いてブロック骨を採取し，スクリューにて固定を行った．採骨時に同時に採取した骨を粉砕して周囲に填塞し，周囲と移行的になるように移植を行った．移植骨は初期固定が十分であり，粉砕骨を周囲に填塞することで死腔を少なくする効果もある．術後は約４〜６か月で骨の生着を確認してスクリューの除去を行い，つぎのインプラント治療へと移行する．

症例 2．顎堤形成術(比較的範囲が広い場合)

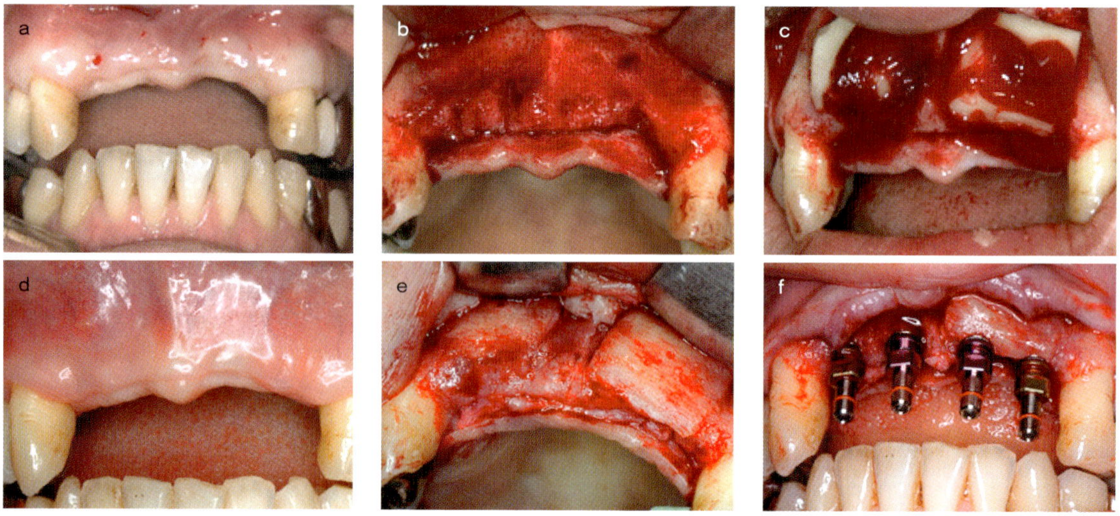

図 4-1a〜f　移植骨量が多くなるため，下顎枝部や腸骨からの採取が必要となる．このケースでは下顎枝部から採骨して２つのブロックとし，スクリュー固定を行っている．周囲と移行的にするために粉砕骨を周囲に填塞して死腔を少なくし，自己血から作製した多血小板血漿(PRP：platelet‐rich plasma)とトロンビンを混合したメンブレンにて被覆した．十分な減張切開により縫合を行った．術後４〜６か月でインプラント体を埋入した．

症例 3　顎堤形成術（広範囲にわたる場合）

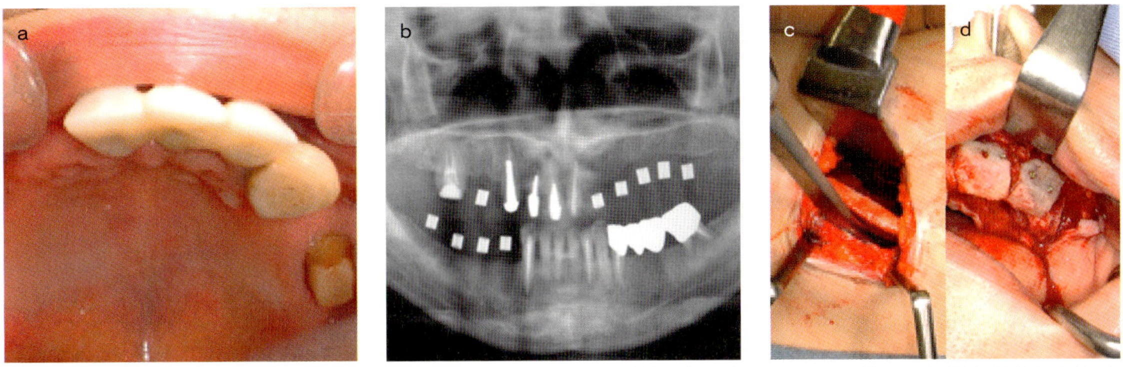

図 5-1a〜d　移植範囲が広範囲にわたる場合は，口腔外からの採骨が主となる．この症例では左側上顎部に骨幅と骨高径の確保が必要であり，腸骨を用いて上顎洞挙上術とＪグラフトを同時に行った．上顎洞へは粉砕骨を填塞し，Ｊグラフトには腸骨内側板を用いてスクリューにて固定を行った．その周囲には骨加工時に出た粉砕骨を填塞して死腔をなくし，PRP・トロンビン膜にて被覆し，十分な減張切開後，縫合を行った．本症例もつぎのステップまでは約５か月前後で移行している．

症例 4　仮骨延長術

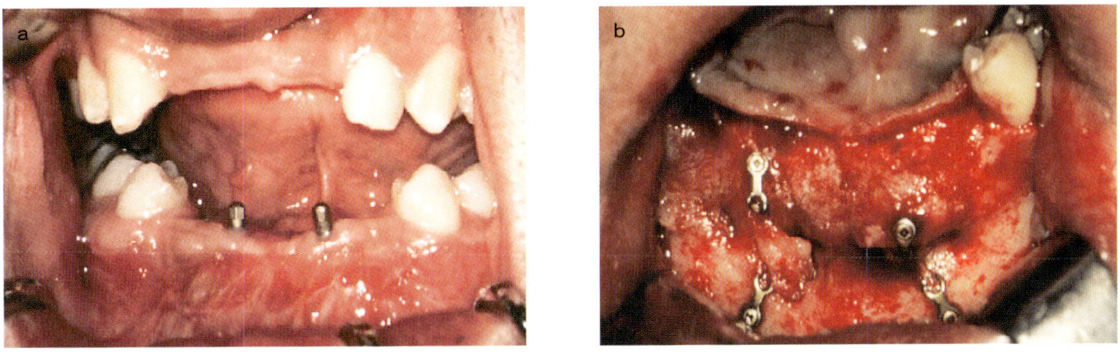

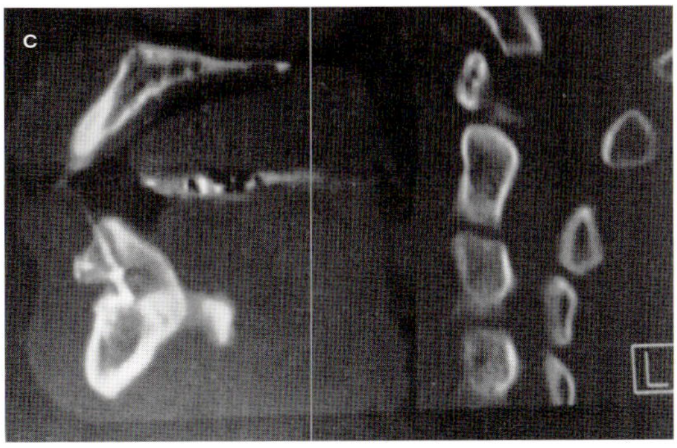

図 6-1a〜c　骨切りを行った後，仮骨延長器を装着し，１日0.2〜0.8mm 程度延長を行う．固定期間を経た後に延長器を除去する．硬軟両組織が同時に増加することができ，有効ではあるが水平的な骨延長など延長方向の規制や術後の骨吸収の問題もある．

症例 5．スプリットクレスト法

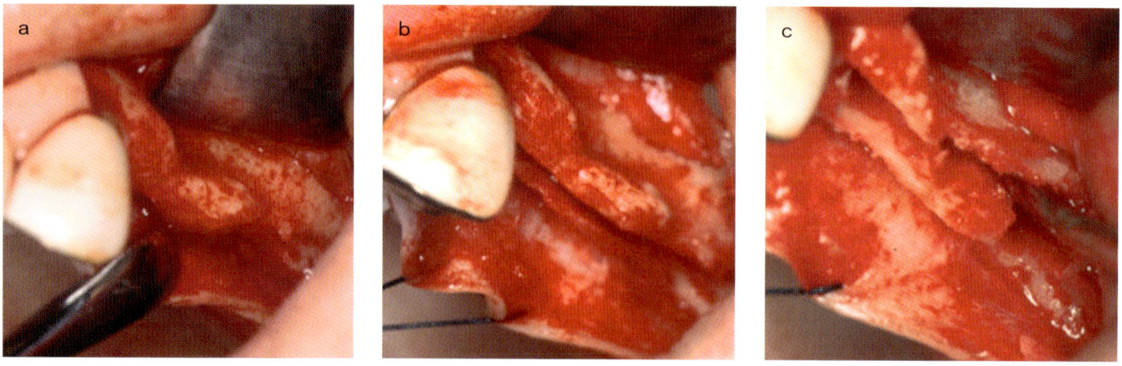

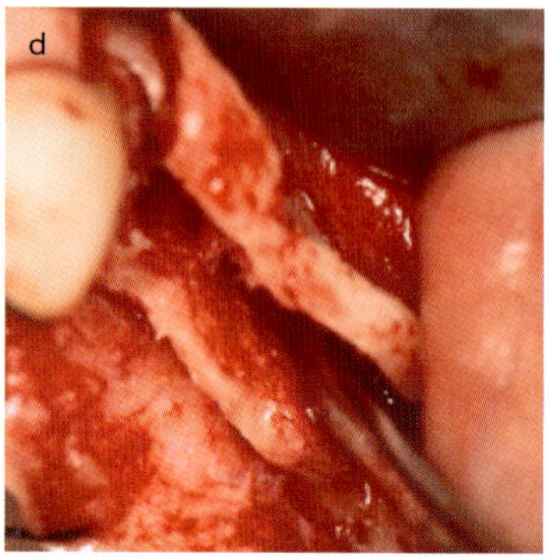

図 7-1a～d　歯槽頂部の骨幅が不足している場合に行われることがある．歯槽頂部と近遠心部に海綿骨に達するスリットを入れ，専用のオステオトームや骨ノミ等を用いて唇頬側方向に皮質骨を若木骨折させる方法である．高さを得ることは難しく，スリットを入れる基底部にある程度の幅がないと困難である．

症例 6．ソケットリフト法

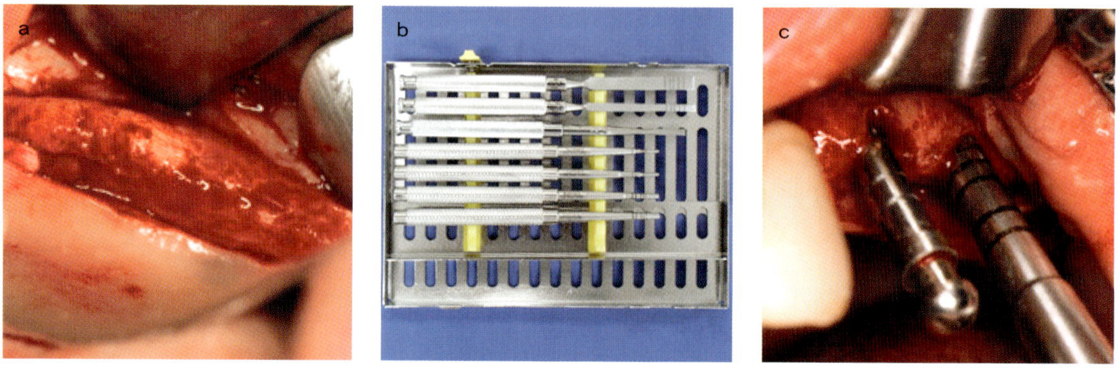

図 8-1a～c　上顎洞底挙上術をインプラント埋入窩より行う方法である．専用のオステオトームを用いて，洞底約 1 mm 前でドリルを止め，後はオステオトームを追打し洞底の挙上を行う．その後，ソケット内より移植骨を填入し，インプラントを埋入する方法である．少量の挙上量であれば，比較的安全で予後も良好と思われるが，盲目的な手技であり症例の選択には十分な配慮が必要である．

症例 7　上顎洞底挙上術

症例 7 - 1

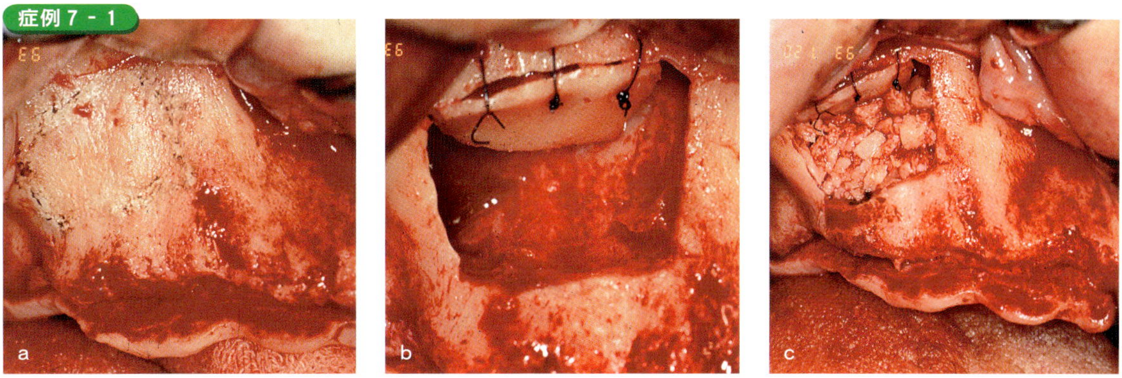

図 9-1a〜c　上顎後方臼歯部で骨高径が不足している症例に用いられる．上顎洞前壁に開削を行い，洞粘膜に穿孔をきたさないよう注意をしながら洞底部粘膜を挙上し，移植床を形成する．

症例 7 - 2

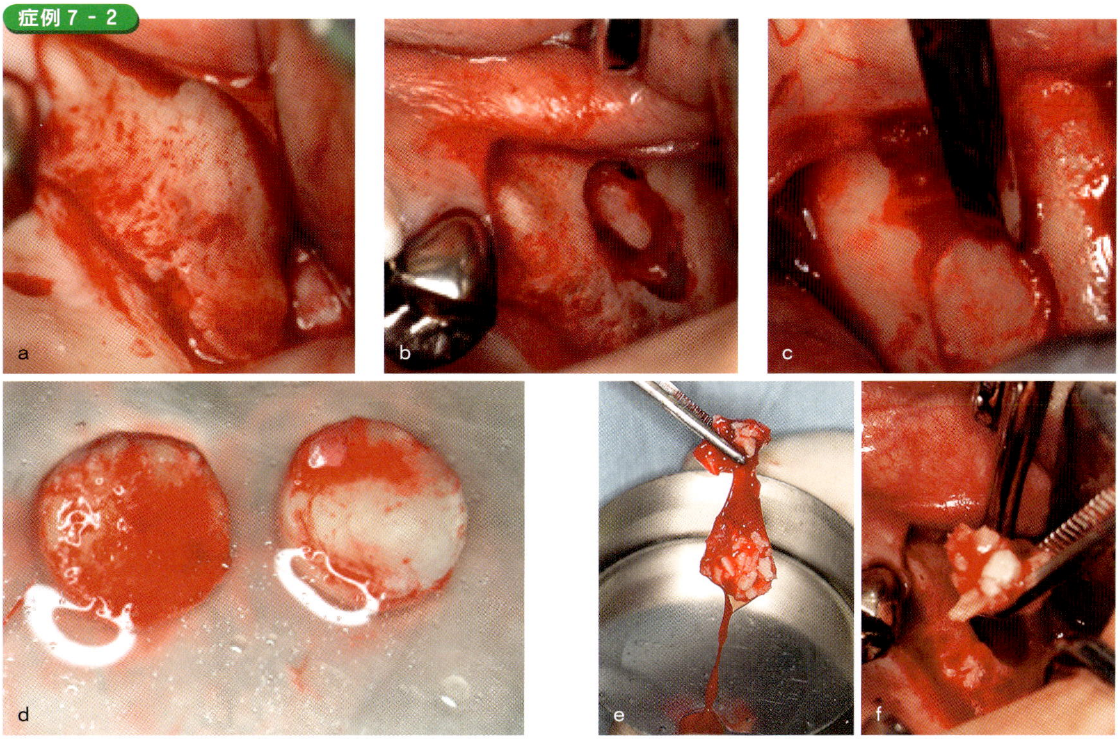

図 9-2a〜f　この症例では，オトガイ部よりトレフィンバーにて骨を採取して粉砕し，移植骨とした．移植骨はPRP・トロンビンにて粘稠性を高め，形態付与をしやすい状態で洞内へ填塞した．明視下での処置であるが，術後に上顎洞炎等の疾患への対処が必要となる場合もあり，簡便さにとらわれることなく，手技を選択する必要がある．

PRACTICE 15

下歯槽神経移動術・オトガイ神経移動術

○適　応

・骨吸収が著明な症例で，義歯によりオトガイ孔が圧迫され，神経痛様の症状が出ている症例

・腫瘍，骨髄炎，嚢胞等の疾患の術中や術後に，骨移植等を行う際に下顎管を損傷する可能性のある症例

・インプラント埋入時に下顎管を損傷する可能性のある症例

○使用器具・器材

通常の外科手技に用いる器材．特別な器材としては，オトガイ孔の位置を確認するダイセクター，神経周囲の骨を削除するための薄刃の骨ノミや超音波メス，神経幹挙上に用いる神経鉤やテープなどを用いる．

○下歯槽神経移動術

下歯槽神経移動術は神経を含めた下顎管を頬側骨と除去して露出し，挙上させ，下方もしくは頬側に移動させる方法である．

○オトガイ神経移動術

オトガイ孔の位置を下方に移動することが多い．神経のみ挙上し，オトガイ孔の周囲の骨削を行う方法とオトガイ孔周囲の骨を含めて挙上し，骨ごと移動する方法がある．

○手術に際してのポイント

術後の神経損傷を軽減させるために，術中の挙上の際に強く引き過ぎないこと，術中の電気メスなどの刺激からの防御，神経の位置を固定するための周囲組織との縫合の際に強く結び過ぎない，圧迫させない，乾燥させない，などの注意点が挙げられる．

○術後の神経損傷

神経損傷については，神経の損傷部位によってその症状や予後に変化がみられる．一過性の伝動障害では数週から数か月で回復が認められる．軸索の一部断裂が起こっている場合には大部分の回復がみられるが，時間がかかる場合が多い．神経線維の断裂が起こっている場合には回復の見込みは低いため，神経修復術が必要となる．

○神経損傷の治療

①**薬物療法**：一般的にATP製剤，ビタミンB複合剤や漢方の投与が行われる．

②**手術療法**：神経断裂がある場合には神経縫合術が用いられる．神経の欠損がみられる場合には神経移植が用いられる．縫合や術後の瘢痕により圧迫され損傷が起こっている場合には，原因を除去し減圧をはかる方法も用いられる．

③**理学療法**：温罨法やマッサージが用いられる．そのほかの処置として，ソフトレーザーの照射や針治療など，血流促進のために星状神経節ブロックが用いられる場合もある．

○インフォームドコンセントのポイント

①手術の必要性を説明する．②術後に神経損傷の起こる可能性が高いことを説明する．③神経損傷が起きた場合の治療法と予後について説明する．④手術にあたっては上記のことを口頭の説明と同時に文章化し，術者，患者双方で保管しておくことが望ましい．

神経の解剖

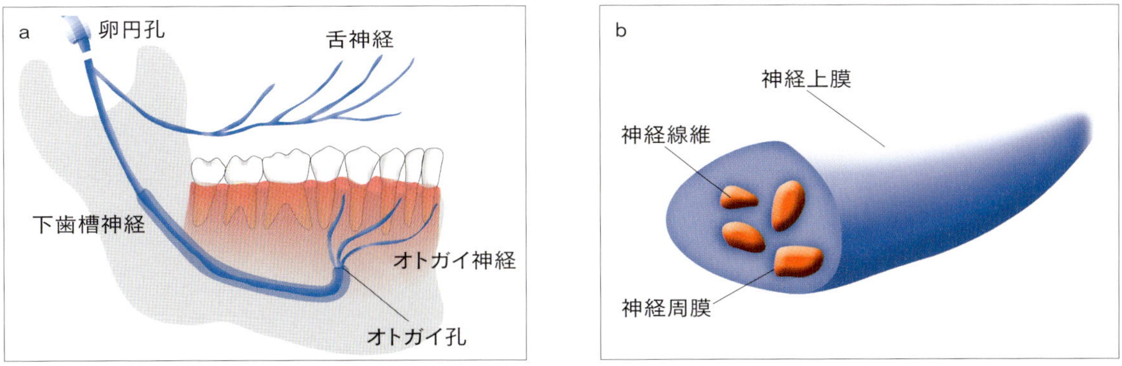

図 **1-1a, b**　***a***：下歯槽神経，オトガイ神経は三叉神経節から卵円孔を通り舌神経と分岐し下顎孔から下顎骨内に入り，オトガイ孔から下口唇へと走行する．***b***：神経は外側から神経上膜，神経周膜，神経線維の構造を呈している．

症例 1　下歯槽神経移動術

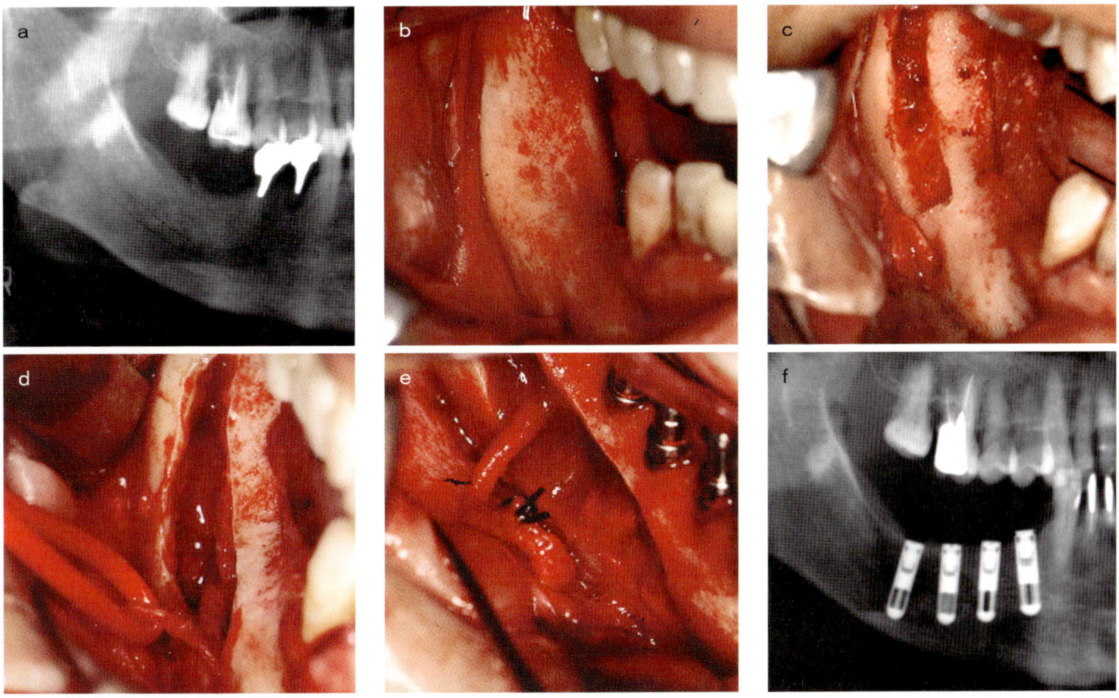

図 **2-1a〜*f***　腫瘍，骨髄炎等で神経は温存できるが，移植時に損傷の可能性がある場合に行われる．摘出時に神経管を下顎骨内から取り出し，移植骨内に戻す．インプラント埋入のためには，頬側骨を摘出温存し，神経管を外側に移動させ埋入する．埋入後は神経を損傷されない位置に戻し，温存した頬側骨を戻す．

症例 2 オトガイ神経移動術

術前

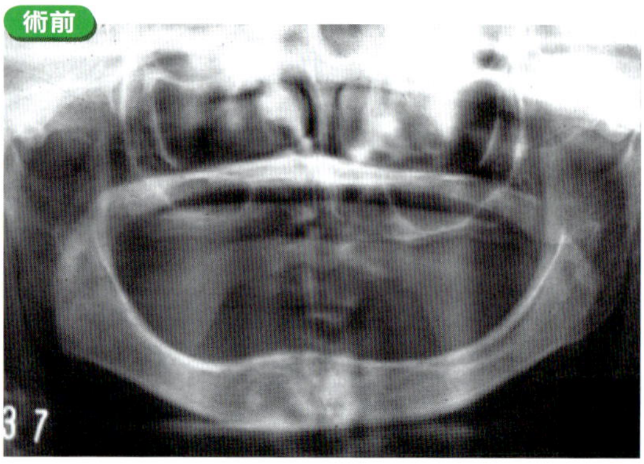

図 3-1 下顎骨の吸収が著明であり，オトガイ孔が歯槽頂付近に開口している．この状態では義歯調整にも限界がみられ，症状が著しく義歯の使用が困難な場合には神経移動術が必要となる．

剥離

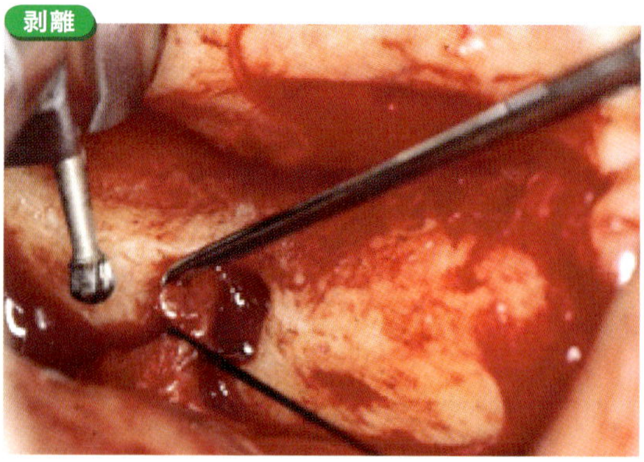

図 3-2 オトガイ孔を明示し丁寧に剥離をすすめる．オトガイ孔周囲の剥離を行い，神経周囲に可動性をもたせる．周囲を骨削するため，神経を巻き込まないように絹糸やチューブを通して牽引する．

骨削除

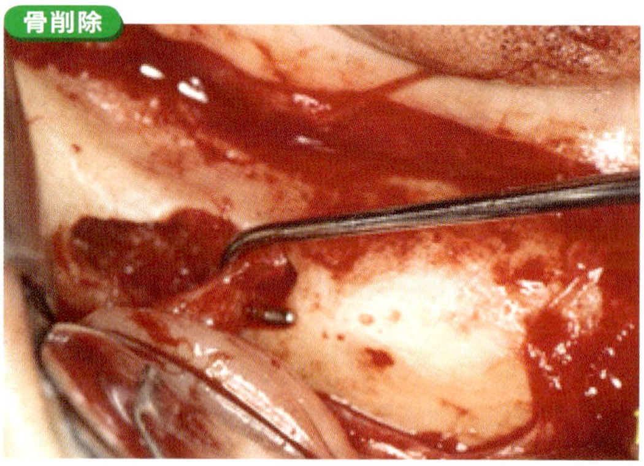

図 3-3 神経を慎重に挙上しながら移動方向の骨削除を行う．その際，神経自体を巻き込まないように注意が必要である．

骨の移動

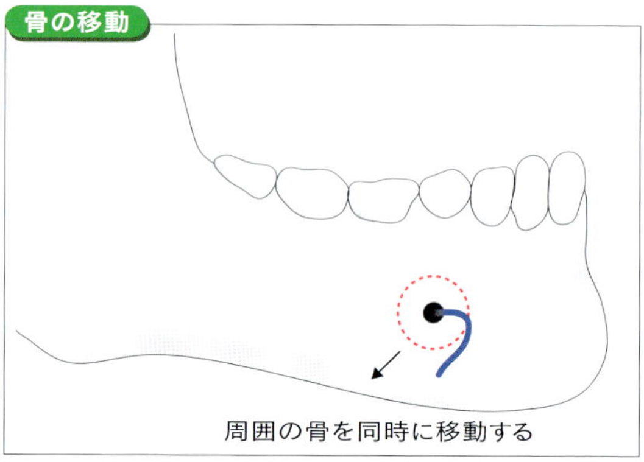

図 3-4 神経を牽引しながら移動方向の骨を削除する方法以外に，オトガイ孔周囲の骨を同時に移動させる方法もある．

神経の移動

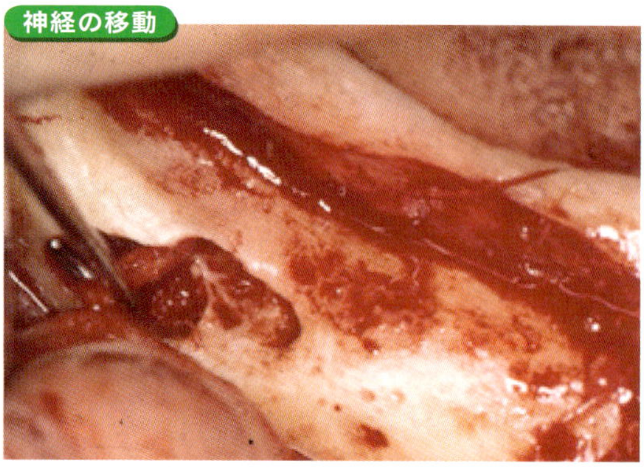

図 3-5 骨削除後は，神経自体を骨削除された空隙へ移動させる．その際，骨の鋭縁や凹凸により神経が圧迫されないように注意が必要である．

移動後

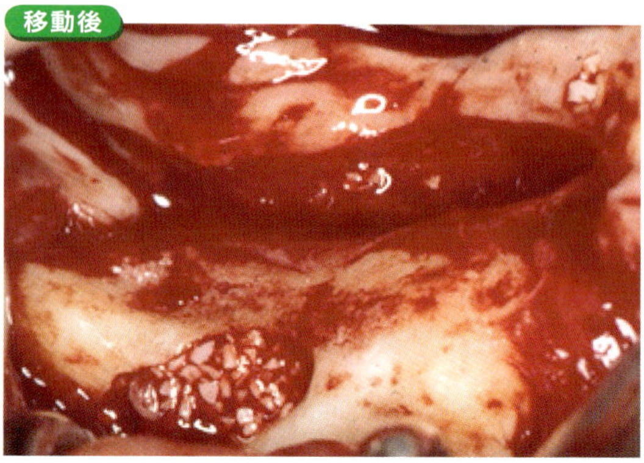

図 3-6 神経を移動させた後は後戻りがないように，また神経が再度移動しないように削除した骨片や人工骨などを空隙に填塞する．

症例 3　骨髄炎により辺縁切除術を行い下歯槽神経移動術を施行した症例

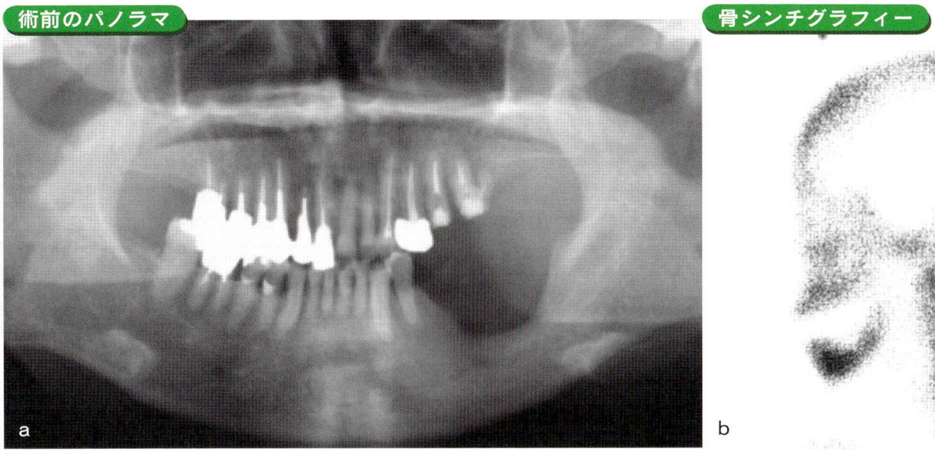

図 4-1a, b　51歳，女性．数年前より左側下顎骨骨髄炎にて辺縁切除術，灌流療法，薬物療法等が行われたが，改善せず．神経症状がみられなかったため，下歯槽管と下顎下縁を温存した辺縁切除術と腸骨移植術を施行し，咬合の改善にインプラント治療を行った．移植骨内に神経血管束が走行することにより移植骨の生着も良好で，術後の神経障害が発現したが，現在ではほぼ日常生活に支障のない状態まで改善している．***a***：術前のパノラマエックス線写真を示す．左側下顎臼歯部辺縁切除後の部位に骨硬化帯を認める．***b***：骨シンチグラフィーでは，左側下顎臼歯部に歯槽頂から下縁付近に及ぶ集積像がみられる．

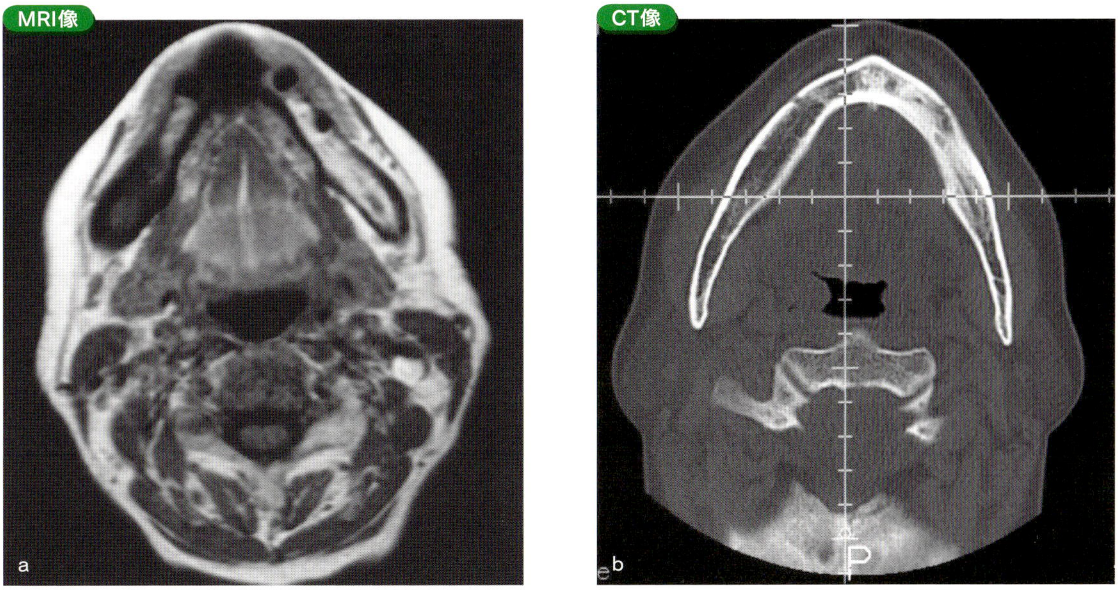

図 4-2a, b　MRI，CT 像から左側下顎臼歯部の皮質骨および海綿骨の変化がみられた．下歯槽管周囲にも変化がみられた．

症例3　つづき（切開～移植～固定）

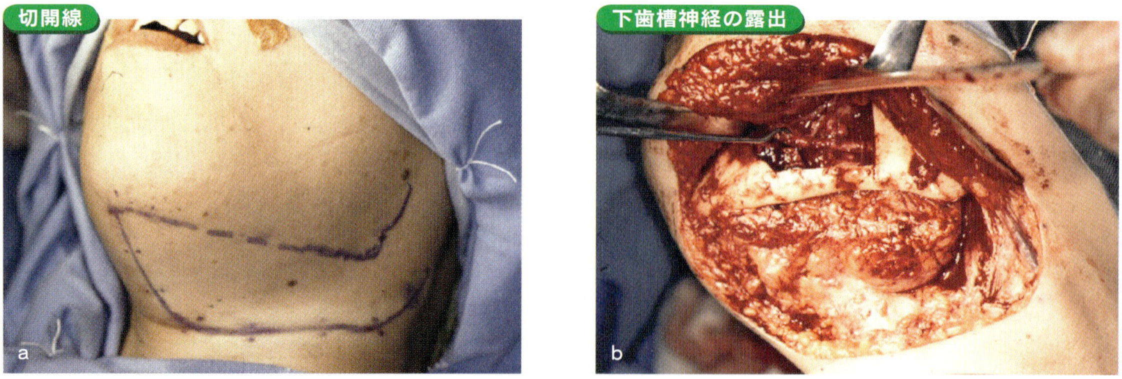

図4-3a, b　辺縁切除は口腔外から行い，口腔内との交通をなるべく少なくした．下歯槽神経の露出は，オトガイ孔より神経に沿って頬側骨をエンジンと骨ノミを用いて慎重に削除して下歯槽管を露出させ，辺縁切除時に損傷しないように外側に移動させた．

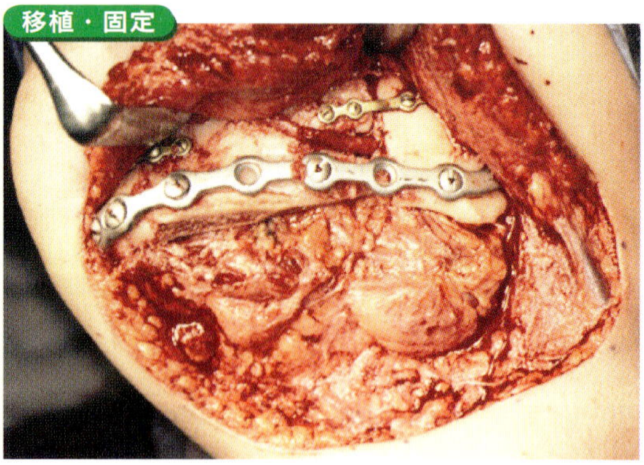

図4-4　腸骨を全層で採取し，下顎骨の形態に合わせて付与し移植術を行った．下顎管は圧迫されないように移植骨外側に溝を形成し，進展させないように大臼歯部で骨内から唇側へ走行するよう吸収糸にて固定を行った．移植骨は咬合の再建にインプラントも考慮していたため皮質骨を口腔側とし，プレートとスクリューにて固定した．母骨との空隙にはトリミング時に採取した粉砕骨を填塞し，死腔を少なくした．

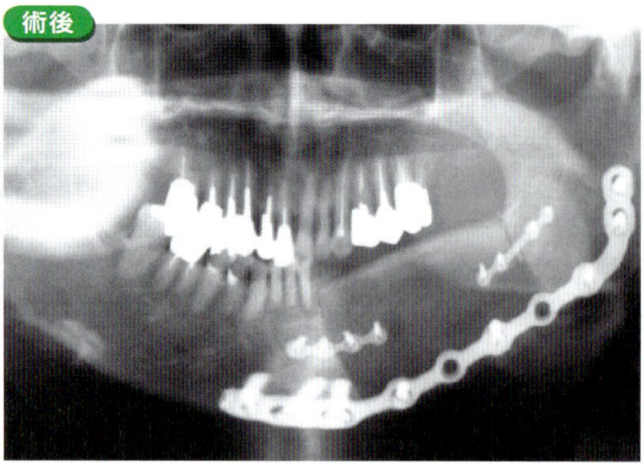

図4-5　術後のパノラマエックス線写真．移植骨の形態は良好であり，新しく付与した下顎管の位置が判別可能である．

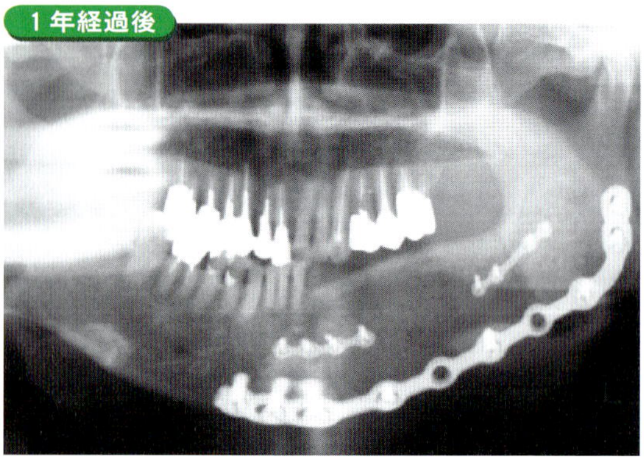

図4-6　術後1年経過，プレート除去前のパノラマエックス写真．移植骨と母骨の境界は石灰化が進行している．明らかな吸収像もみられず，経過は良好である．同時期に神経症状は日常生活に支障のない程度に改善していた．

症例 3　つづき(プレート除去～インプラント埋入)

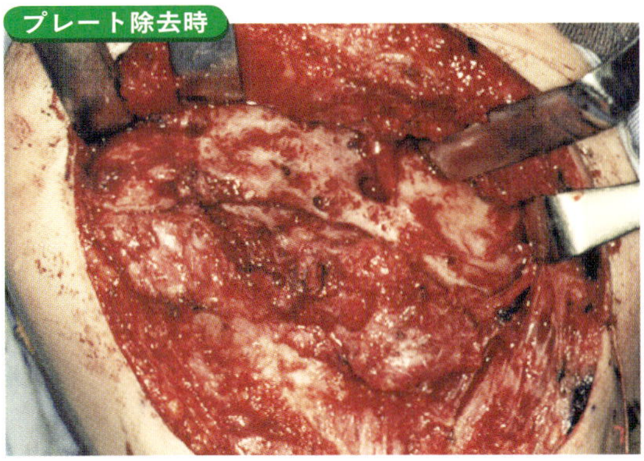

図 4-7　口腔外切開を用い，プレートの摘出を行った．海綿骨側となった下縁部に若干の骨吸収がみられたが，移植骨の血流は良好であり，下顎管周囲も瘢痕や圧迫の要因もみられず，良好であった．

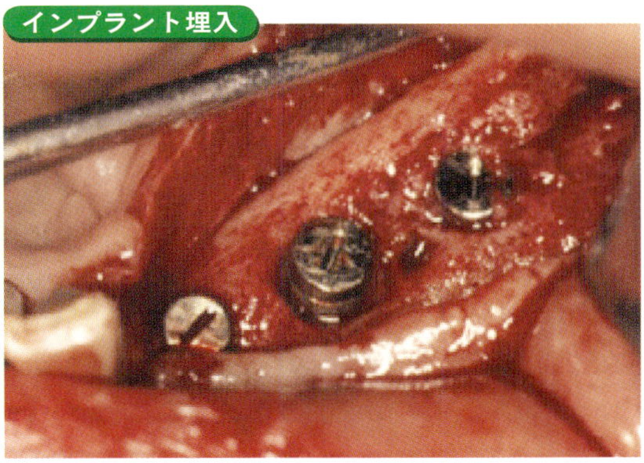

図 4-8　術前のパノラマエックス線写真からもわかるように，移植骨の吸収はみられず良好な状態であったため，同時にインプラントの埋入術を施行した．骨質は良好であり，左側下顎第一大臼歯までの埋入としたため，神経との交通はみられなかった．

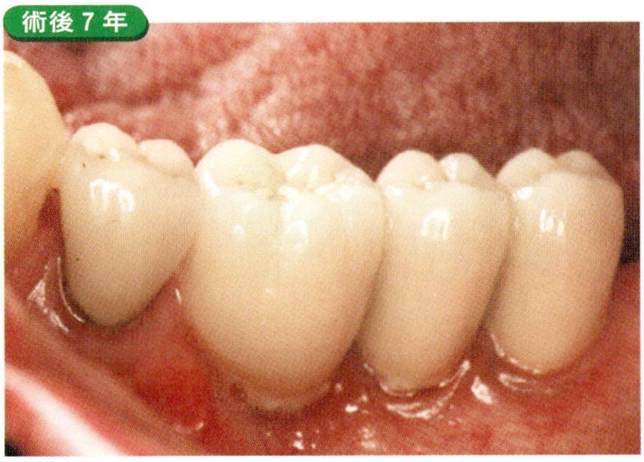

図 4-9a　術後 7 年で病変の再発はみられない．インプラントの状態も良好で，ほぼ発症前の状態に改善されていると思われ，患者も満足している．神経症状は接触時の違和感はみとめるものの，ほぼ改善している．

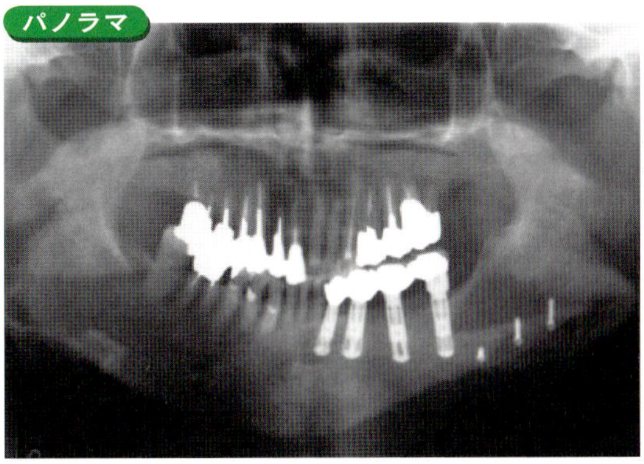

図 4-9b　同，術後 7 年経過時のパノラマエックス線写真．インプラント周囲は若干の骨吸収がみられる．移植骨と母骨との境界は不鮮明となり生着している状態がうかがえる．移動した下顎管の走行も比較的明瞭に判別が可能である．

PRACTICE 16 膿瘍切開

○概　念

膿瘍(abscess)は日常の歯科診療でよく遭遇する病変である．化膿性炎症が歯肉部に限局した膿瘍を歯肉膿瘍，歯槽部に及ぶ場合を歯槽膿瘍と呼ぶ．さらに炎症が歯槽部を越え外側に進行して骨膜下に達すると骨膜下膿瘍を形成する．

○切開法

膿瘍は化膿性病変の限局型であるので，切開は十分に排膿される程度の大きさでよく，膿の貯留による最大膨隆部で行う．

○切開手技

①表在性の膿瘍では，最大膨隆部直上を切開し排膿させる．深部の場合，切開は粘膜上皮のみにとどめ，粘膜下組織は剥離子や止血鉗子を用いて鈍的に膿瘍腔に達するようにする．

②上顎の歯肉頬移行部では解剖学的に特別な注意は必要ないが，口蓋には大口蓋神経や血管が存在するため，血管を損傷しないよう血管の走行に平行に切開する．下顎ではオトガイ孔から走行する神経部の切開には注意を要する．神経，血管の走行を考えて遠隔部で切開し，膿瘍中心部に達する方法を選択することもある．

③波動は触知できないが膿瘍形成が疑わしい場合は，試験穿刺を行う．穿刺は太めの注射針(18G注射針)を用い，吸引しながら針を進める．

○排　膿

切開後，止血鉗子などで鈍的に粘膜下組織を剥離して膿瘍腔を開放する．自然排膿を待ち，洗浄液(0.025％塩化ベンザルコニウム液，アクリノール，生理食塩水など)で膿瘍腔を洗浄する．鋭利な器具で膿瘍腔を模索，掻爬することは危険である．術後はドレーンを留置する．

○麻　酔

①膿瘍切開の麻酔は，小さな歯肉膿瘍や粘膜下膿瘍では表面麻酔で十分なこともある．しかし，ある程度大きな膿瘍では切開部への浸潤麻酔が必要である．麻酔を行う際は，膿瘍よりひと回り広い範囲に行い，一定時間麻酔効果の奏効を待ち，膿瘍腔内へ麻酔液が直接注入されないよう注意する必要がある．

②筋肉層などの深部に膿瘍が存在する場合は，全層にわたる浸潤麻酔は困難であるので，はじめに表層を麻酔し切開後に深部に追加するとよい．

○使用器具・器材

特殊な器具は必要でない．ドレーンはビニール，ポリエチレンチューブ，ガーゼなどを用いる．ラバーダムを細片したものも便利である．ガーゼは繊維が膿瘍腔内に残って不潔になる危険性がある．

症例 1　⌊4 根尖相当部歯槽部に限局した腫脹

術前

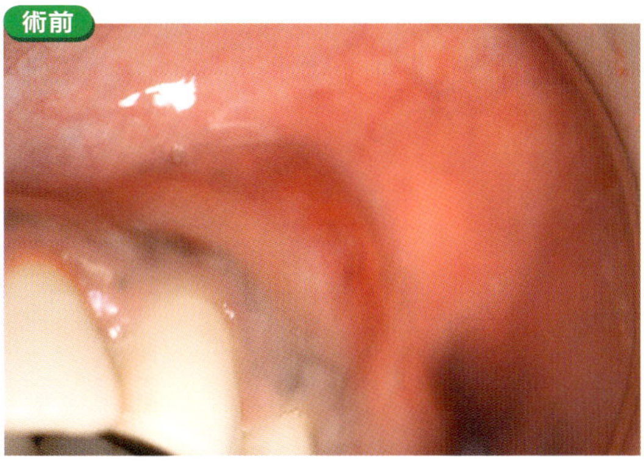

図 1-1　上顎左側第一小臼歯根尖相当部歯槽部に限局した腫脹が認められ，粘膜の一部は黄赤色を呈し膿の貯留が示唆される．

浸潤麻酔

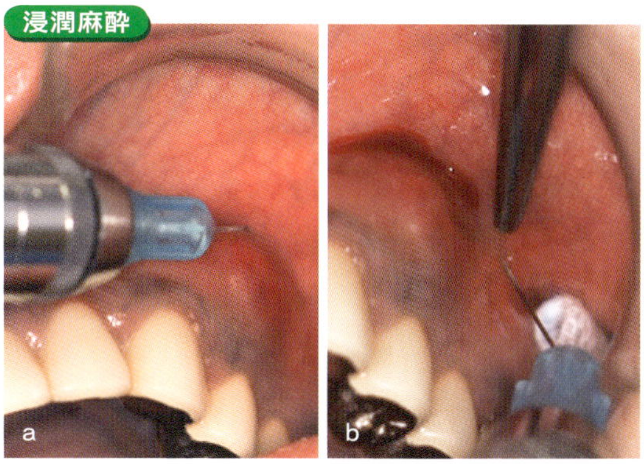

図 1-2a, b　麻酔は麻酔液が膿瘍腔に入らないよう膿瘍の周囲に浸潤麻酔を行う．

歯間乳頭部への麻酔

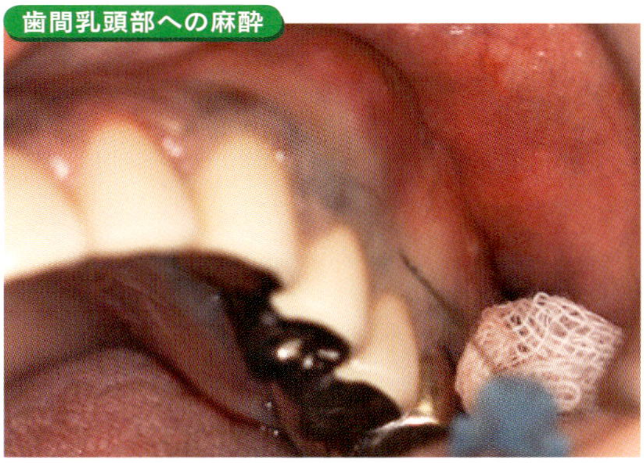

図 1-3　歯間乳頭部にも浸潤麻酔を最後に追加すると，骨膜切開やドレーンを縫合する際に疼痛がない．

切開

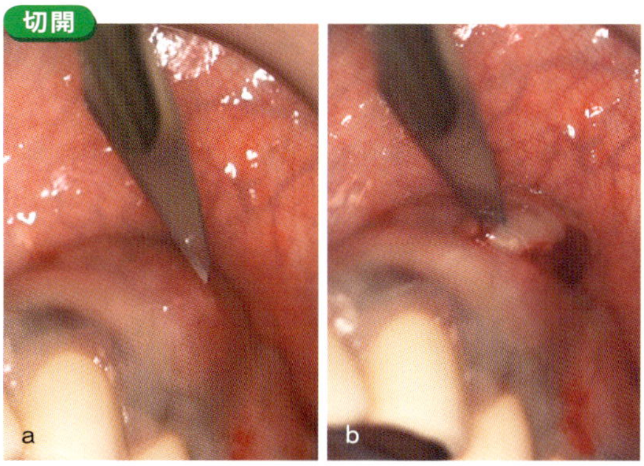

図 1-4a, b　切開は歯列に平行に最大膨隆部で行う．No.11のメスを用い刃先を立て気味に切開すると，歯槽膿瘍では被覆粘膜も薄く，容易に膿の流出を認める．

膿瘍腔の開放

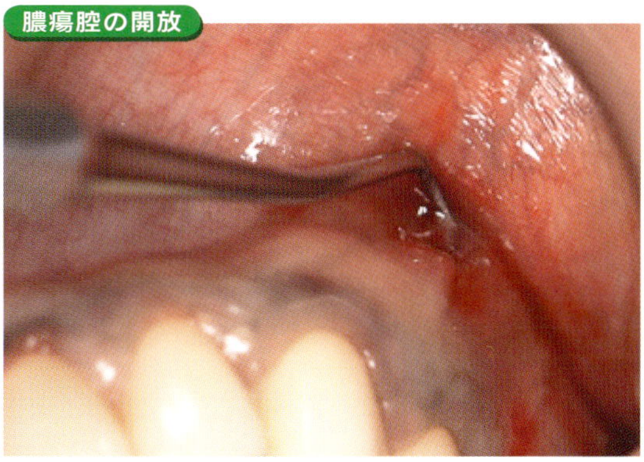

図 1-5　切開後は止血鉗子などで鈍的に粘膜下組織を分離し，膿瘍腔を開放する．止血鉗子がない場合は，歯科治療に用いるエキスカベーターにて膿瘍腔を拡大することも可能である．

洗浄

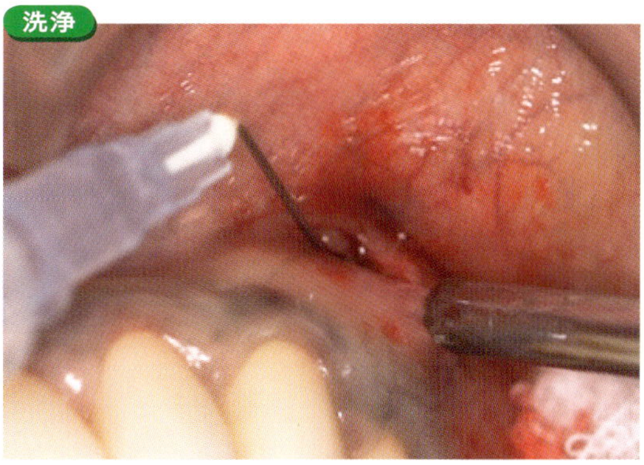

図 1-6　排膿後は膿瘍腔内の壊死物質を洗浄液で洗い流す．

症例 1 つづき(ドレーン挿入～縫合)

ドレーン挿入

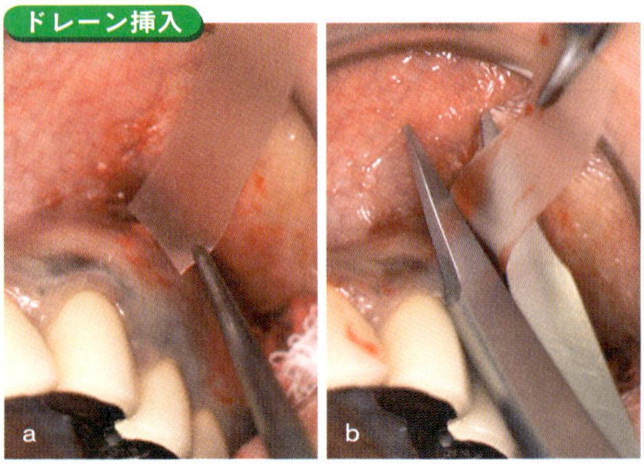

図 1-7a, b 術後は切開部が閉鎖してふたたび膿瘍が形成されることを防ぐためドレーンを留置する．ドレーンはガーゼ，ビニール，ポリエチレン，ゴムなどがあるが，膿瘍腔が小さい場合はビニールドレーンを使用する．ガーゼは繊維が膿瘍腔内に残って不潔になる危険性がある．

縫合

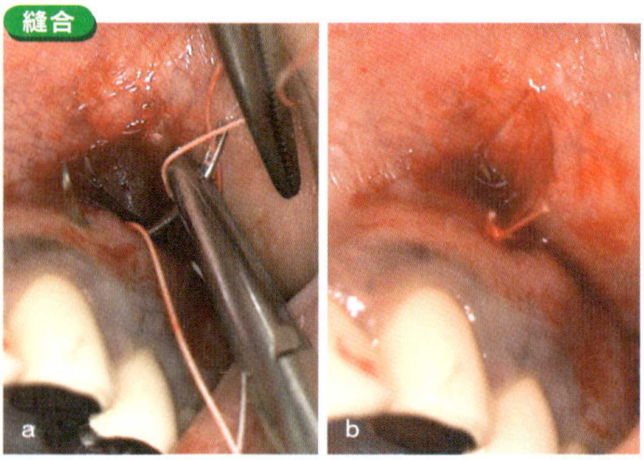

図 1-8a, b 挿入されたドレーンは粘膜に縫合し固定する．

症例 2 ⌈6 を原因とする下顎骨骨膜下膿瘍

術前

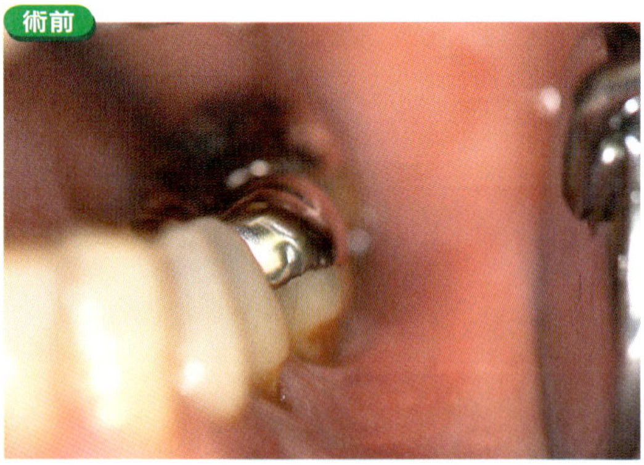

図 2-1 左側下顎第一大臼歯を原因とする下顎骨骨膜下膿瘍である．左側下顎臼歯部にびまん性の腫脹が認められる．下顎では上顎と異なり膿瘍の境界が不明瞭な場合が多く，エックス線写真による患歯の断定，最大膨隆部(疼痛が最も強い部位が多い)を触診し，切開部位を決める．

切開線

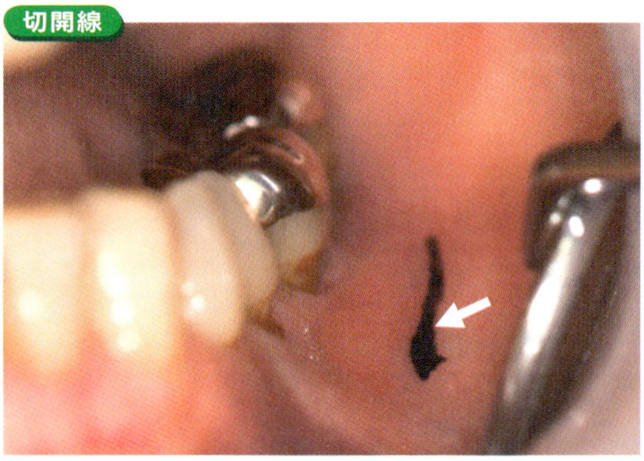

図 2-2 切開部位(矢印)は，下顎ではオトガイ神経の走行に注意し，付着歯肉を避け歯槽粘膜部に切開線を設定し，膿瘍中心部へ達する方法が安全である．

症例 2 ｜ つづき（浸潤麻酔～切開～剥離～排膿～ドレーン挿入～縫合）

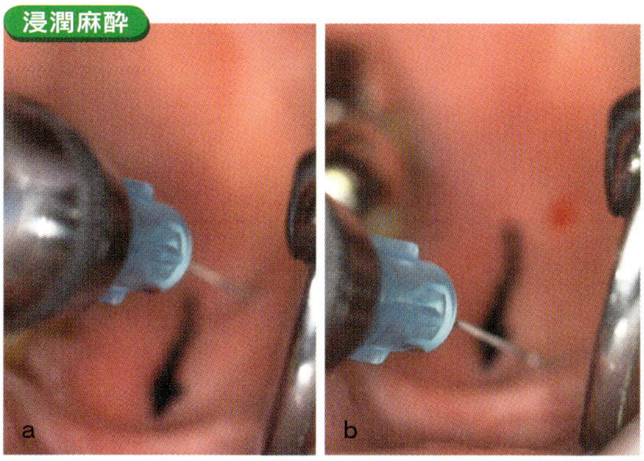

図 2-3a, b　浸潤麻酔を行うとき，麻酔注射針の刺入は粘膜下に遠心から近心に行う．

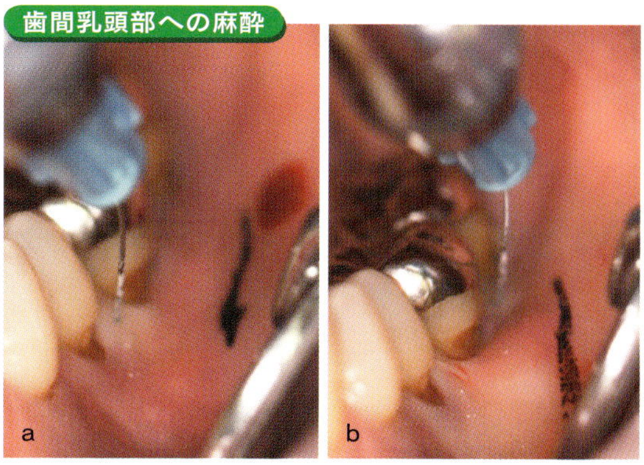

図 2-4a, b　最後に歯間乳頭部で骨膜下に入れる．

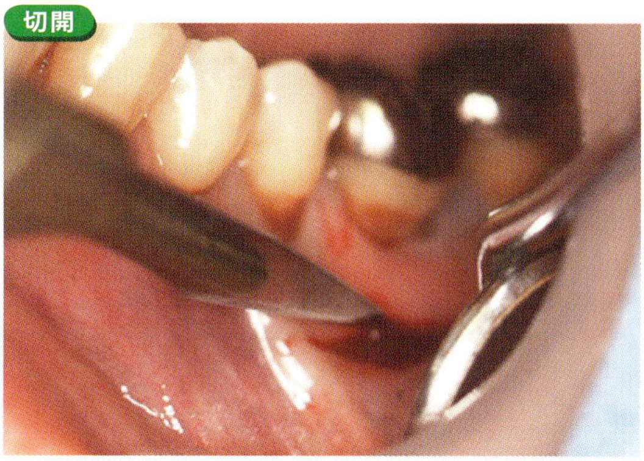

図 2-5　切開はまず粘膜下まで行い，つぎにメスを歯槽骨に向け骨に当たるように行う．メスの方向を間違うと歯槽部に平行に入り，切開創が深くなり骨膜下に達しないことがある．

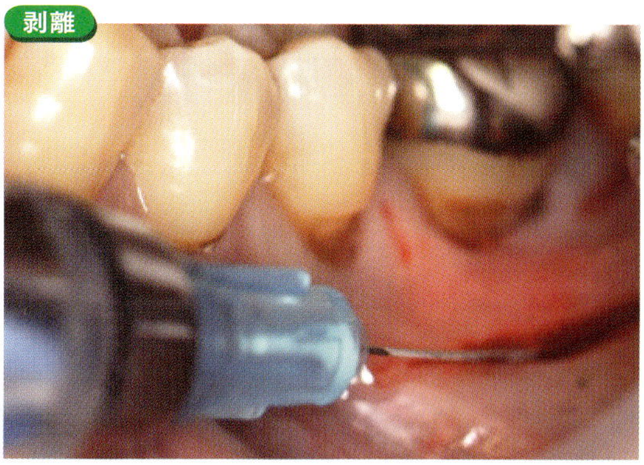

図 2-6　骨膜を剥離する際，疼痛がある場合は切開創から骨膜下に浸潤麻酔を追加することも可能である．

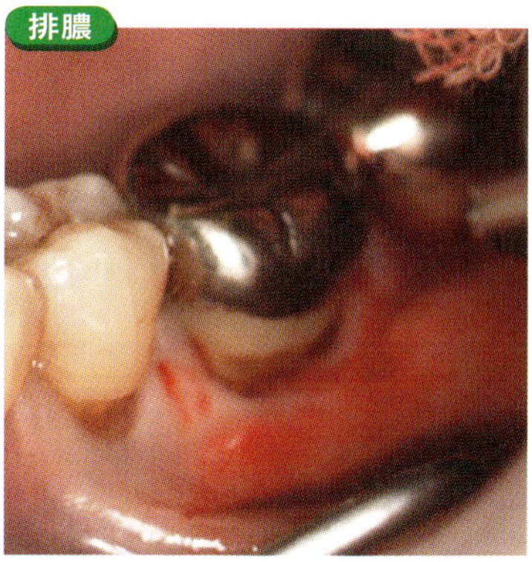

図 2-7　麻酔が効いたならば，止血鉗子または粘膜剥離子で骨膜下を鈍的に剥離して排膿させる．

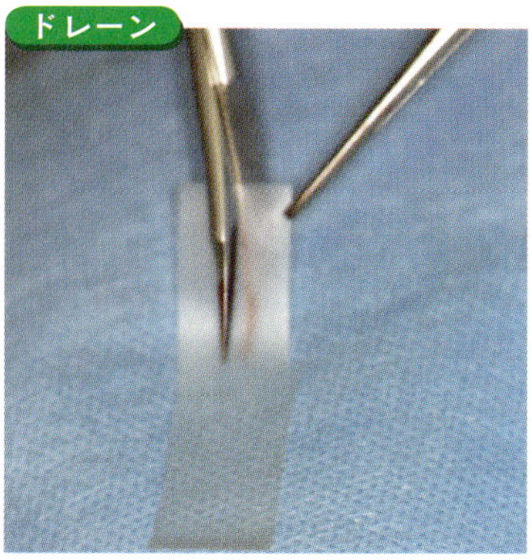

図 2-8　ドレーンを切開創に合わせて大きさを整える．

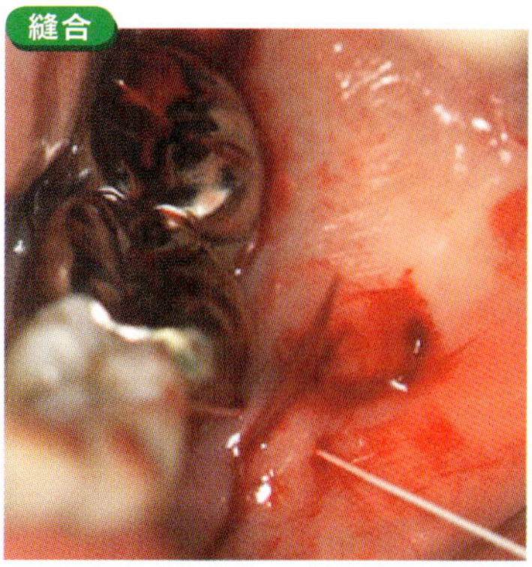

図 2-9　ドレーンを骨膜下に挿入し，脱落しないよう頬側から歯肉側に糸を通し縫合し固定する．

PRACTICE 17

嚢胞摘出術

○概　念

・歯根嚢胞に代表されるような顎骨内嚢胞組織の摘出をいう.

・臨床では抜歯を伴う歯根嚢胞などの炎症性嚢胞や，埋伏歯を伴う含歯性嚢胞の摘出術の頻度が高い.

○適　応

・顎骨内に認められる嚢胞性疾患

○使用器具・器材

ミラー，ピンセット，注射器，メス(No.15)，骨膜剥離子，骨ノミ(平・丸)，ラウンドバー，スタンチェ，歯科用鋭匙，骨鋭匙，縫合セット(持針器，縫合針，縫合糸，糸切剪刀)

○歯肉粘膜切開方法

歯肉縁切開(Wassmund 切開)：歯頸部歯肉に沿って切開を行い，粘膜骨膜弁の血流を考慮して基部は広くなるようにして縦の切開線を加える(p.44の*図* **A** 参照).

歯槽頂切開：歯槽頂部(病変部を中心)に直線状に切開を行い，両端部に縦切開を加え，切開線はH状またはダブルY状を呈する(p.74の*図* **A** 参照).

○術式のポイント

①病巣(嚢胞)周囲の骨膜上に浸潤麻酔を行う(手術範囲が大きい場合は伝達麻酔も併用することがある). 麻酔の際に注射針にて骨欠損の状態，有無を確認し，切開線の設定を行う際に参考にする. 切開前に内容液を穿刺して，血管腫などの腫瘍性病変でないことを確認することもある. 切開線の設定は，縫合時に嚢胞摘出目的に骨削合を行った後でも骨の裏打ちがある位置に設定する.

②粘膜骨膜弁の形成を行うが、剥離に際しては骨の吸収や嚢胞壁との癒着に注意して剥離操作を行う(内容液の流出を避けるために可及的に嚢胞壁を損傷しないように注意). 嚢胞壁を剥離する際にはオトガイ神経や下歯槽神経・動静脈の損傷など解剖学的構造物に注意する.

③摘出に際して骨の除去が必要な場合は骨ノミやバーを用いて開窓する. 骨削除量は必要最小限にし，隣在歯の損傷などに注意する. 骨削合には十分な注水下に行い，骨の火傷に注意する.

④摘出は周囲骨より鋭匙を用いて嚢胞壁を剥離する. 可及的に一塊として摘出するように剥離は丁寧に行う. また嚢胞壁が下歯槽神経損傷に近接する場合にはガーゼなどを使用して鈍的に剥離を行うこともある. 盲目的なブラインド操作は避けることが重要である.

⑤摘出物は病理組織学的検査にて確定診断を行うことが望ましい.

⑥基本的に嚢胞が大きい場合は副腔形成(Partsch Ⅰ法)，小さい場合は閉鎖創(Partsch Ⅱ法)とする.

症例 1　嚢胞摘出術（上顎前歯歯根に相当する歯槽部）

術前

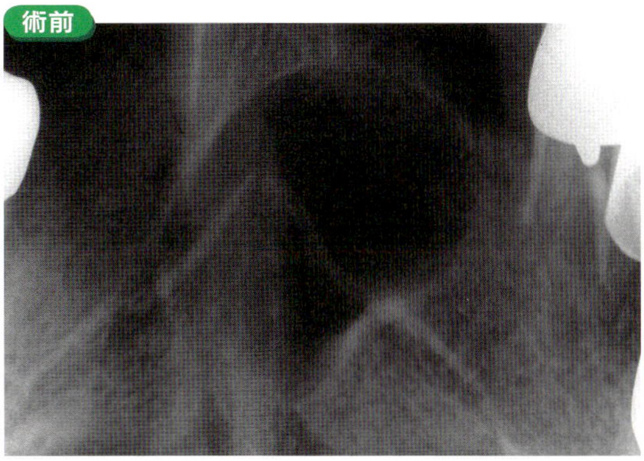

図 1-1a　術前のエックス線写真．上顎前歯歯根に相当する歯槽部に嚢胞様病変を認める．

口腔内

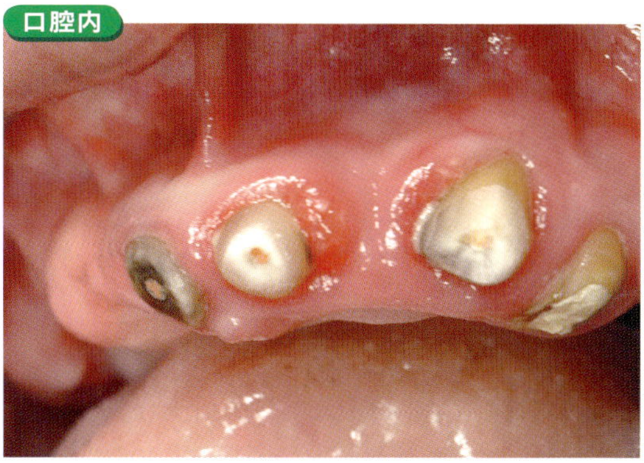

図 1-1b　同，口腔内所見．

粘膜骨膜弁の形成

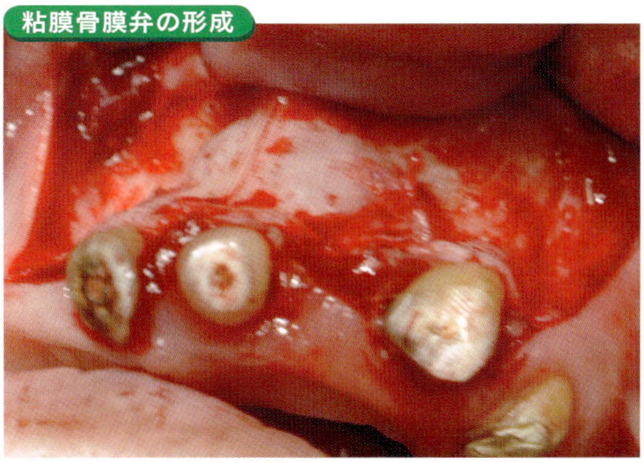

図 1-2　歯槽頂切開に縦切開を加えて粘膜骨膜弁を形成する．

嚢胞摘出

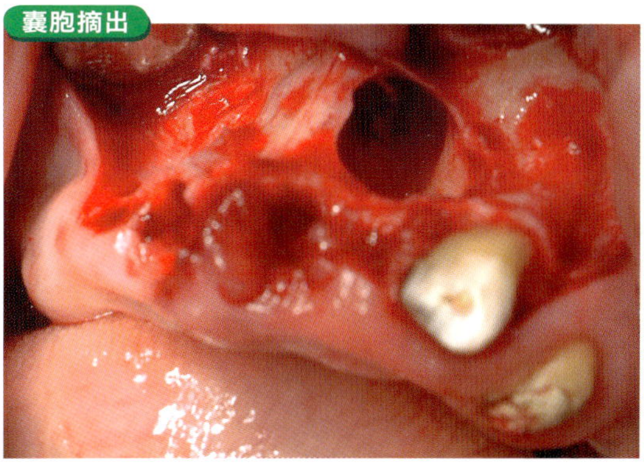

図 1-3　嚢胞部の骨削合，除去を行い，嚢胞壁を周囲骨より一塊として剥離摘出する．

摘出のシェーマ

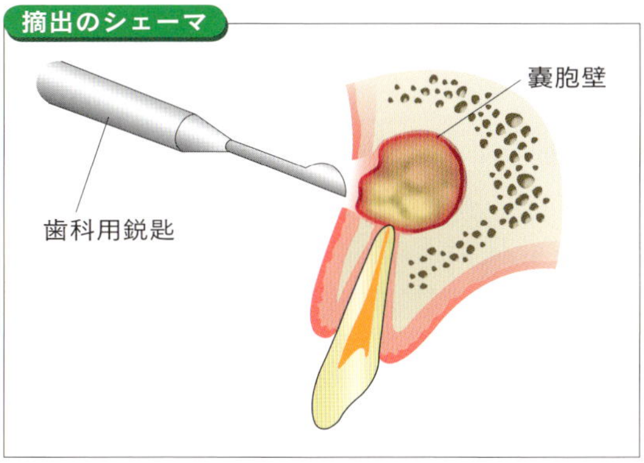

図 1-4　歯科用鋭匙の刃を骨面に沿わせて嚢胞壁の剥離を行う．歯根嚢胞の場合は嚢胞を原因歯歯根部に集めた後に抜歯術を行う．

縫合

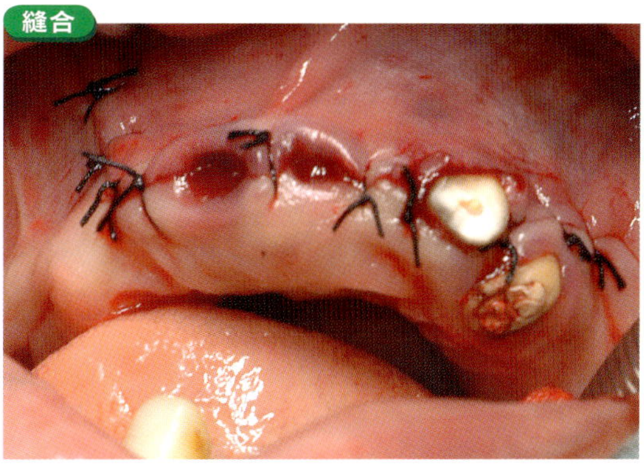

図 1-5　辺縁歯肉をトリミングして閉創する．緊張が強い場合は減張切開を加えて縫合する．

症例 2 │ 嚢胞摘出術（上顎前歯根尖部）

術前

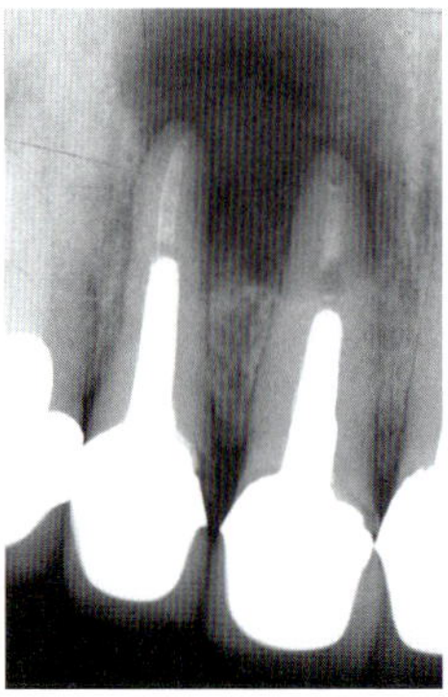

図 2-1　術前のエックス線写真．2 1|根尖部に類円形，単房性，嚢胞様透過像を認める．

切開線

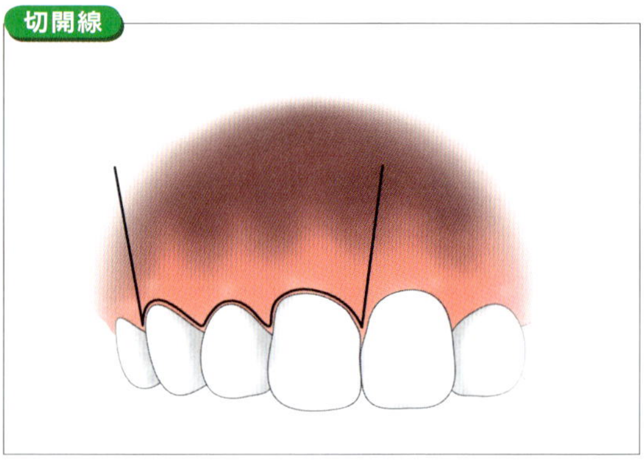

図 2-2　3 2 1|の範囲に Wassmund 切開を加え，粘膜骨膜弁を形成する．

嚢胞摘出

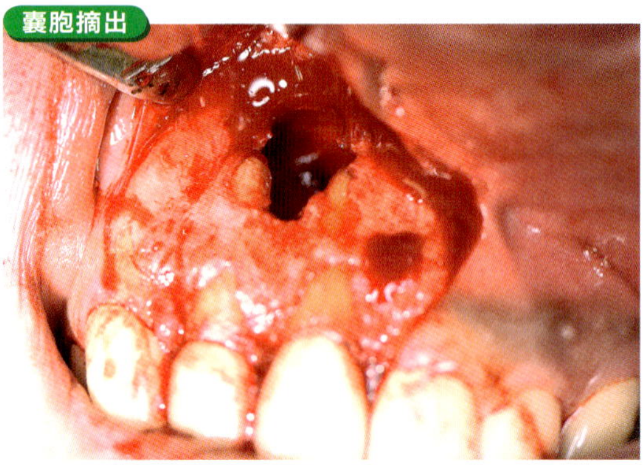

図 2-3a　嚢胞腔内を生食にて洗浄し，嚢胞壁の残存がないことを確認する．

摘出のシェーマ

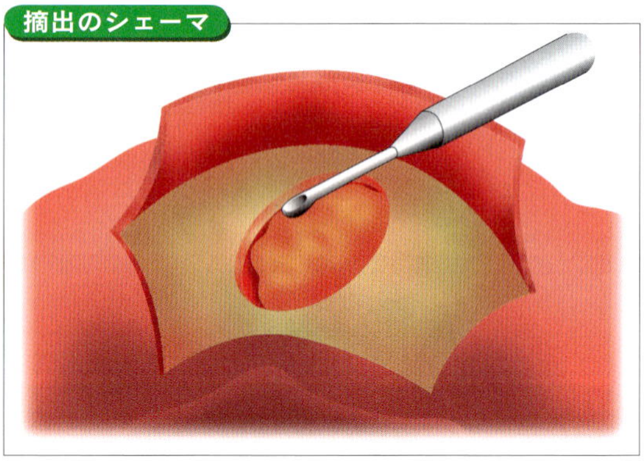

図 2-3b　鋭匙にて周囲骨より嚢胞壁を剥離し，一塊として摘出する．鋭匙の刃が骨面に向くようにして使用する．嚢胞壁を根尖方向へ剥離して摘出する．

摘出物

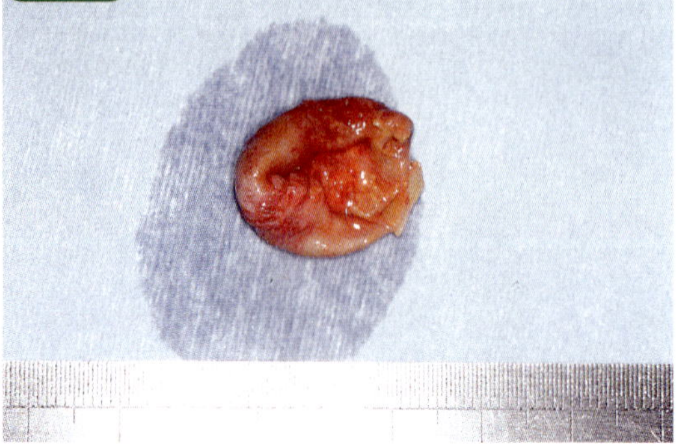

図 2-4　摘出物は病理組織学的検査にて確定診断を行うことが望ましい．

症例 3　嚢胞摘出術（下顎埋伏智歯を伴う含歯性嚢胞）

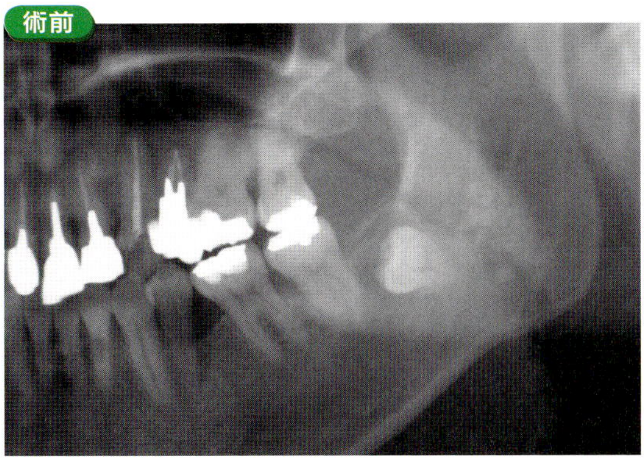

図 3-1a　術前のエックス線写真．⌈8 埋伏歯を伴う含歯性嚢胞を認める．

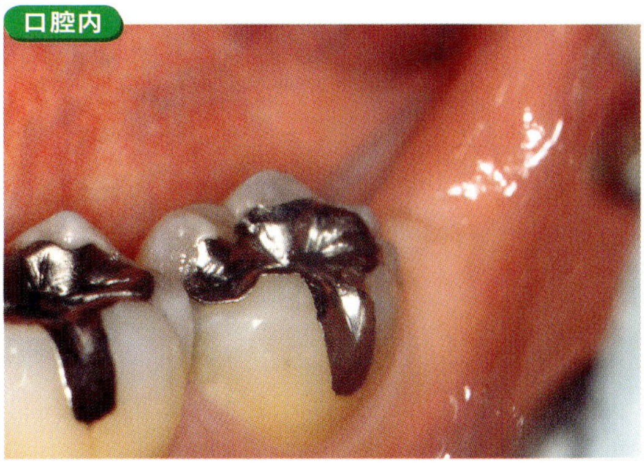

図 3-1b　粘膜の発赤腫脹等は認められない．

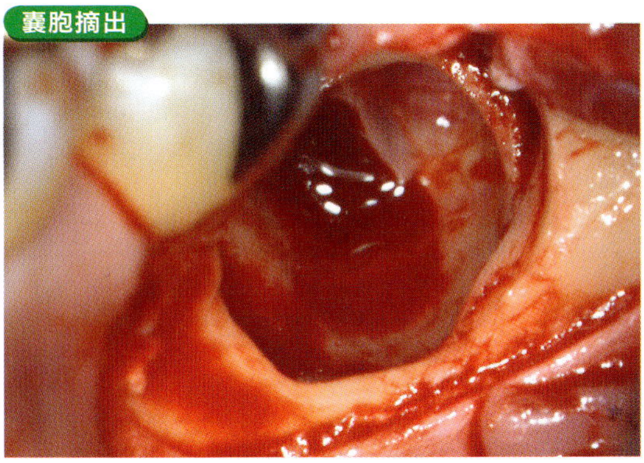

図 3-2a　下歯槽神経の露出が認められる．

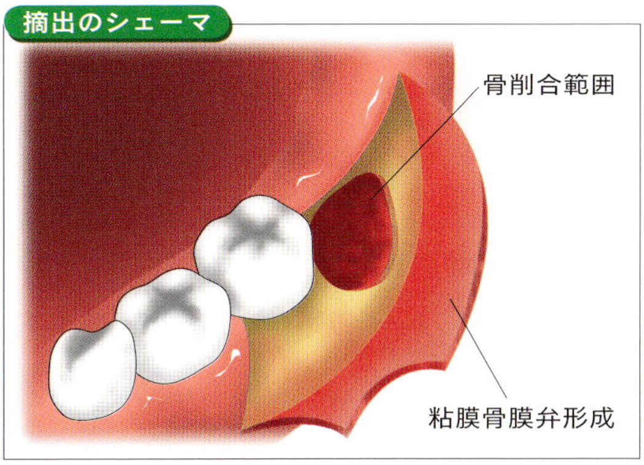

図 3-2b　⌈8 部歯槽骨を削合除去し，嚢胞壁の摘出とともに歯冠分割を加えて埋伏歯抜歯（⌈8）を行う．

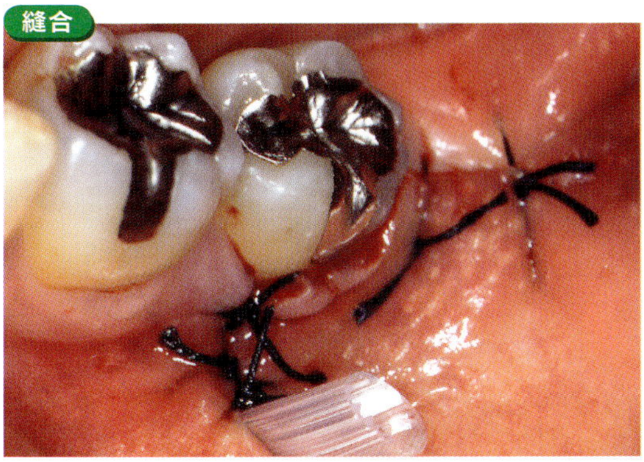

図 3-3　腫脹の軽減目的にペンローズドレーンを留置して縫合．

PRACTICE 18 がま腫(摘出術および開窓術)

○概　念

口底部に発生するがま腫は，導管や舌下腺に由来する軟組織囊胞である．がま腫の治療方法には囊胞摘出術と開窓術があり，小さい病変に対しては囊胞の全摘出を行うが，大きい病変に対しては開窓術を選択することが多い．開窓術は口底部粘膜とともに囊胞粘膜の上部のみを切離除去し，内容液である唾液流出を口腔内に開放する方法である．開窓すると囊胞内圧が減弱し，内腔は縮小して浅くなる．

○適　応

開窓術は舌下腺摘出を伴わない比較的大きながま腫が適応となるが，開窓術は治癒経過が長く，開窓部が閉鎖しないように注意が必要である．

○使用器具・器材

ミラー，ピンセット，注射器，メス(No.11)，涙管ブジー，縫合セット(持針器，縫合針，縫合糸，糸切剪刀)，リボンガーゼ

○術式のポイント

①病巣(囊胞)周囲軟組織に浸潤麻酔を行う．麻酔薬が囊胞内に流入しないように注意する．必要以上の麻酔量は囊胞の位置や形態を不明瞭にするので注意が必要である．症例によって涙管ブジーを顎下腺導管に挿入して走行を確認する．

②腫瘤の小さい病変では全摘出を一塊として行う．腫瘤の大きい病変では囊胞に小切開を加え，同部からガーゼを囊胞内に挿入して囊胞の形態を保持する．その後，外形形態に沿って口底部粘膜とともに囊胞粘膜の上部を切離除去する．

③口底部粘膜と囊胞粘膜の切除部断端は縫合し，抗菌薬含有軟膏ガーゼを用いてタイオーバーの形で手術を終了する．

＊舌神経や顎下腺導管の損傷に十分注意する．

症例 1　がま腫(摘出術)

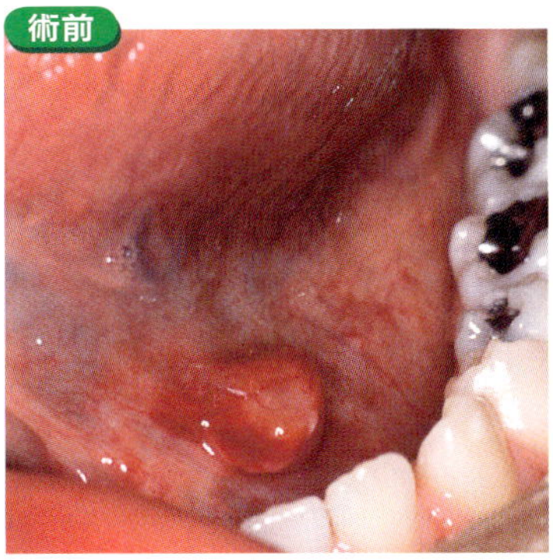

図 1-1　口底部(舌下ヒダ付近)に正常粘膜色弾性軟の腫瘤を認める.

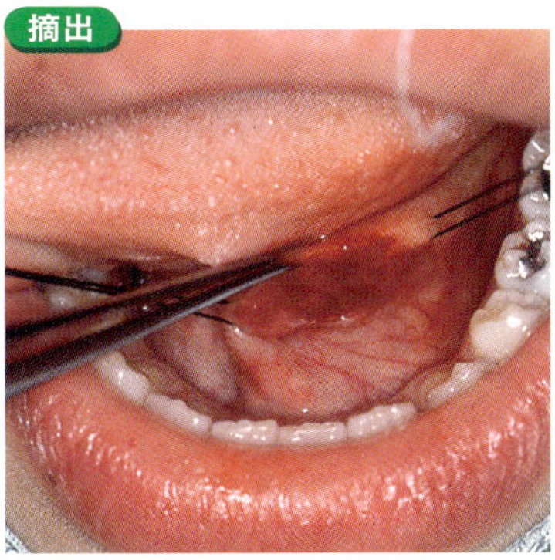

図 1-2　嚢胞を一塊として摘出する.

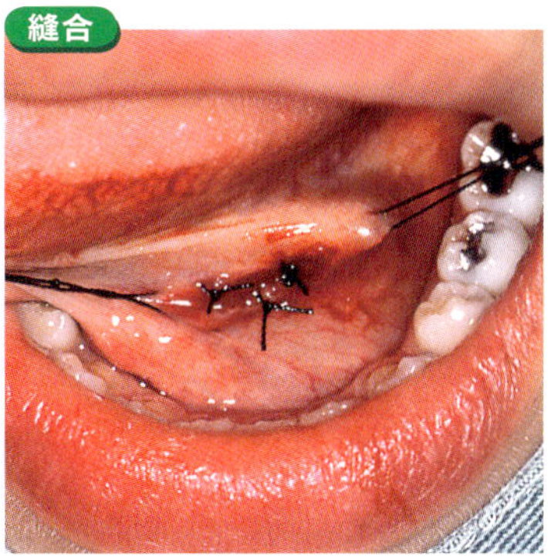

図 1-3　縫合終了.

症例 2　がま腫(開窓術)

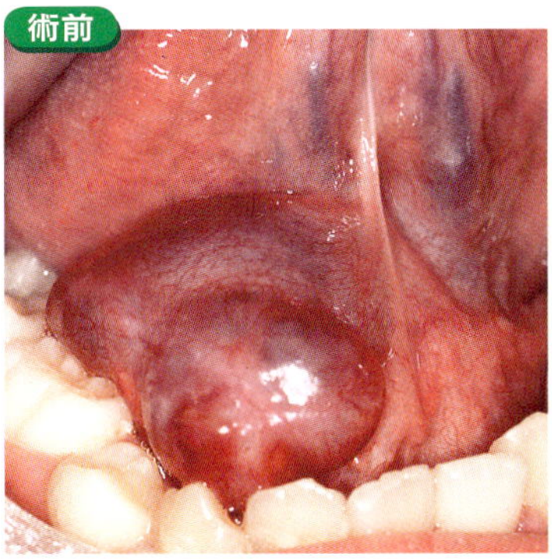

図 2-1　青紫色を呈する大きながま腫を認める.

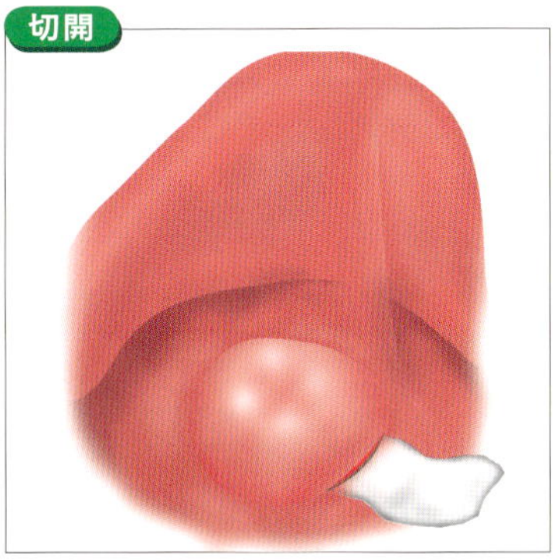

図 2-2　近心に小切開を加え，ガーゼを奥から詰める.

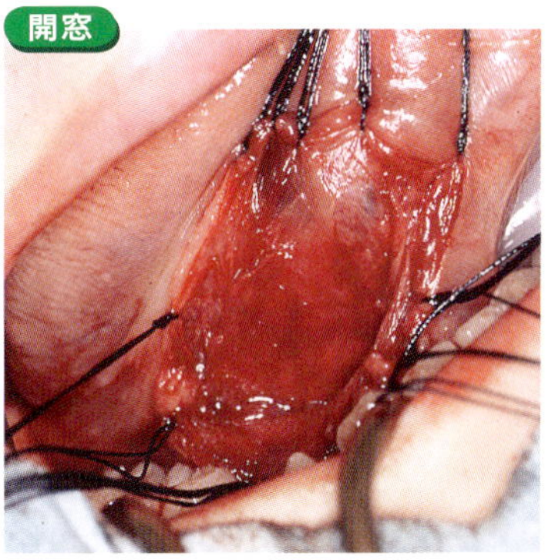

図 2-3　開窓後.

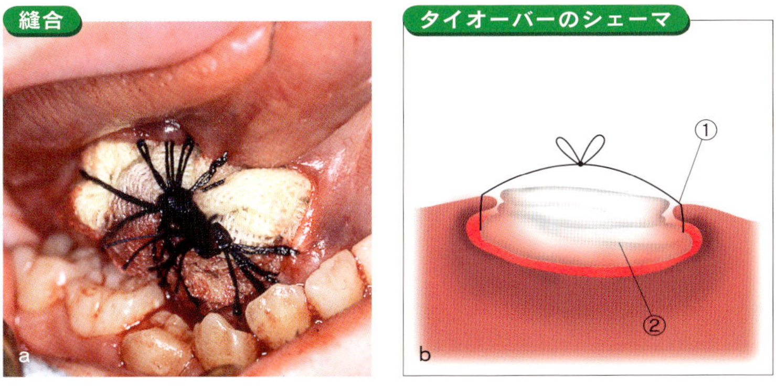

図 2-4a, b　縫合：タイオーバードレッシング．①口底粘膜と嚢胞壁を合わせて縫合する．②開窓部に抗菌薬を塗布したガーゼを挿入する.

PRACTICE 19

腫瘍摘出術(顎骨内)

○概　念

・エナメル上皮腫や歯牙腫に代表されるような歯原性腫瘍の摘出をいう．

・臨床では歯牙種や骨腫などの歯原性腫瘍の摘出術の頻度が高い．

○適　応

・顎骨内に認められる腫瘍性疾患(悪性腫瘍は除く)

○使用器具・器材

ミラー，ピンセット，注射器，メス(No.15)，骨膜剥離子，骨ノミ(平・丸)，ラウンドバー，スタンチェ，歯科用鋭匙，骨鋭匙，縫合セット(持針器，縫合針，縫合糸，糸切ばさみ)．

○歯肉粘膜切開方法

歯肉縁切開(Wassmund 切開)：歯頚部歯肉に沿って切開を行い，粘膜骨膜弁の血流を考慮して基部は広くなるようにして縦の切開線を加える(p.44の*図A*参照)．

歯槽頂切開：歯槽頂部(病変部を中心)に直線状に切開を行い，両端部に縦切開を加え，切開線はH状またはダブルY状を呈する(*図A*)．

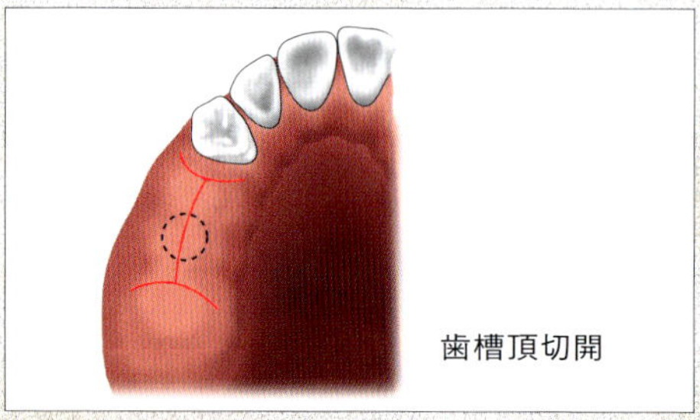

図A

○術式のポイント

①病巣周囲の骨膜上に浸潤麻酔を行う．手術範囲が大きい場合は，伝達麻酔も併用することがある．

②粘膜骨膜弁の形成，剥離に際しては，骨の吸収や腫瘍との癒着に注意して剥離操作を行う．歯根，上顎洞，オトガイ神経や下歯槽神経などの損傷に注意する．

③摘出に際して骨の除去が必要な場合は，骨ノミやバーを用いて開窓する．骨削除量は必要最小限にし，隣在歯の損傷などに注意する．

④摘出は腫瘍の境界に注意し，周囲骨より可及的に一塊として摘出するように丁寧に行う．再発の可能性の高い腫瘍の場合は，歯槽骨をブロックとして切除する必要がある．骨面からの出血に対しては，止血ノミや骨ロウを使用する．また骨の断端が鋭利な場合は，創粘膜保護のために断端を骨ヤスリやバーなどで平滑にする．

⑤摘出物は病理組織検査に提出する．

⑥縫合処置の際には腫脹防止のためにドレーンを留置することも考慮する．止血処置を兼ねたタイオーバードレッシングを行う症例もある．

⑦タイオーバードレッシングは術後5～7日目に除去する．

症例 1　腫瘍摘出術（顎骨内）

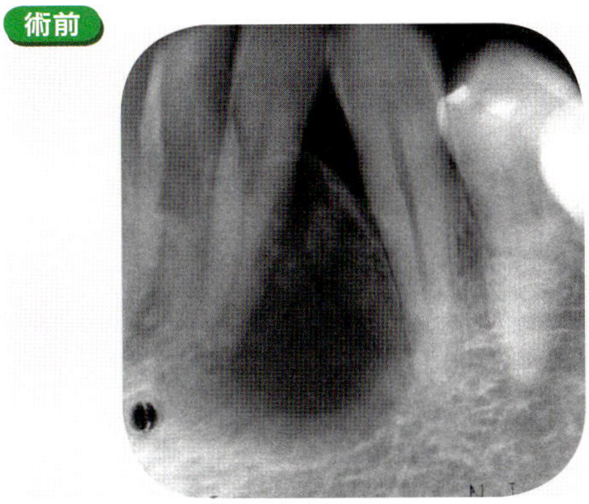

図 1-1a　術前のエックス線写真．┌2 3間歯槽骨内に境界明瞭な単房性エックス線透過像を認める．

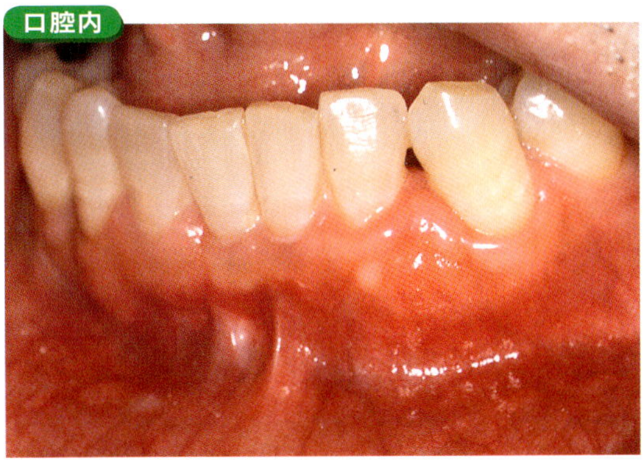

図 1-1b　┌3 の近心傾斜を認めるが歯肉の腫脹等は認められない．

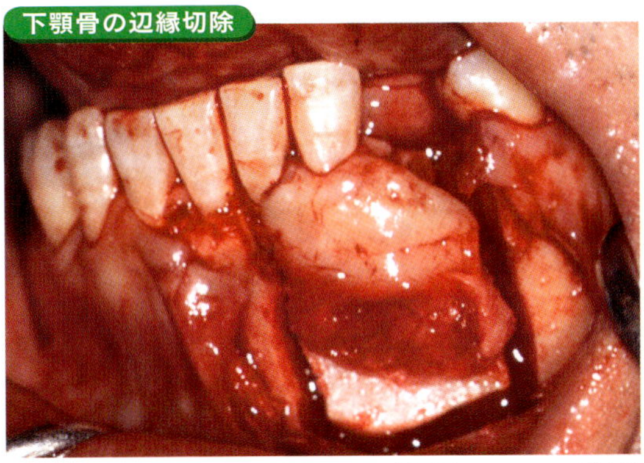

図 1-2　歯原性粘液腫の診断にて┌2 3とともに下顎骨をブロック状に切除する．

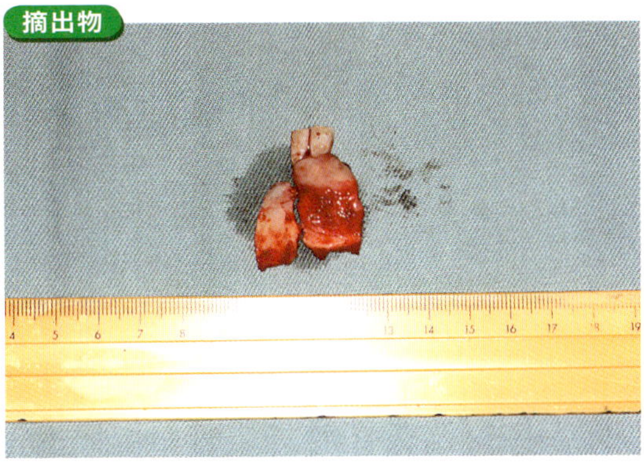

図 1-3　病理組織学的診断にて歯原性粘液腫と診断された．

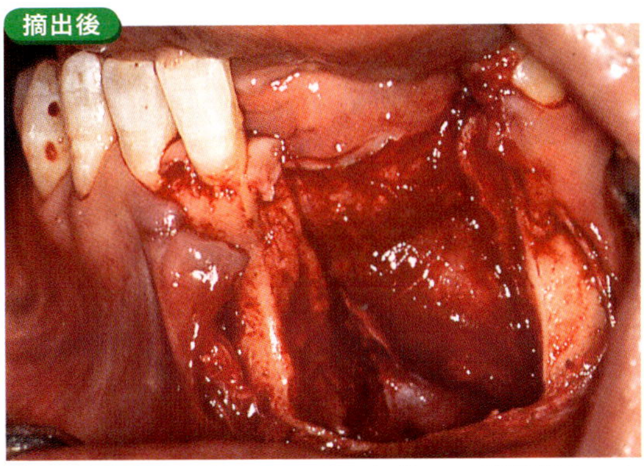

図 1-4　ブロック状に下顎骨を切除し，骨断端をラウンドバー，骨ヤスリにて平滑にする．

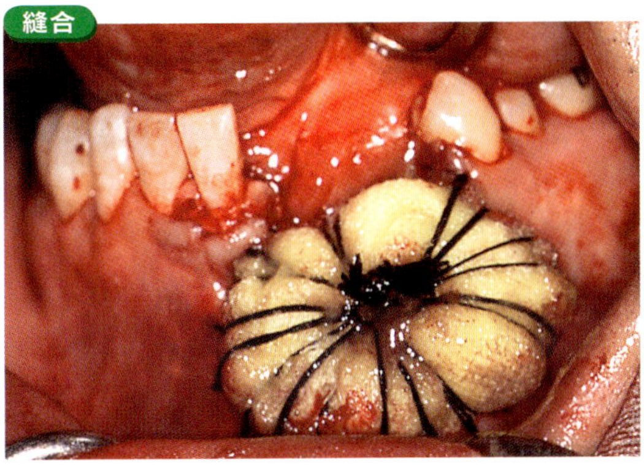

図 1-5　創部を抗菌薬含有軟膏ガーゼにてタイオーバードレッシングとして縫合終了．

PRACTICE 20 線維腫，乳頭腫の切除

○概　念

口腔内の軟組織に発生する良性腫瘍は，粘膜上皮，線維組織，腺上皮などに由来するが，炎症による反応性の組織増殖によるものも少なくない．多くは境界明瞭の明らかな腫瘤や膨隆としてみられる．

○線維腫

口腔領域の線維腫は粘膜を主体とする軟組織に線維性組織の修復性あるいは反応性に増殖したものが多い．好発部位は頬粘膜，舌，口唇，口蓋である．形は半球状，ポリープ状，結節状に膨隆し，表面は平滑で正常色を示し，正常粘膜で覆われている．

○乳頭腫

口腔では粘膜の被覆上皮から発生する腫瘍で，舌，頬粘膜，口蓋などに認められる．外形は有茎性あるいは広基性で，表面は乳頭状，ポリープ状，樹枝状を示す．上皮角化層の厚さにより，色は灰白色から正常粘膜色までである．

○適応症

いずれも外科的切除の適応である．

○術　式

切開線は腫瘍の基部を囲むように健常組織内に紡錘形に設定する．切開は筋層の深さを指標として切開する．一塊として切除するが，茎部の中間で切除することなく，基底部を含めて十分切除する．腫瘍に絹糸（3-0，4-0）を掛け牽引すると基部が明視でき切除範囲の設定が容易になる．ピンセットなどで強く引っ張るとちぎれることがあるので注意が必要である．

○使用器具・器材

特殊な器具・器材はないが，最近ではレーザーを使用することもある．

○予　後

1）線維腫

再発することはまれで，予後は良い．原因となる慢性的，機械的刺激があれば除去する．

2）乳頭腫

予後は一般に良好である．不完全な切除では再発のおそれがある．

まれに，長期経過後悪性化することもあるとされる．

症例 1　線維腫の切除

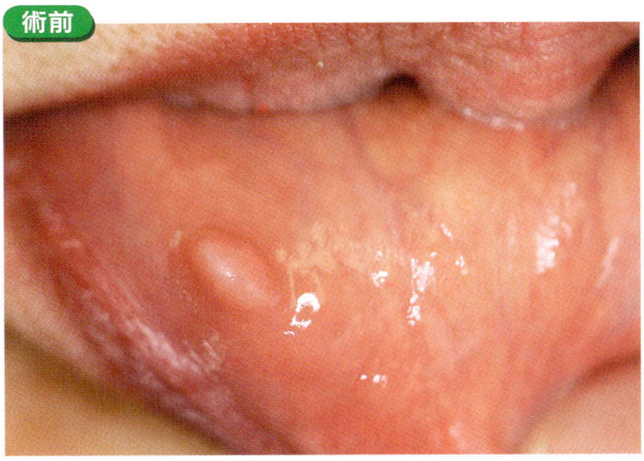

図 1-1a　右側下口唇粘膜に表面平滑，比較的境界明瞭な半球状の腫瘤を認める．

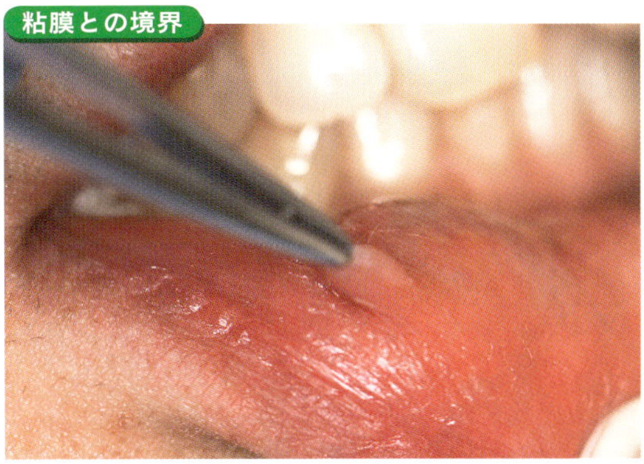

図 1-1b　ピンセットで容易に引き上げることができ，周囲粘膜との境界が確認できる．

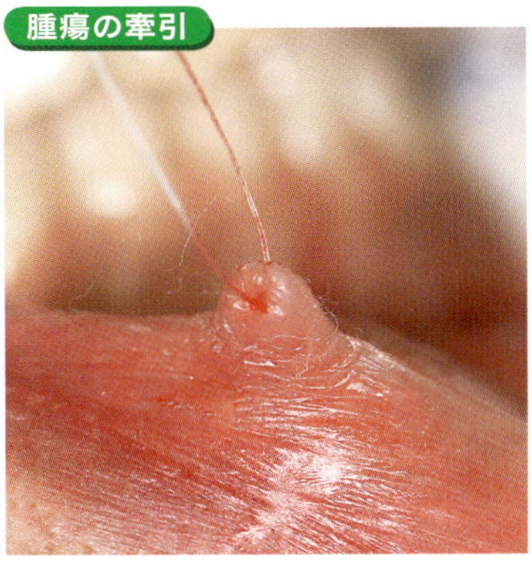

図 1-2　絹糸を腫瘍に掛け，牽引することで切除範囲の設定が容易になる．

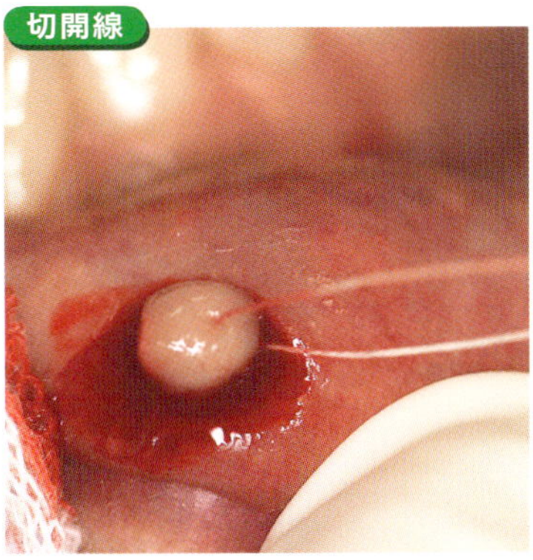

図 1-3　切開線は腫瘍の基部を囲い込むように十分な範囲で設定する．

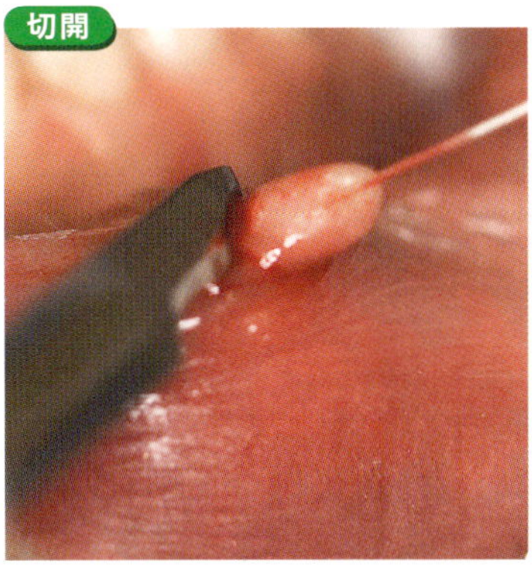

図 1-4　切開は No.15のメスを用いて，糸を掛けた腫瘍を牽引し，メスの方向は基部と平行でなく筋層に向けて行う．

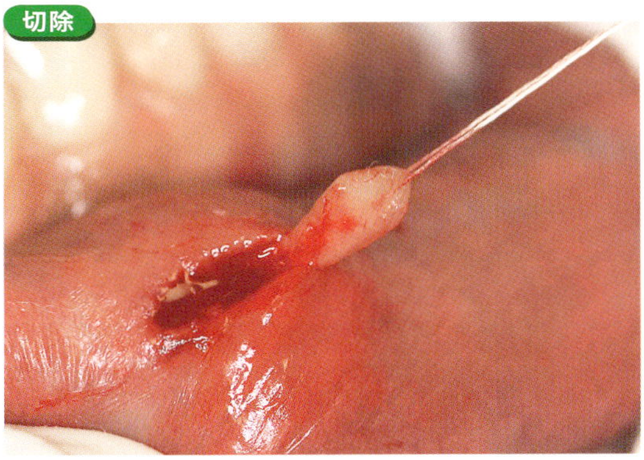

図 1-5　切開が十分行われれば一塊として切除される．

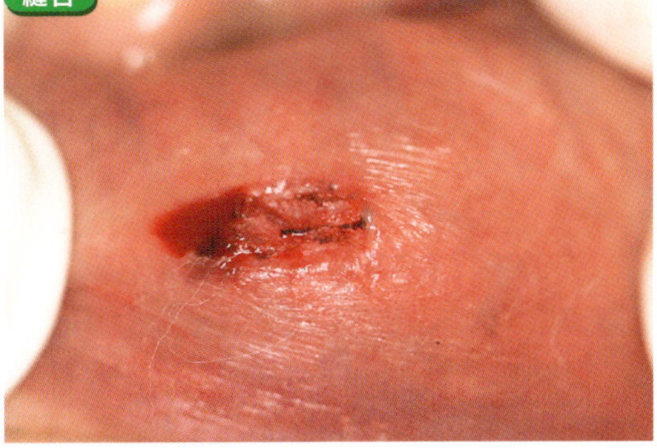

図 1-6　切除後は 5-0 ナイロン，バイクリル糸を用いて粘膜縫合を行い一次閉鎖する．最近は切除面をレーザー（1.5～ 2 W）で蒸散し，縫合を行わない場合も多い．

症例 2　乳頭腫の切除

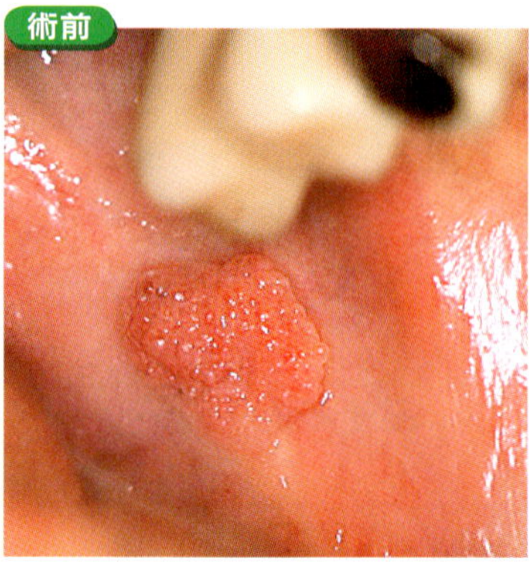

図 2-1　左頬粘膜に広基性で表面は乳頭状を示す腫瘤が認められる．

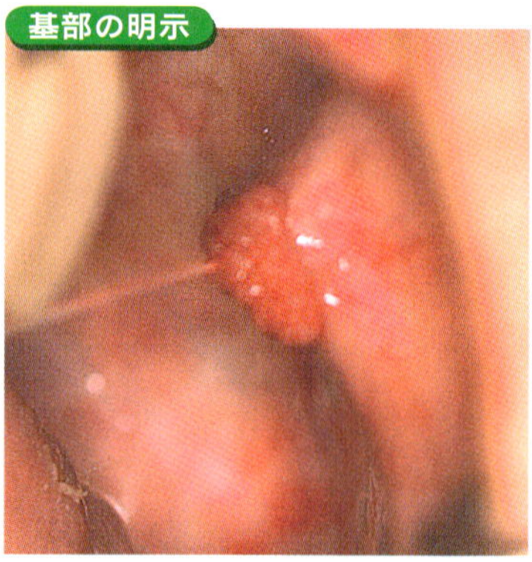

図 2-2　有茎性，広基性では腫瘍に絹糸を掛け上方に牽引すると基部を容易に明示できる．

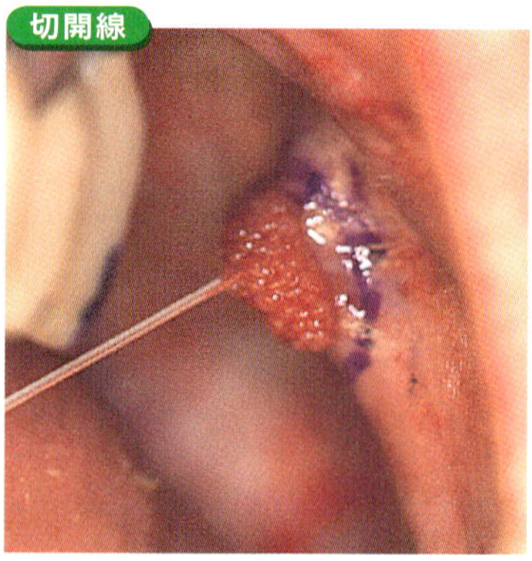

図 2-3　切開線は腫瘍の基部を残さないように健常組織内に設定する．

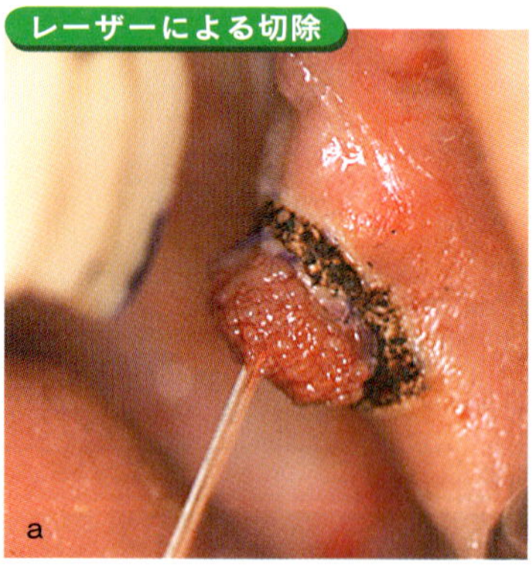

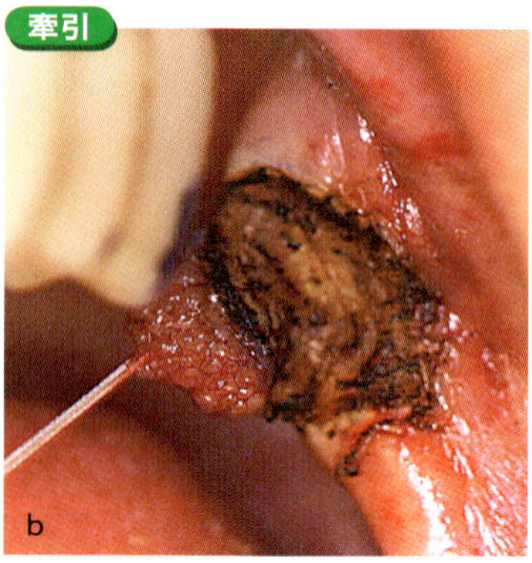

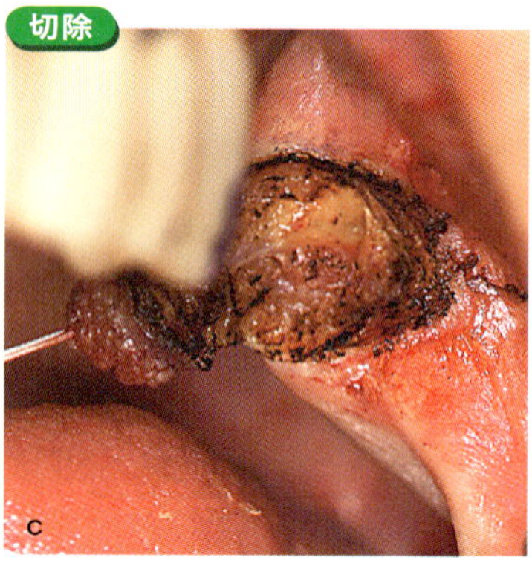

図 2-4a～c　***a***：切除時に出血し切除層がわかりにくいため腫瘍周囲に十分に浸潤麻酔を行い，電気メスで止血しながら行うか，今回のようにレーザーを用いて切除すれば出血が少ない．***b, c***：腫瘍を牽引し1.8～2.5Wで切除する．牽引力が強すぎると腫瘍が切れるので注意が必要である．切除するときは一方向からでなく腫瘍を前後左右に牽引し基部を確認しながら行う．腫瘍は一塊として切除する．

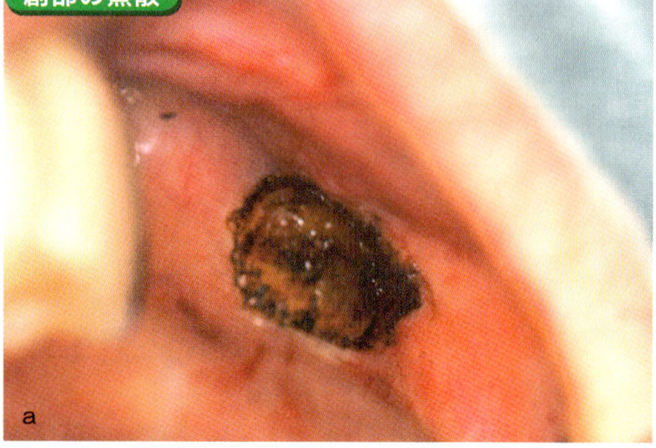

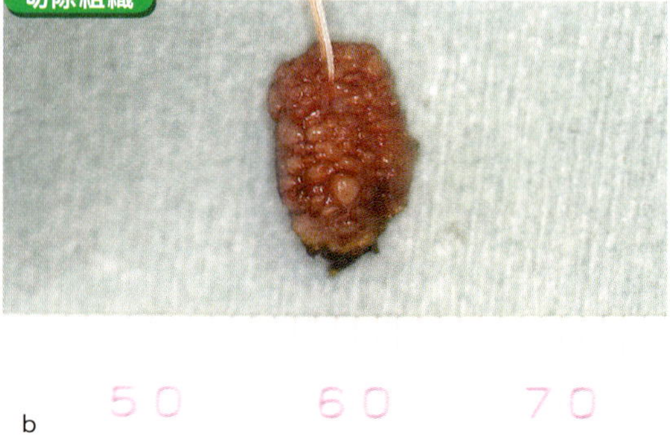

図 2-5a, b　***a***：切除範囲が狭いときは，最近は切除表面をレーザー（1.5～2 W）で蒸散し創部は閉鎖していない．4-0 絹糸，ナイロン，バイクリルを用いて縫合し，一次閉鎖することも普通である．***b***：切除組織．

症例 3 乳頭腫の切除

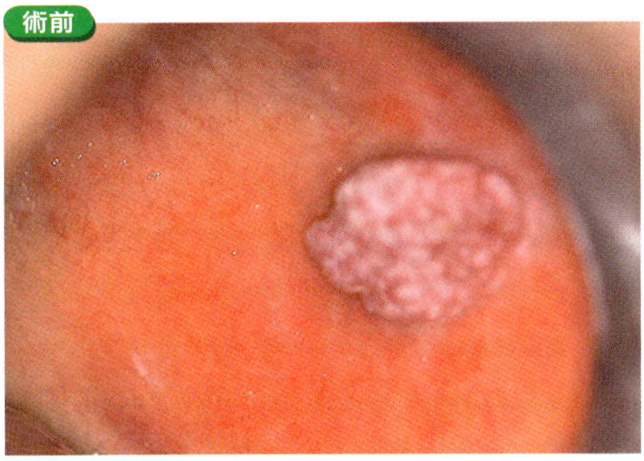

図 3-1　左頬粘膜に有茎性の灰白色を示す腫瘤が認められる．

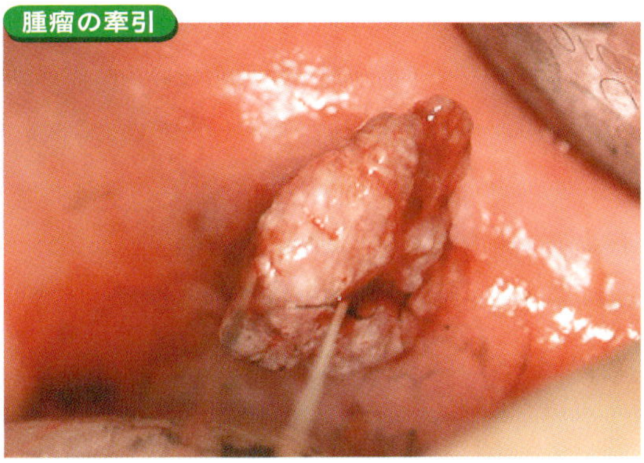

図 3-2　とくに有茎性の腫瘤では上方に牽引すると基部が容易に確認できる．

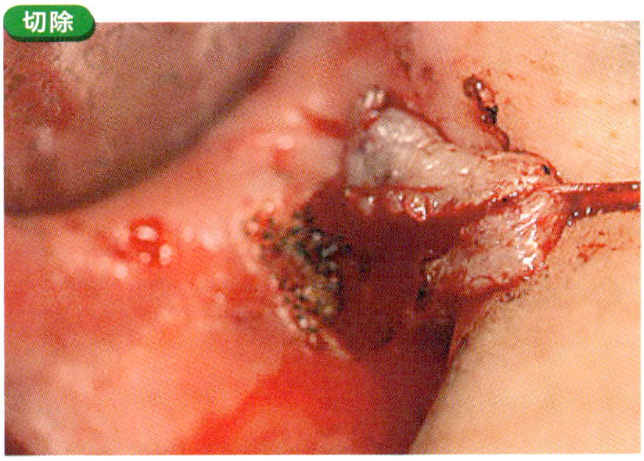

図 3-3　牽引し，基部を含めて切除する．

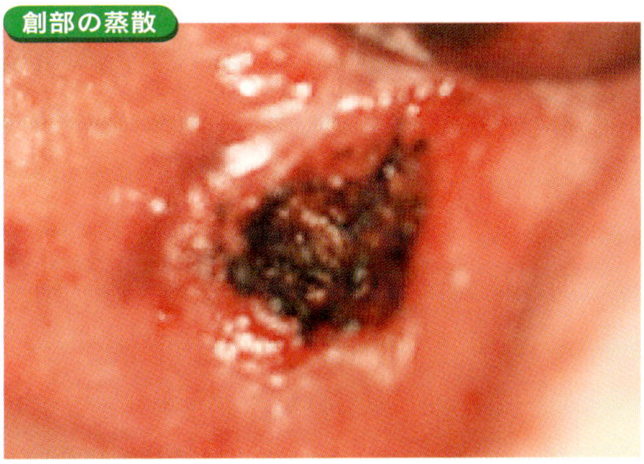

図 3-4　切除範囲が狭いときは，切除表面をレーザー（1.5〜 2 W）で蒸散して止血し，創部は閉鎖していない．4-0 絹糸，ナイロン，バイクリルを用いて縫合し，一次閉鎖することも普通である．

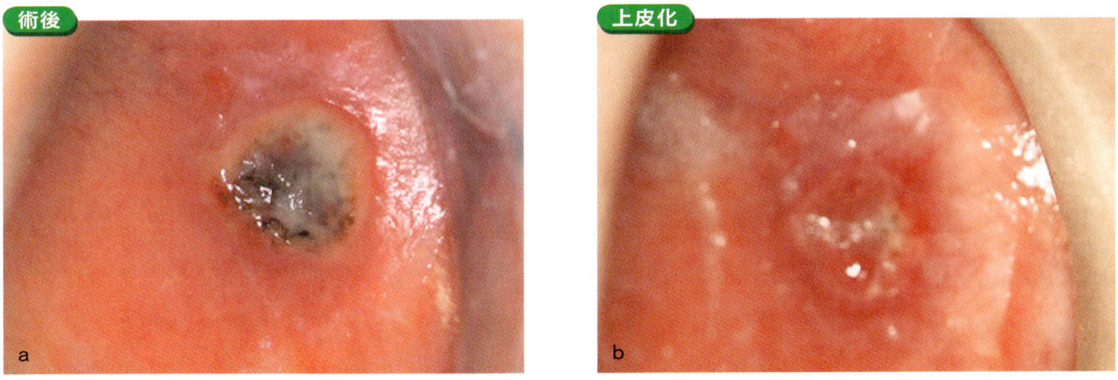

図 3-5a, b　レーザーで蒸散しても縮縮しない場合は，創部の緊張が少なく，疼痛も軽度である．蒸散した切除粘膜表面は 2 週間程度で上皮化する．

PRACTICE 21 エプーリス切除術

○概　要

語源は「歯肉の上にあるもの」という意味である．歯肉部に生じた良性の限局性腫瘤を総称し，真の腫瘍は含まない．炎症性もしくは反応性の歯肉増殖である．歯間乳頭に好発し，その多くは有茎性である．

○分　類

肉芽腫性，線維性，血管腫性，骨形成性，線維腫性，巨細胞性，義歯性，先天性，妊娠性エプーリスがある．

○原　因

歯周組織の慢性増殖性腫瘤とされる．局所的にはプラーク，歯石，歯周疾患，不良補綴物，残根，義歯などの刺激が考えられる．全身的には一般に女性に多く発生することから，ホルモンの関与も示唆される．

○症　状

発育は緩慢で，疼痛などの自覚症状は通常みられない．好発年齢は20歳以降，40歳代にピークを迎える．好発部位は上顎前歯部から小臼歯部で唇側歯肉に多い．表面性状は健常色を呈するものが多い．びらんや潰瘍を認めるものもある．硬さはさまざまである．

○使用器具・器材

メス(No.15，11)，骨膜剥離子，ラウンドバー，歯科用鋭匙，スケーラー，縫合セット，歯周パック，プラスチックシーネ

○手術のポイント

・骨膜を含んだ切除が原則．歯根膜由来のものは歯の温存により再発することがある．再発時には再度摘出することを説明しておく．
・以前は抜歯を伴ったが，基本的に歯は温存し，切除後の露出骨面を一層削除する．
・露出歯根面のルートプレーニングを行う．
・術後の口腔衛生指導は再発を防ぐうえでも重要である．
・有茎性の場合が多いため，正常歯肉の切除範囲は病変の大きさにまどわされないようにする．腫瘤茎部を上方に引き上げて基部を確認する．

○術　式

①腫瘤の全周に浸潤麻酔を行う．
②腫瘤基部から外側に 2 mm の正常組織を含んで，切開線を設定する．
③メス(No.15または11)で，骨膜を含めて切開する．剥離は骨膜剥離子を用いて骨膜下で行い，腫瘤を一塊として切除する．露出した歯槽骨面は，注水下でラウンドバーを用いて一層削除する．露出歯根面のスケーリング，ルートプレーニングを行う．
④歯周パックおよびその他による創面の保護を行う．

＊妊娠性エプーリス

出産後には縮小，消失することが多いため，分娩後まで処置は控える．

＊先天性エプーリス

新生児に発生するエプーリスで上下顎の前歯部歯槽堤に好発する．

症例 1　肉芽腫性エプーリス

術前

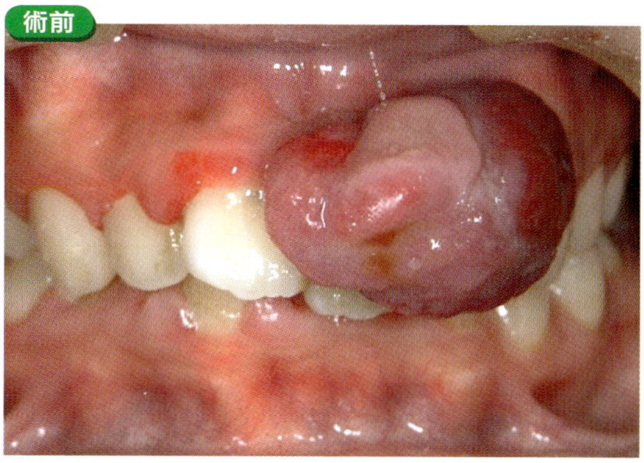

図 1-1　17歳，女性．主訴は歯肉の無痛性腫瘤による上唇の変形．これまでに２回同様の症状があり，摘出術を行った既往がある（再発症例）．口腔衛生状態は不良で全顎的に歯肉の発赤腫脹を認めた．

切開・剥離

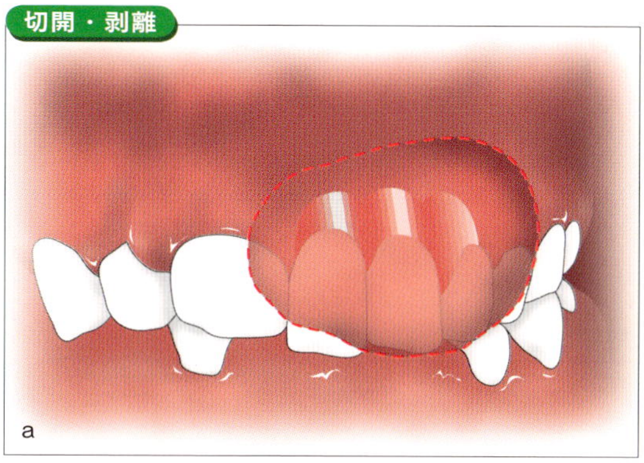

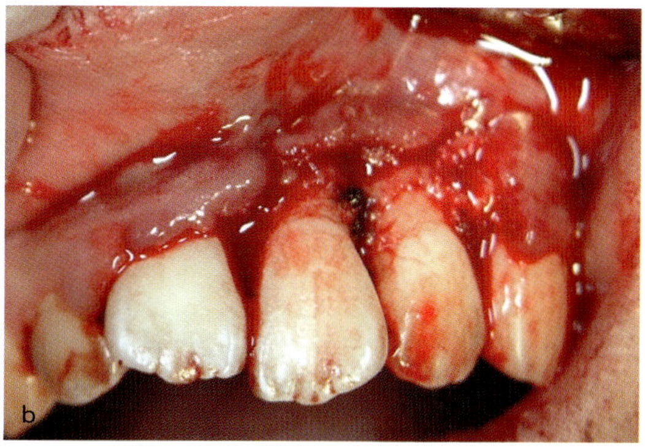

図 1-2a, b　腫瘤は有茎性であり，発生母地である歯肉部の位置と大きさを見極める必要がある．正常歯肉の切除範囲は再発をきたさないように，また解剖学的歯間乳頭や歯肉の回復が期待できるよう考慮する．切開線は腫瘤基部から2.0mm の正常組織を含んだ範囲で設定する．メスにて粘膜，骨膜を含めて切開し，骨膜剥離子を用いて骨膜下で剥離し腫瘤を一塊として切除．露出した骨面を一層ラウンドバーで骨削する．歯周パックを使用した．

術後

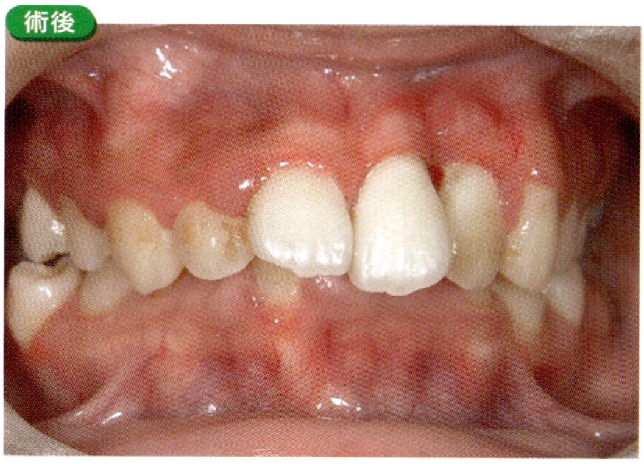

図 1-3　術後１か月の口腔内写真．徹底した口腔衛生指導，スケーリングを併用した．再発傾向を認めていない．

摘出物

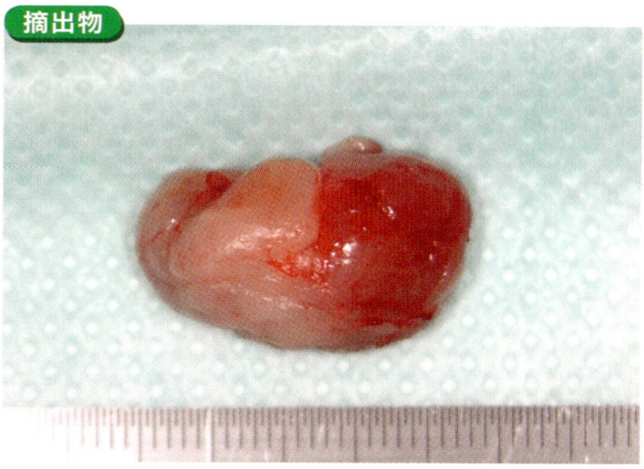

図 1-4　摘出物は24×15mm 大であった．病理組織学的に検査した結果，肉芽腫性エプーリスであった．

症例 2 骨形成性エプーリス

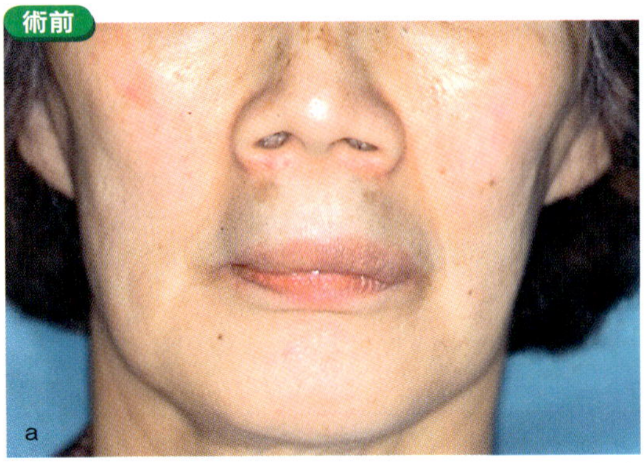

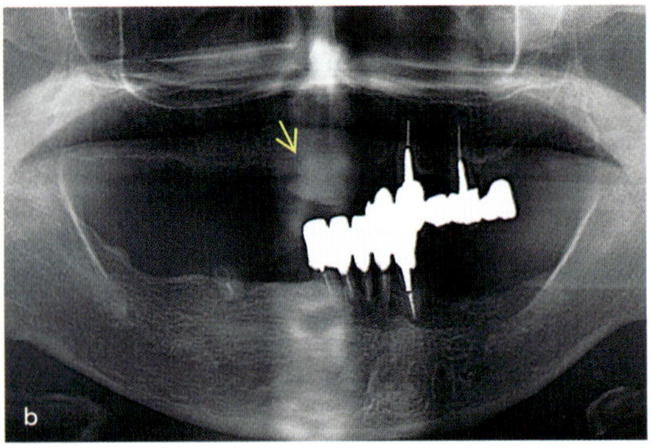

図 2-1a, b　***a***：63歳，女性．主訴は上顎前歯部の歯肉腫脹と義歯の不適合であった．口腔内の腫瘤によって人中が消失，上唇部が膨隆している．***b***：上顎前歯部に腫瘤に一致して，エックス線写真にやや不透過な円形の像を認める（矢印）．

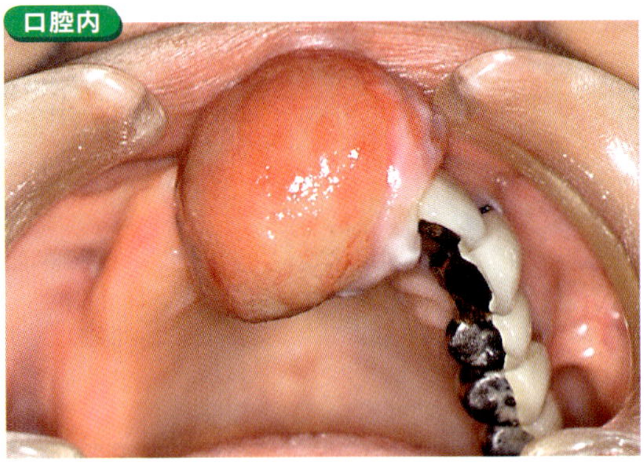

図 2-1c　上顎前歯部に拇指頭大で，表面平滑，弾性硬の腫瘤を認める．

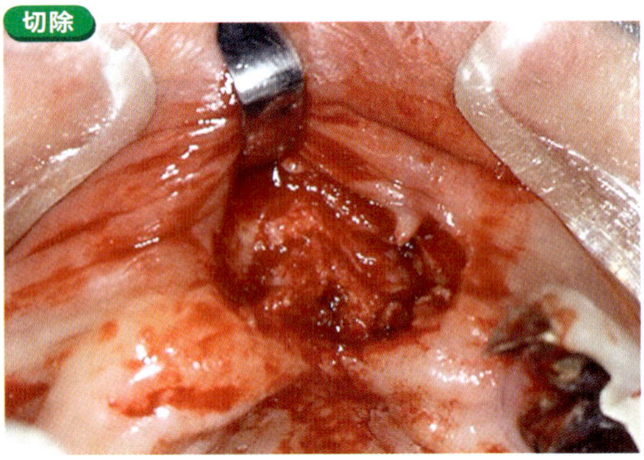

図 2-2a　腫瘤は正常歯肉，骨膜を含めて一塊として切除した．腫瘤の性状や部位より，唾液腺腫瘍や節外性悪性リンパ腫などの鑑別も必要なため，MRI 検査や核医学検査，細胞診などを事前に施行する場合もある．

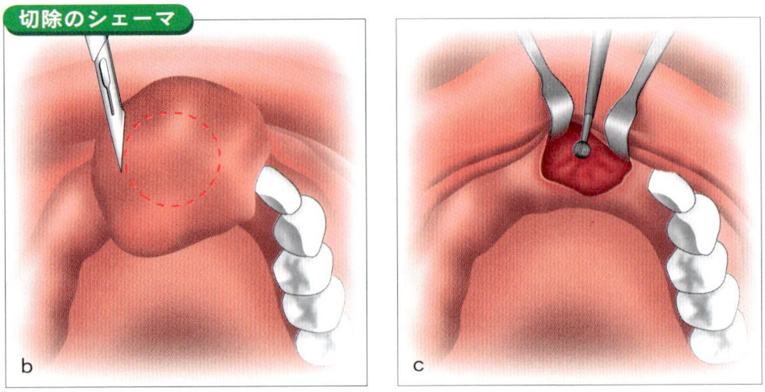

図 2-2b, c　切除後，上顎骨を一層ラウンドバーで骨削した．

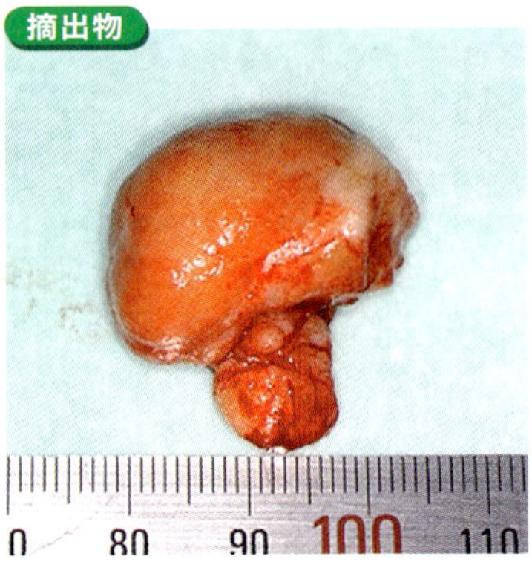

図 2-3　腫瘤は27×23mm 大で茎は広く直径15mm 大．病理組織学的に骨形成性エプーリスであった．

症例3　妊娠性エプーリス

術前

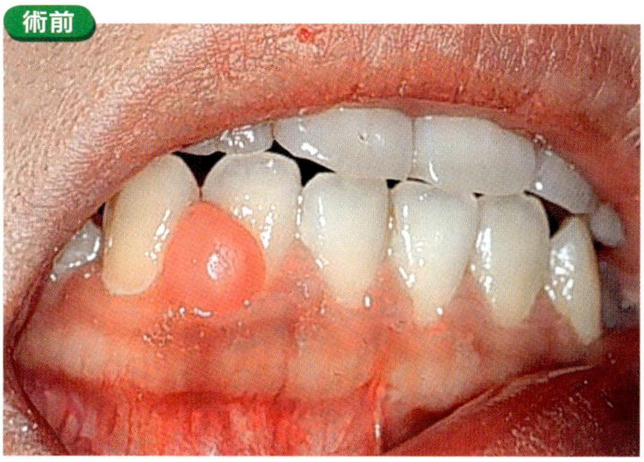

図3-1　27歳，女性，妊娠6か月．右側下顎前歯部に無症状で孤立性の腫瘤を認めた．妊娠後に突然発症し，徐々にではあるが増大傾向を示してきた．患者に病変の説明を行った．出産と同時に自然消失した．妊娠性エプーリスであった．

症例4　線維性エプーリス

症例4-1

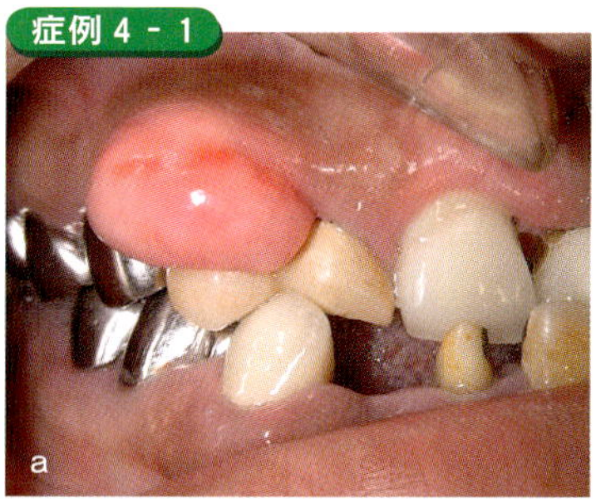

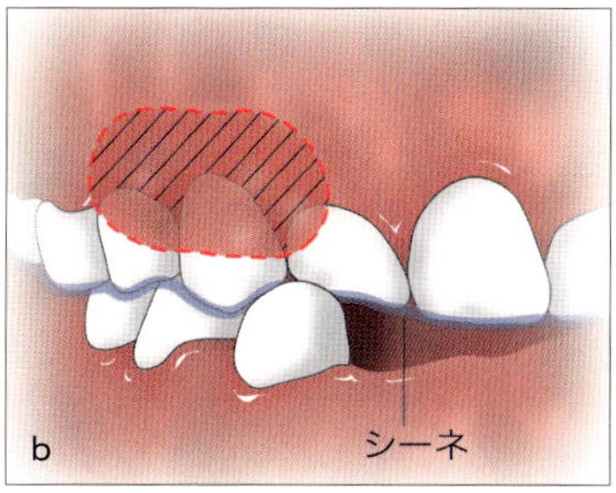

図4-1a, b　48歳，男性．約1年前より歯肉の腫脹には気付いていたが，痛みがないため放置していた．歯科治療の際に指摘を受ける．***b***の斜線は切除歯肉の範囲，点線は腫瘤を示す．摘出後露出した歯槽骨を一層骨削した後，印象採得を行い，技工サイドでプラスチックシーネを即日作製，歯周パックを創部に圧接．シーネで固定し，創感染防止と除痛を行う．

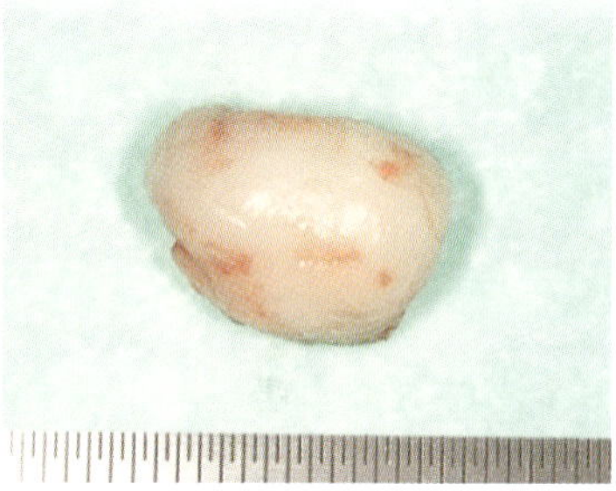

図4-1c　腫瘤は14×12mm大で病理組織学的に線維性エプーリスであった．

症例4-2

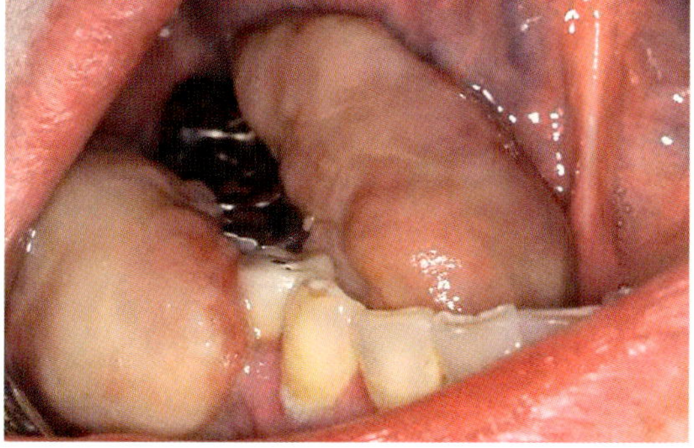

図4-2　67歳，女性．右側下顎臼歯部の無痛性の腫瘤を主訴に来院．3年前より，複数の医療機関で8回以上の同部の切除を受けている．再発期間が短く，急速な増大を示したため，不安も強く紹介受診された．歯の抜歯とともに腫瘤を切除した．摘出物は表面平滑で，粘膜色の45×32×20mm，37×23×17mm大の2つの腫瘤として認められた．病理組織学的に線維性エプーリスであった．頻回の再発症例では関連している歯の抜去が必要である．

PRACTICE 22

小帯の付着異常に対する手術

◯小帯の付着異常に対する治療方法

- 小帯切離術
- 小帯切除術
- 小帯伸展術
- 小帯延長術
- 小帯形成術

◯障害

1）上唇小帯

上唇の運動障害，中切歯の正中離開や位置異常

2）舌小帯

構音障害，哺乳障害

3）頬小帯

義歯の不適合

◯適応と手術時期

1）上唇小帯

障害の程度を考慮し，9～12歳頃まで経過観察を行い，切除の適応を判断する．

2）舌小帯

わずかにしか舌尖を挙上できない舌強直症で言語獲得期を迎える場合は，構音障害を防ぐために早期の手術が適応される．しかし舌尖が口蓋に届かない程度では，まず機能訓練より開始し，5歳以上で歯茎音に構音障害が残存している場合に手術を行う．

3）頬小帯

義歯作製上の必要度により決定される．

◯レーザーによる小帯切除術

レーザーを用いた小帯の切除手術は，メスによる切除に比べ出血を抑えることができ，術後の疼痛や瘢痕形成も少ない．さらに時間を短くすることができる点や，メスに比べ恐怖心を与えることが少ないなどの点からも幼児，学童に対しては有用である．また，術者側にとっても手技的に無難に行える利点がある．

◯使用器具・器材

ミラー，ピンセット，注射器，メス（No.11，15），歯肉剪刀，粘膜剥離子，骨膜起子，止血鉗子（モスキート型），持針器，縫合針，縫合糸，糸切剪刀

参考文献

1．佐々木仁弘ほか．上唇小帯の付着位置について．小児歯誌 1982；20：1‐8．

2．伊藤節子．口の中の異常と言語障害．明倫歯誌 2003；6：39‐44．

症例 1　上唇小帯の付着異常に対する処置(V-Y型上唇小帯形成術)

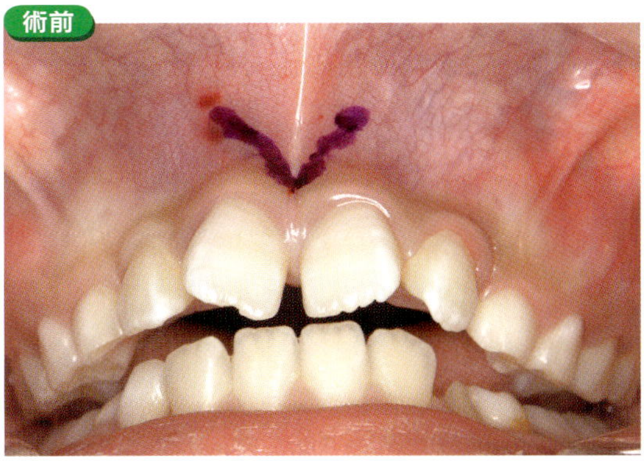

図 1-1　V字型に切開し，Y型に縫合する方法．本法は弁の移動が容易で，小帯の形態を残すことができる．

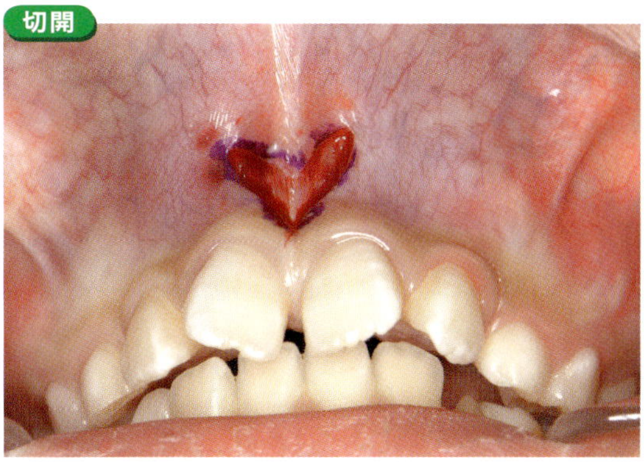

図 1-2　上唇小帯の辺縁，すなわち可動部と固定部に沿って，V字型の粘膜切開を加える(症例によっては粘膜骨膜切開および骨膜の剥離でもよい)．

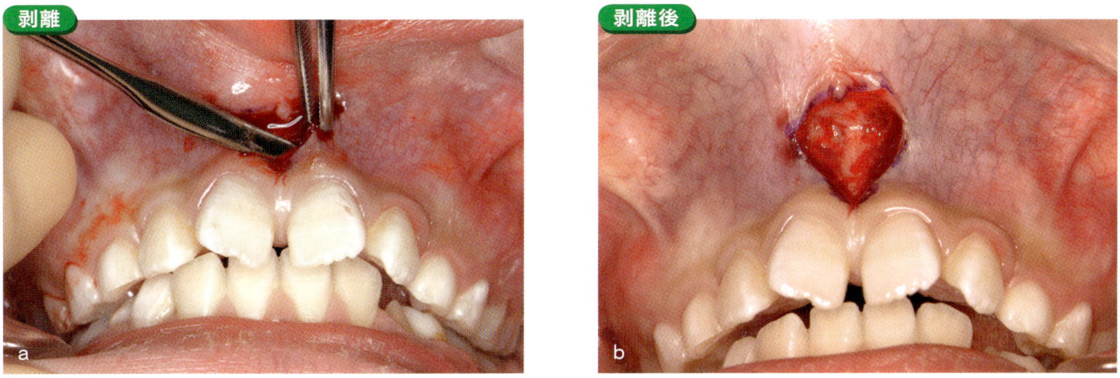

図 1-3a, b　三角形の弁を上方に挙上しながら，骨膜上で剥離を基底部まで進める．

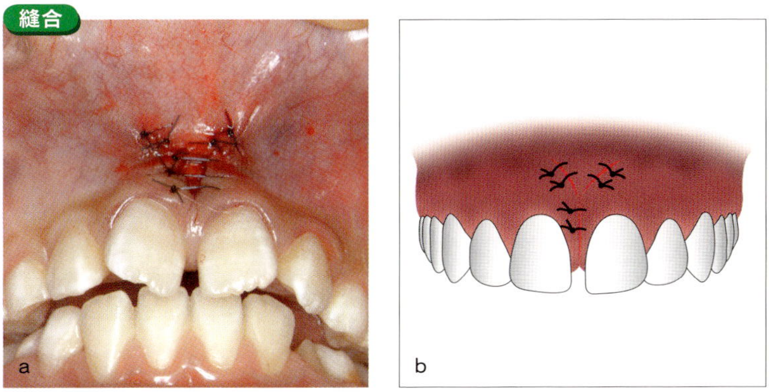

図 1-4a, b　剥離した三角形の弁を上方に縫合固定し，歯冠側では縦に縫縮する(Y字縫合)．一般に，粘膜で創面を完全に閉鎖することは困難であり，必要に応じて歯周治療用パックなどで被覆保護する．

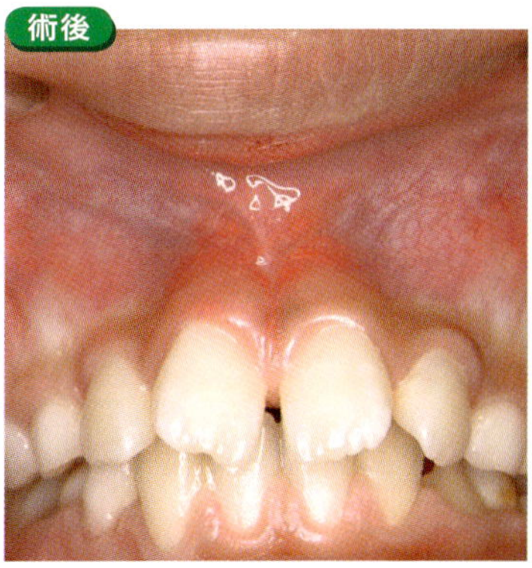

図 1-5　術後 2 週間の所見．上唇小帯は形態を保ちながら，上方に移動している．

症例 2　舌小帯の短小に対する処置

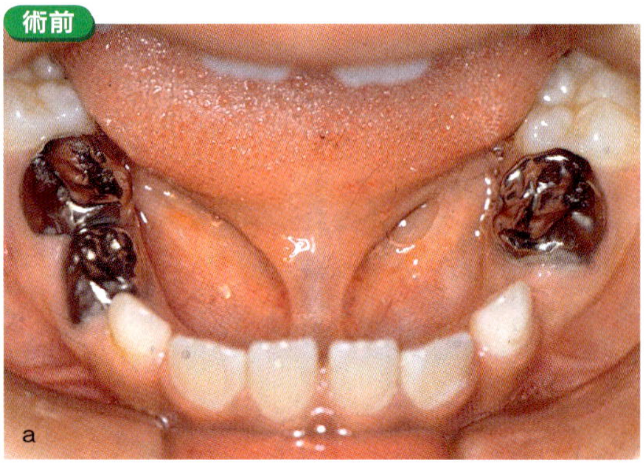

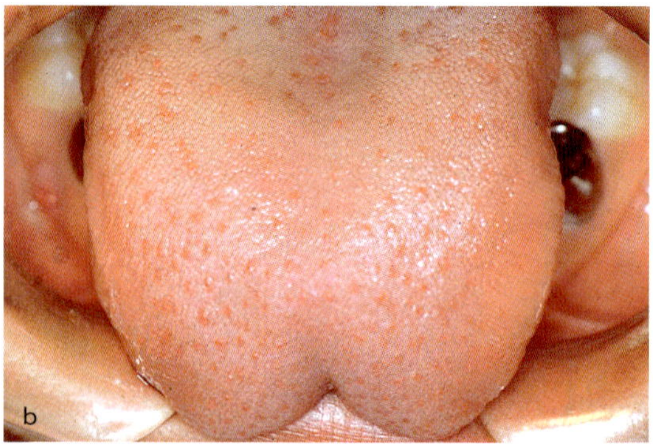

図 2-1a, b　6 歳の男児．舌小帯の短小により，舌が十分に挙上できず構音障害が認められる．また舌を前方に突出させると舌尖がハート形にくびれる．

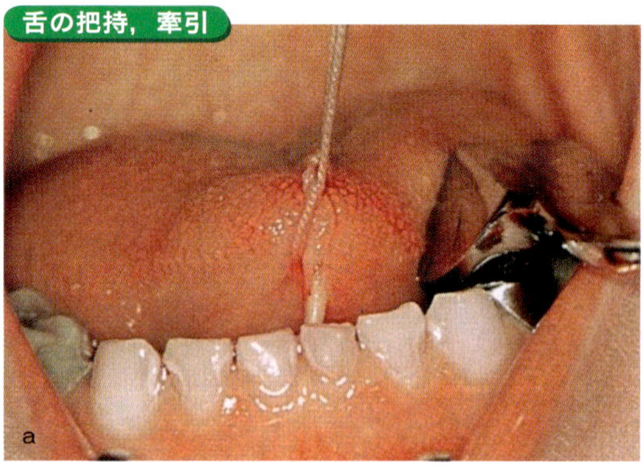

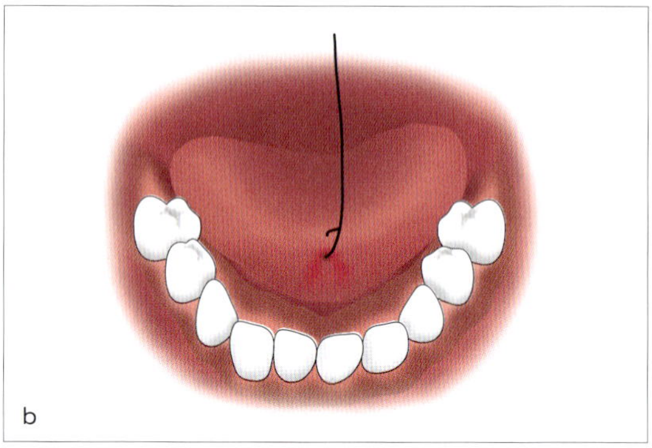

図 2-2a, b　手術の前準備として，舌尖部に絹糸を縫い付ける．この糸により舌を把持，牽引する．

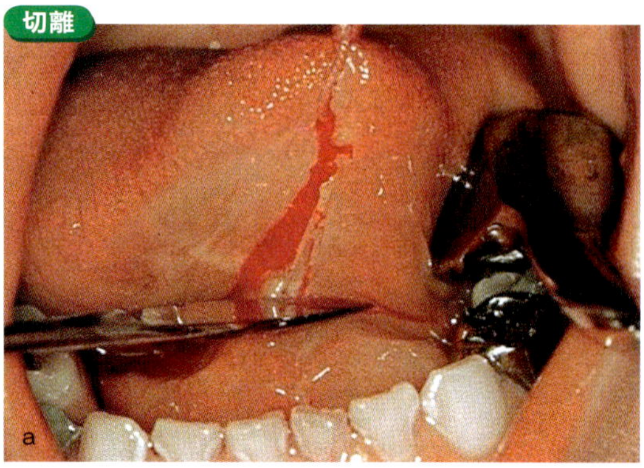

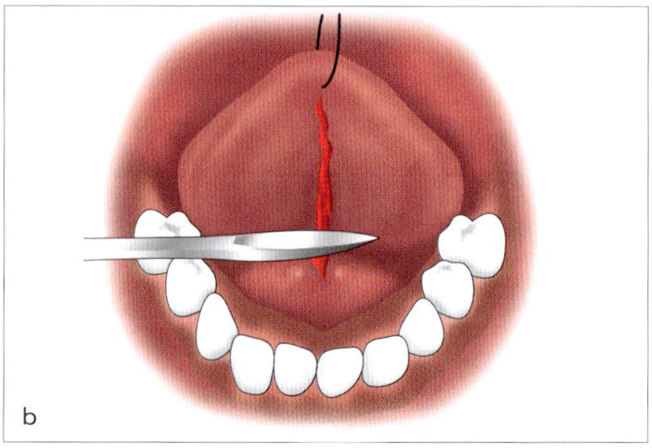

図 2-3a, b　舌を上方に牽引し小帯を緊張させながら，まずは小帯の舌体寄りの部分からメスまたは剪刀にて切離を始める．舌の可動が出てくると，舌下小丘の確認が容易となってくる．

症例 2 ｜ つづき（切開～縫合）

可動性の確認

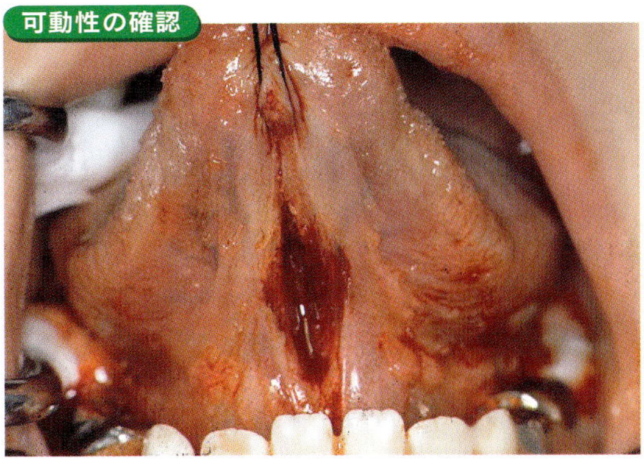

図 2-4a　唾液腺導管を損傷しないように注意しながら切開を進めると，創部は細長い菱形となる．舌を前方に牽引し可動性を確認する．

減張切開

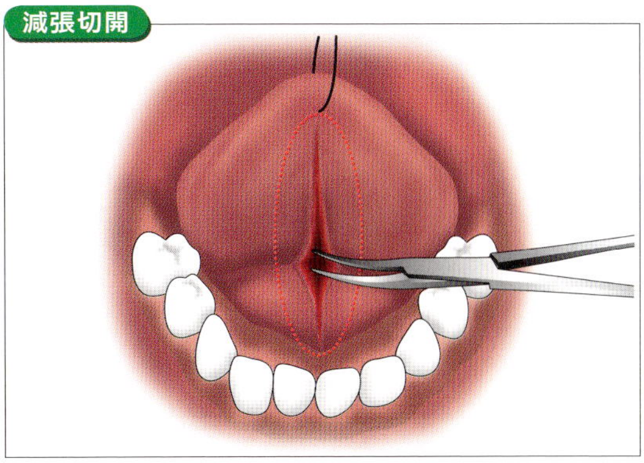

図 2-4b　左右の粘膜弁が十分に伸展し創が完全に閉鎖できるように，止血鉗子や粘膜剥離子を用いて粘膜下に減張を加える．

縫合

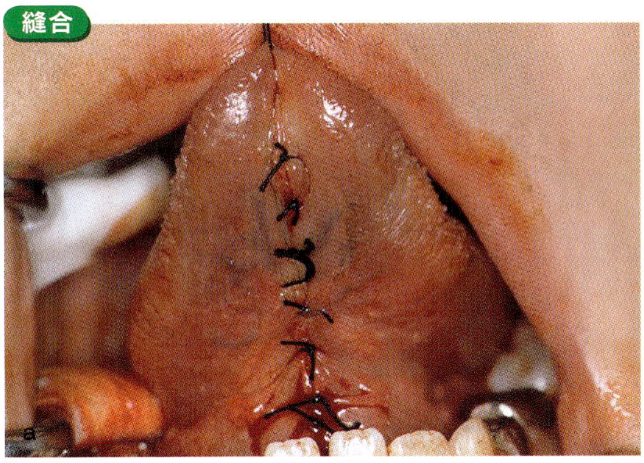

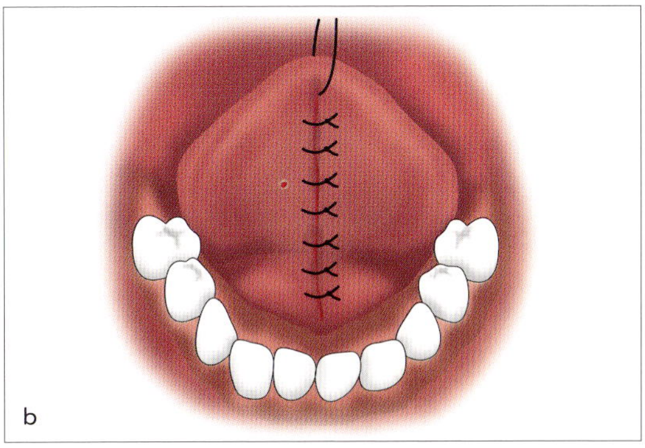

図 2-5a, b　菱形の中央部より縫合を始め，次に上下を縫合する．舌下小丘の近くでは，唾液腺導管開口部を巻き込まないようにする．

症例 3 ｜ 下顎小臼歯部の頬小帯の付着異常に対する処置

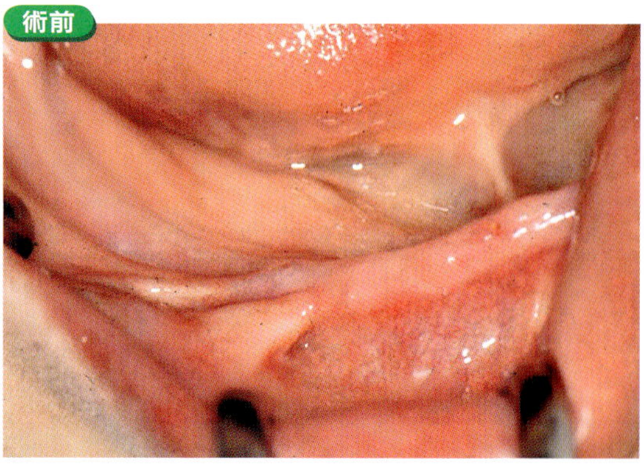

図 3-1　75歳，男性．義歯の不適を主訴に来院した．下顎右側小臼歯部で歯槽頂に至る頬小帯を認める．

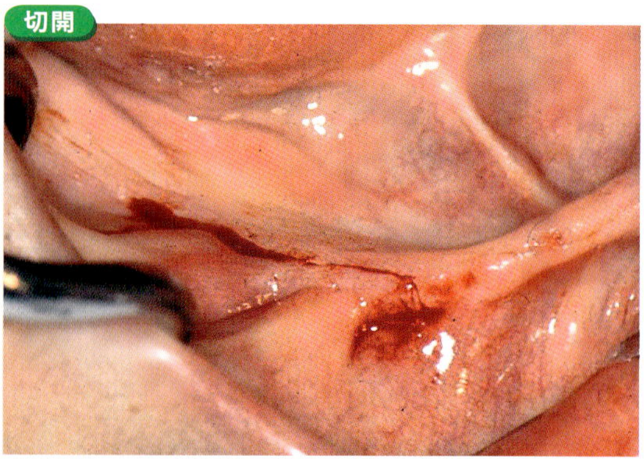

図 3-2　小帯の辺縁，すなわち可動部と固定部に沿って粘膜切開を加える．

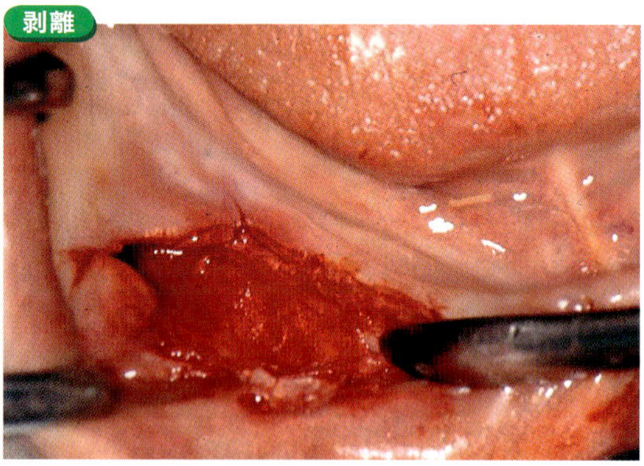

図 3-3　粘膜を骨膜から剥離し，粘膜弁を作る．

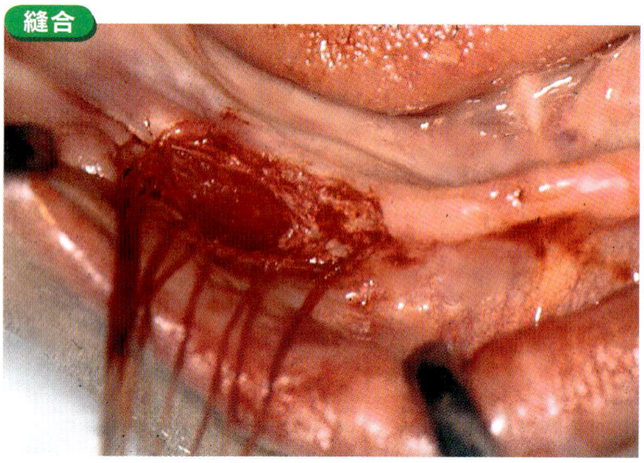

図 3-4　粘膜弁を歯肉頬移行部に移動し，同部の骨膜に縫合する．骨膜が露出している部分は，二次治癒とする．

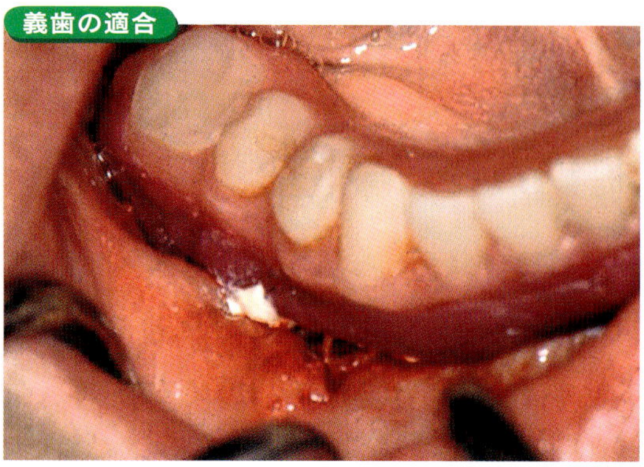

図 3-5　義歯を適合させ，小帯が十分に切離伸展されていることを確認する．

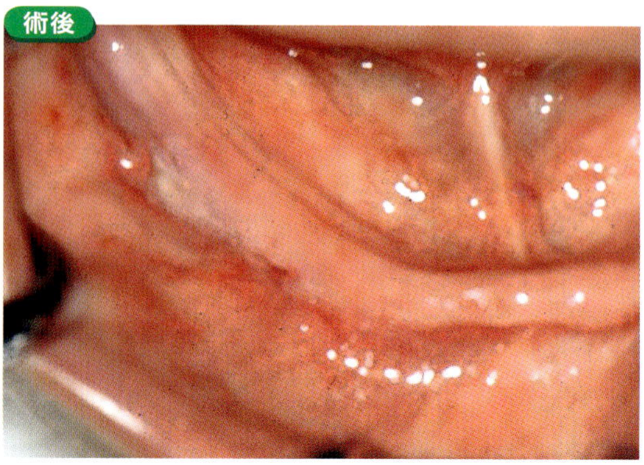

図 3-6　術後1か月．骨膜が露出していた部分も上皮に被覆され，義歯の安定も改善した．

症例 4 ｜ CO_2 レーザーによる上唇小帯切除術

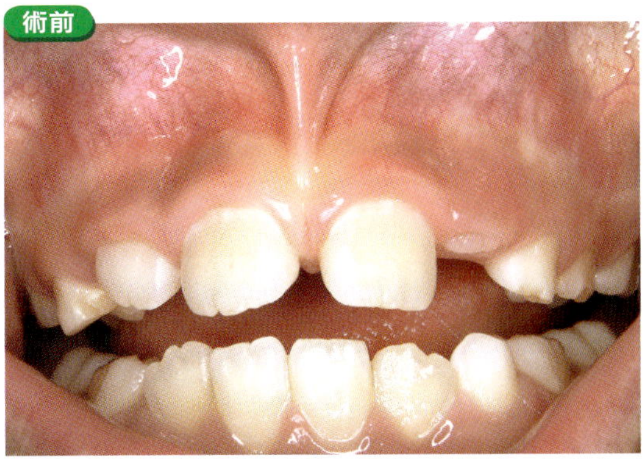

図 4-1　レーザーを用いた小帯の切除術は，手術時間を短縮でき，幼児に対しては有用である．

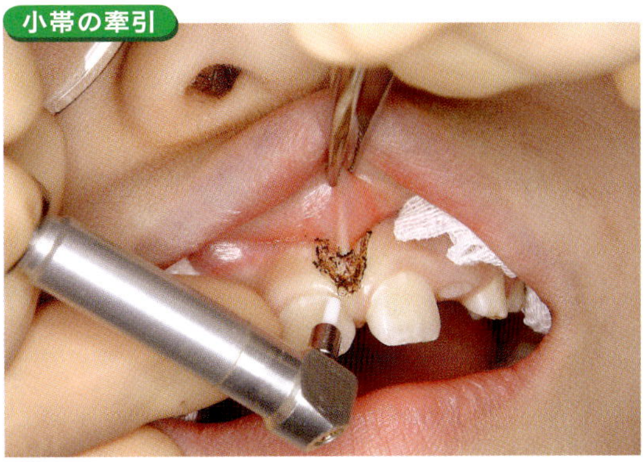

図 4-2　上唇小帯を牽引しながら，小帯付着部をレーザーにて切離する．

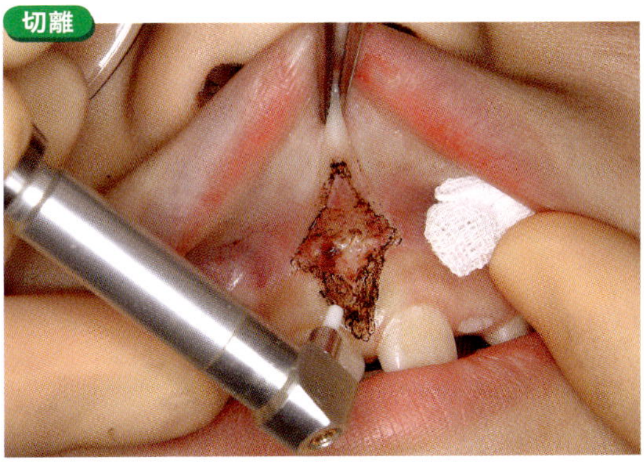

図 4-3　小帯の緊張が完全になくなるまで切離を進める．骨膜はできるだけ温存し粘膜のみ切離する．

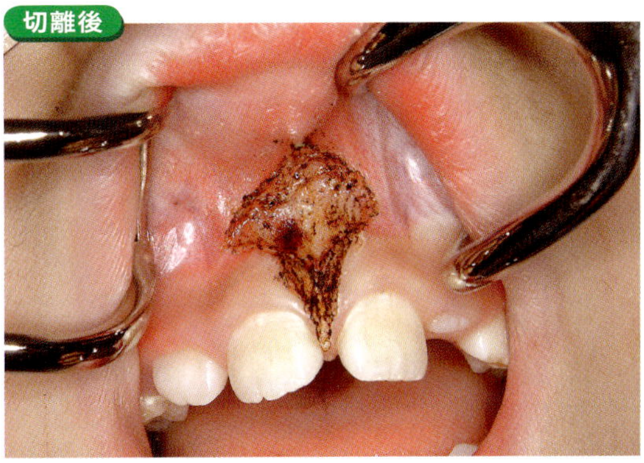

図 4-4　後戻りを少なくするために，小帯の線維束を確実に切離する必要がある．

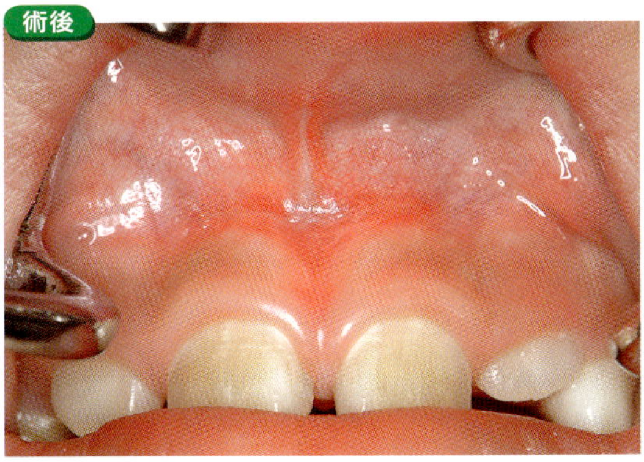

図 4-5　術後は疼痛などの不快症状も軽微であった．3 週間後では蒸散部も上皮化する．

PRACTICE 23

唾石摘出術

○概　念

唾石は顎下腺の導管および腺体内に多く認められ，漿液性の耳下腺では発生頻度は少ない．唾石の位置により導管内唾石，腺体移行部唾石，腺体内唾石に分類され，頻度は導管内唾石が最も多い．摘出術は導管および移行部の場合は口腔内から行うが，腺体内唾石の場合は口腔から顎下腺摘出が必要である．

○適　応

・唾疝痛や炎症を伴う場合は摘出や腺全摘が必要であるが，臨床症状を認めない場合は経過観察する場合もある．

○使用器具・器材

ミラー，ピンセット，注射器，メス(No.11, No.15)，涙管ブジー，眼科用鋭匙，縫合セット(持針器，縫合針，縫合糸，糸切剪刀)

○粘膜切開方法

粘膜直上切開：導管内唾石が位置する直上の口底粘膜に，導管と平行に切開線を加える(次頁の*図* ***1-2b*** 参照)．

顎下部皮膚切開：顎下腺摘出を目的にする切開．顔面神経下顎縁枝を避け，皮膚割線に沿って皮膚切開を加える(*図* ***A***)．

○術式(口内法)

①触診にて唾石の位置を確認，涙管ブジーを使用する際には唾石を押し込まないように注意する．直上粘膜に浸潤麻酔を行う．麻酔量が多いと唾石の位置が不明瞭になるので注意を要する．

②粘膜剥離の際に唾石の移動等が考えられる場合は，切開を行う前に唾石より遠心側の導管に糸を1本かけて唾石の腺側への移動を防ぐ．唾石が比較的浅い位置に存在する場合は唾石の直上に切開を行い，剥離する距離が短くて済むように注意する．深部の場合は，導管と舌神経の走行に注意して剥離を行う．

③導管を剖出後，唾石の位置を再度確認して導管に平行に切開を加える．

④導管内より唾石を眼科用鋭匙やピンセットにて摘出する．把持は摘出する際には，強くつかむと唾石が砕ける場合があるので注意が必要である．また，エックス線写真において唾石が1つに見えても複数個存在する場合があるので，導管内を十分確認して唾液の流出を観察する．

⑤導管内は生理食塩水にて洗浄し，導管と粘膜断端を縫合して抗菌薬軟膏含有ガーゼを導管内に留置して手術を終了する．

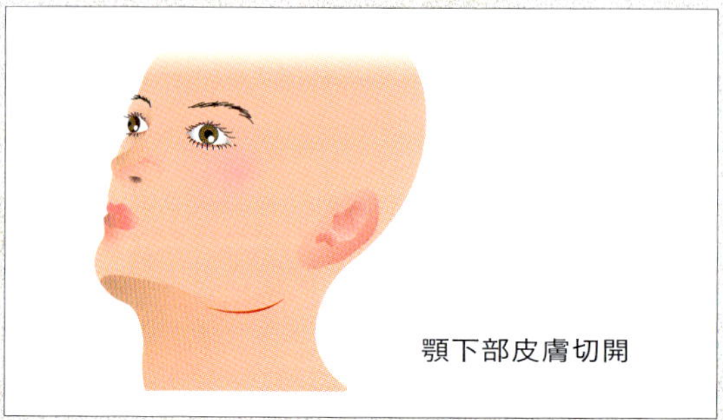

図 ***A***

症例1　唾石摘出術(口内法)

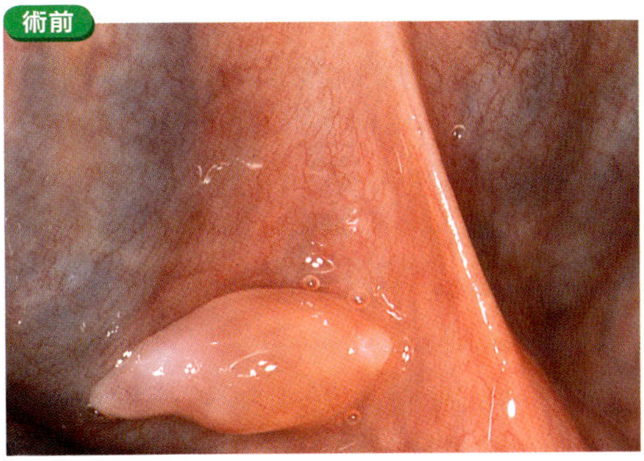

図 1-1a　顎下腺唾液の開口部である右側舌下小丘部近くに硬組織を触知する.

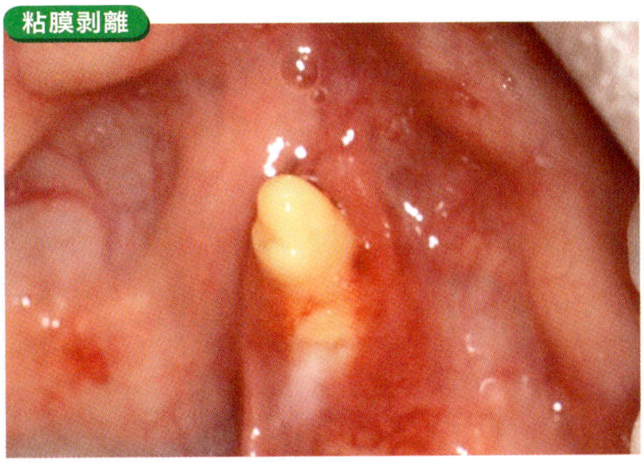

図 1-1b　硬組織直上に小切開を加えることによって唾石を容易に摘出可能.

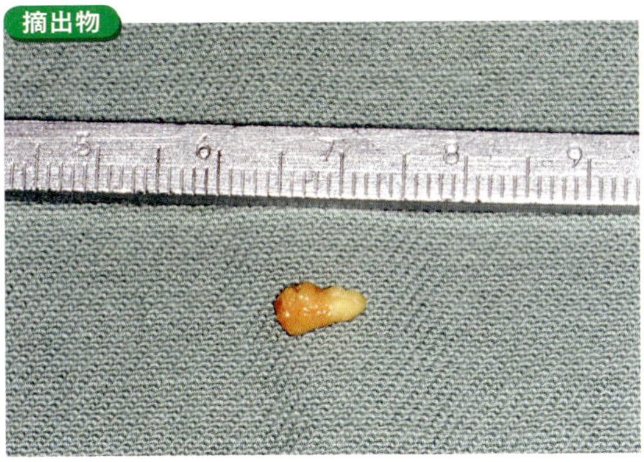

図 1-1c　摘出物.

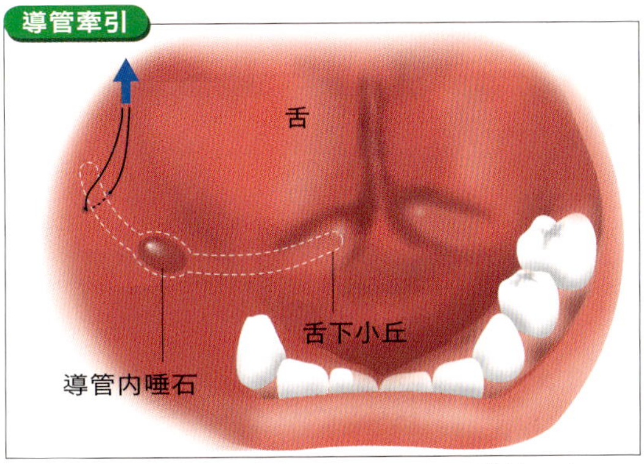

図 1-2a　唾石より遠心に3-0絹糸にて導管に糸をかけて上方へ牽引する(唾石の移動を予防する).

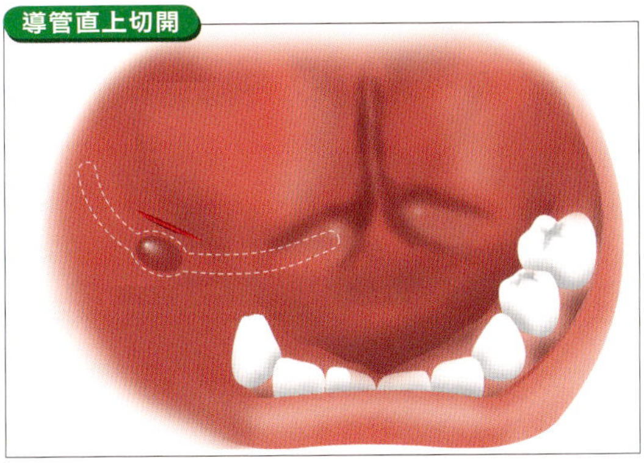

図 1-2b　導管内唾石をエックス線写真および触診にて位置を確認する. 唾石直上の口底粘膜に小切開を加える.

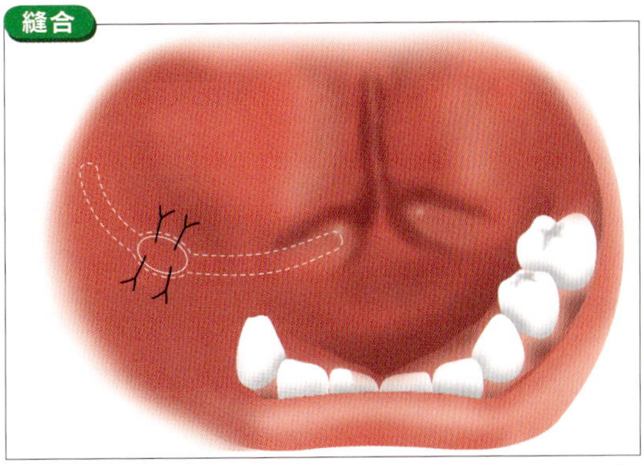

図 1-2c　口底粘膜と導管切開部断端を縫合して導管を開放する.

PRACTICE 24 口腔上顎洞瘻閉鎖手術

○口腔上顎洞瘻

・上顎第一大臼歯部が穿孔しやすい

・穿孔(瘻孔)部の上皮裏装

・含嗽時の鼻腔への水漏れ

・口腔への鼻汁漏出

・歯性上顎洞炎の合併

○上顎洞穿孔の処置

1）上顎洞炎のない場合

①小穿孔(1歯根大)：血餅で閉鎖する(局所止血剤装填，歯肉縫合)

②大穿孔(歯冠大)，骨が菲薄：歯肉骨膜弁で閉鎖(口腔上顎洞瘻閉鎖術)

2）上顎洞炎がある場合

①排膿あり

・抗菌薬投与

・上顎洞洗浄，ドレナージ

・消炎後に自然閉鎖する場合あり

・消炎後瘻孔のみ残存すれば閉鎖手術

・排膿がある状態で閉鎖のみを行うと急性炎症を惹起する

②排膿なし(慢性上顎洞炎)

・抗菌薬(マクロライド系)投与

・上顎洞根治術＋口腔上顎洞瘻閉鎖術

○使用器具・器材

ミラー，ピンセット，口角鉤，扁平鉤，局所麻酔器具，メス(No.15，No.11，No.12)，骨膜起子，粘膜剥離子，持針器，縫合針，縫合糸，歯肉剪刀，スティーブン剪刀，雑剪刀

○閉鎖法

①頬側歯肉骨膜弁閉鎖法

②口蓋側歯肉骨膜弁閉鎖法

③口蓋島状粘骨膜弁閉鎖法

④二重弁閉鎖法

⑤粘膜筋肉弁閉鎖法

⑥骨弁閉鎖法

⑦橋状弁閉鎖法

⑧舌弁閉鎖法

○術　式

1）頬側歯肉骨膜弁閉鎖法

①局所麻酔，②瘻孔上皮の切除，③頬側歯肉に縦切開，④頬側歯肉骨膜弁の剥離翻転，⑤頬側弁骨膜の切離，減張，⑥縫合閉鎖

2）口蓋歯肉骨膜弁閉鎖法

①局所麻酔，②口蓋有茎弁の形成，③瘻孔上皮の切除，④口蓋弁の移動，⑤縫合閉鎖，⑥骨露出部の処置

3）口蓋島状粘膜骨膜弁

①局所麻酔，②瘻孔上皮の切除，③口蓋有茎弁の形成，④大口蓋動脈の剥離，⑤島状粘膜骨膜弁の形成，⑥瘻孔部閉鎖と残存有茎弁の復位，⑦骨露出部の処置

4）二重閉鎖法

①局所麻酔，②瘻孔部周囲粘膜の切開，③瘻孔部上皮の剥離翻転，④上皮内翻と縫合，⑤有茎粘膜弁による閉鎖

○術後の注意

①含嗽，強く鼻をかむことの禁止(鼻腔・口腔内圧の急激な変化により，再度穿孔をきたしやすい)

②感染防止

症例 1　頬側歯肉骨膜弁による閉鎖術

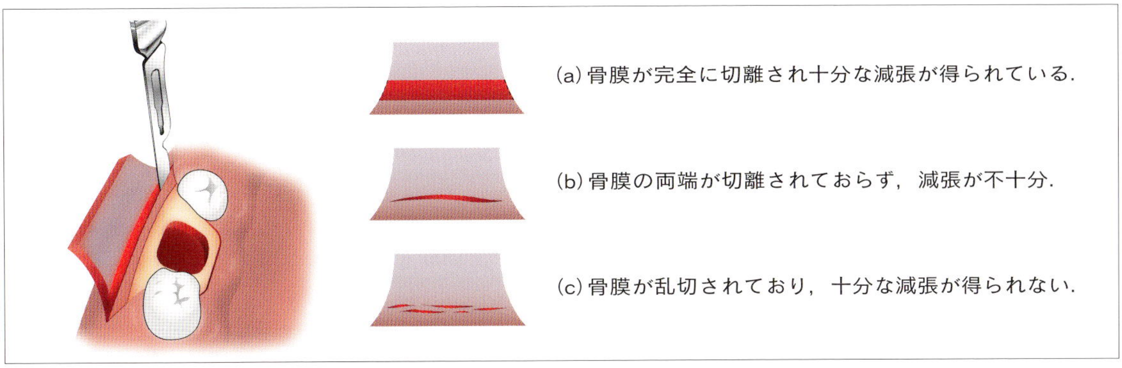

(a) 骨膜が完全に切離され十分な減張が得られている.
(b) 骨膜の両端が切離されておらず，減張が不十分.
(c) 骨膜が乱切されており，十分な減張が得られない.

図 1-1　減張切開の模式図.

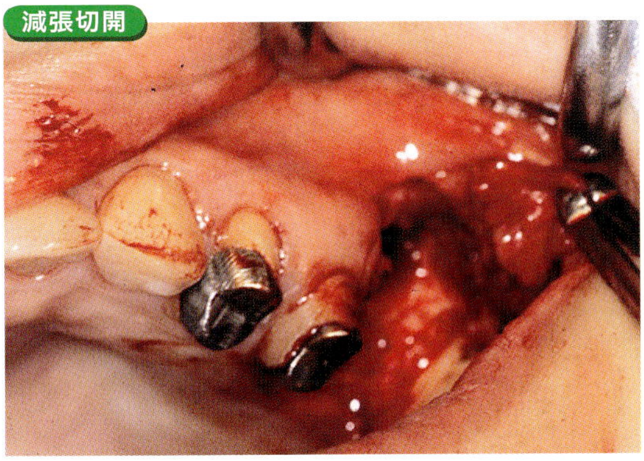

図 1-2　基底部を広くした頬側歯肉骨膜弁を形成し，次いで骨膜のみを切離して減張する.

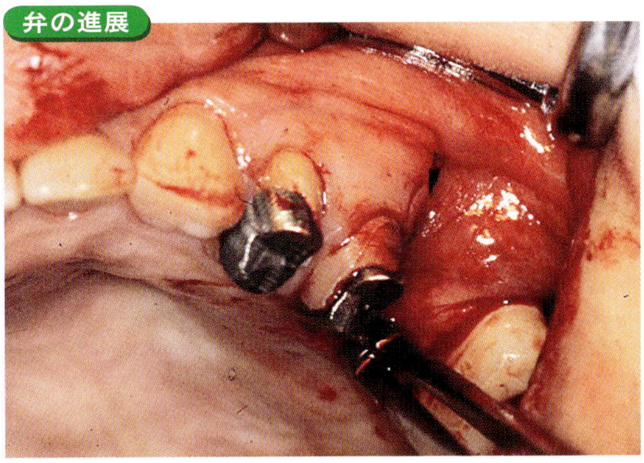

図 1-3　頬側弁が十分に伸展することを確認する．伸展不足の場合は頬側深部の切開を加える．頬側歯槽骨が高いと弁が小帯状になるので，骨整形により歯槽骨の高さを低くする.

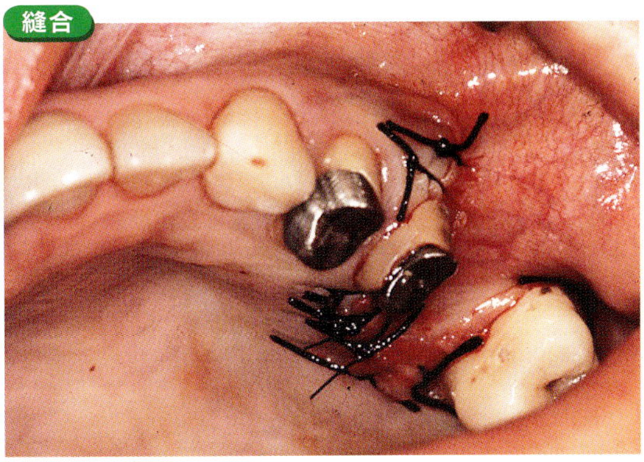

図 1-4　縫合前に瘻孔周囲の上皮は切除しておく．弁の隅角部は垂直マットレス縫合を行うと弁が切れずに接触面積も広く確実である.

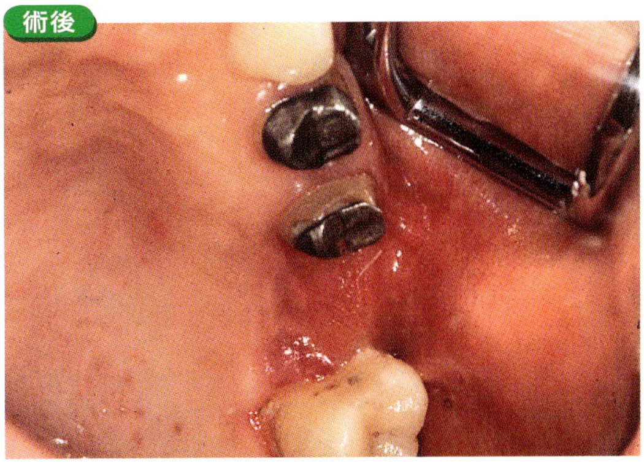

図 1-5　治癒後．瘻孔は確実に閉鎖されており，頬側弁の高さも適切で，続く補綴処置の障害とはならない.

症例 2　口蓋有茎粘膜骨膜弁による閉鎖

大口蓋動脈と切開線

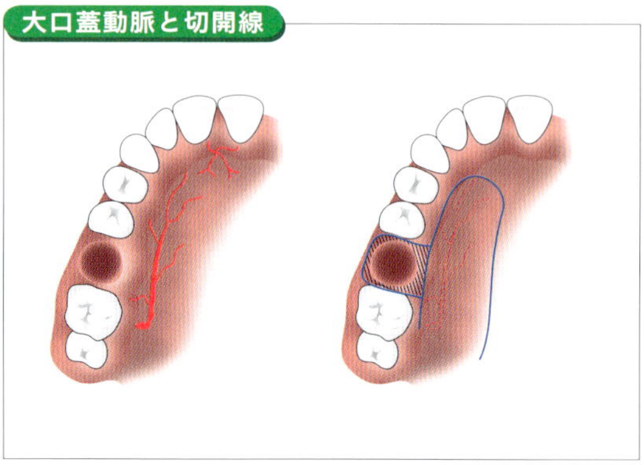

図 2-1　大口蓋動脈を含む口蓋有茎弁を設定する．瘻孔部周囲の上皮は切除し新鮮創とする．

歯根摘出

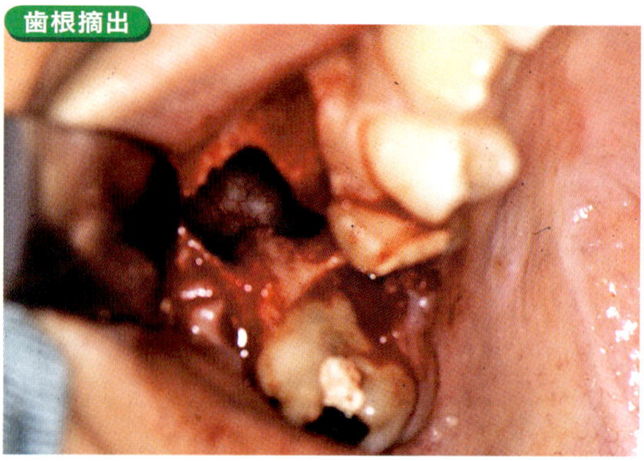

図 2-2　6|歯根迷入による上顎洞穿孔．6|抜歯窩および頬側皮質骨を開削し迷入歯根を摘出した．上顎洞粘膜は健常であるが穿孔部が大きい．

口蓋歯肉有茎弁の形成

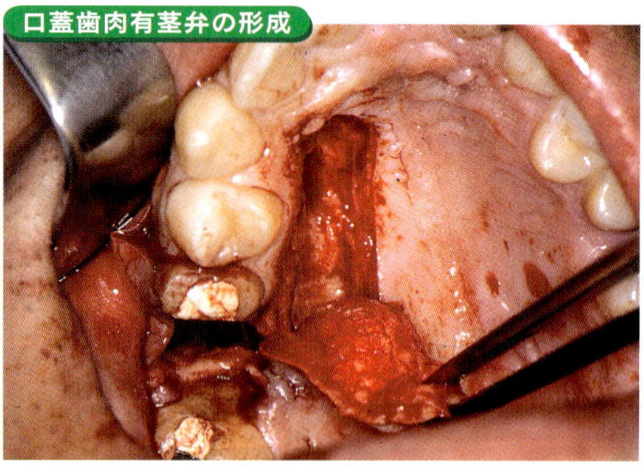

図 2-3　大口蓋動脈を含むU字型の口蓋歯肉骨膜弁を形成し剥離翻転する．十分な長さの弁を設計する．

口蓋歯肉有茎弁の回転と閉鎖

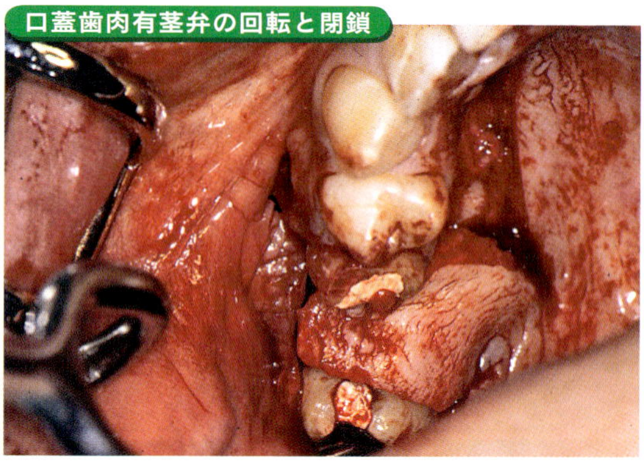

図 2-4　口蓋弁を頬側に回転し余裕を持って閉鎖できることを確認する．必要に応じて頬側に減張切開を加える．

縫合と骨露出部の処置

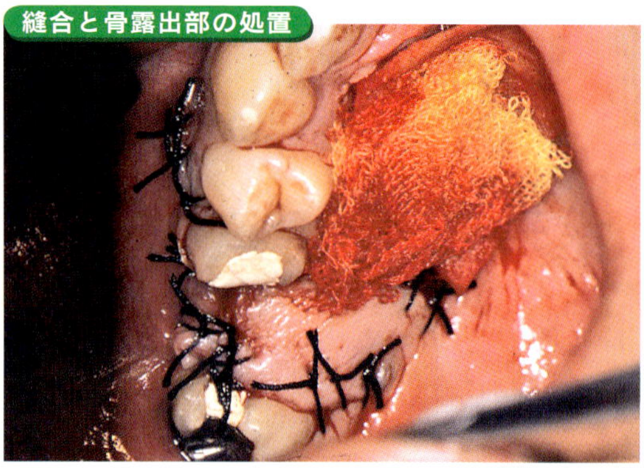

図 2-5　有茎弁先端部は垂直マットレス縫合を行うと内翻を防止できる．骨露出部は抗菌薬軟膏を塗布したガーゼタンポンを圧接する．止血シーネを用いてもよい．

術後

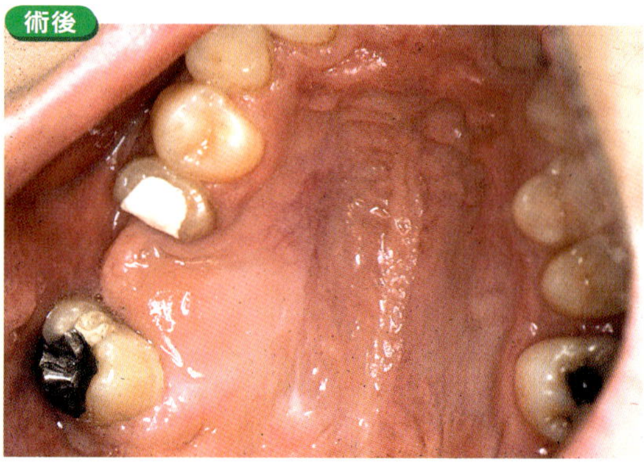

図 2-6　術後 4 週の口腔内写真．6|部は完全に閉鎖し，有茎弁形成によって骨が露出した部分も完全に上皮化している．

症例 3　口蓋島状粘膜骨膜弁

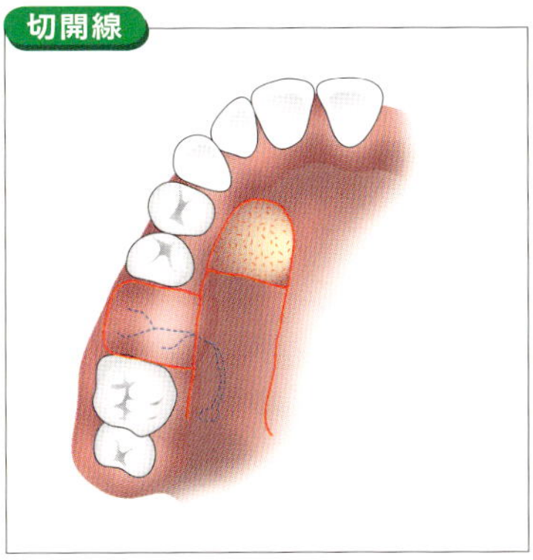

図 3-1　大口蓋動脈を含む有茎弁を設計し，その先端部分を血管を含む島状弁とする．

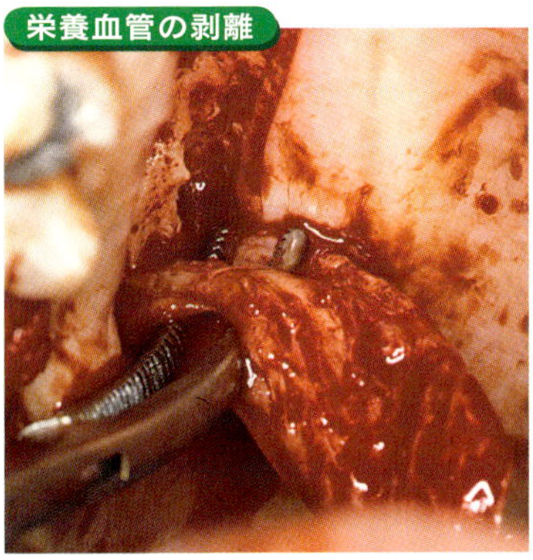

図 3-2　大口蓋動脈を剥離し，先端の血管付島状粘膜骨膜弁を有茎弁から切り離す．

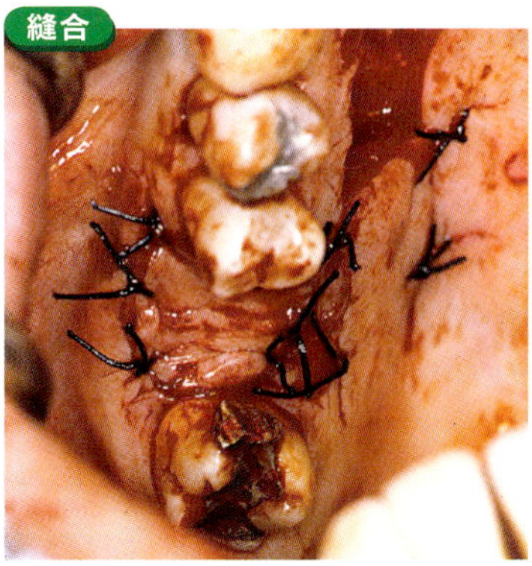

図 3-3　島状弁のみで瘻孔を閉鎖し，切り離した有茎弁は口蓋に復位して縫合する．

症例 4　二重閉鎖法（上顎洞・鼻腔口腔瘻）

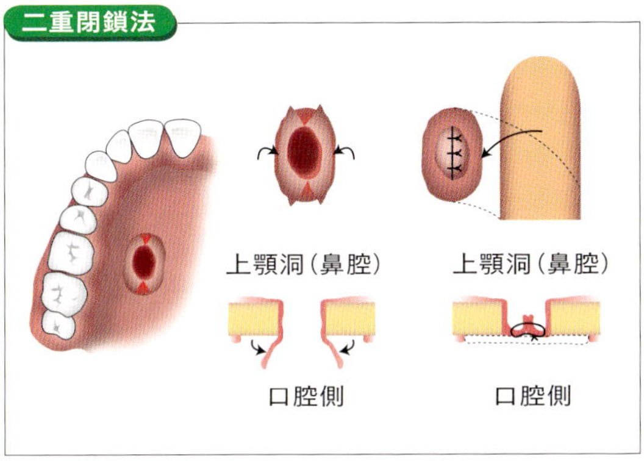

図 4-1　二重閉鎖法の切開（模式図）．

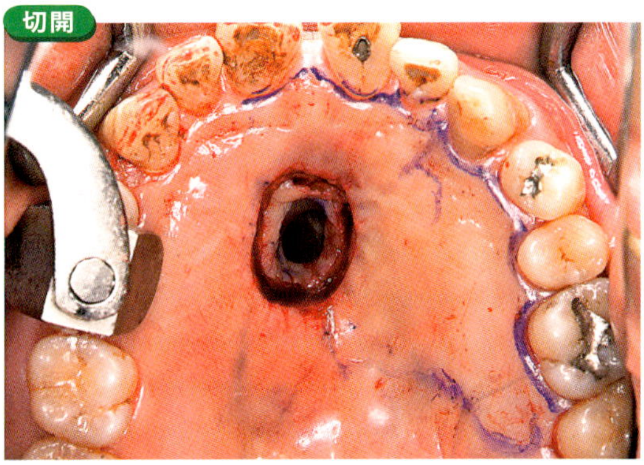

図 4-2　瘻孔周囲の粘膜切開．

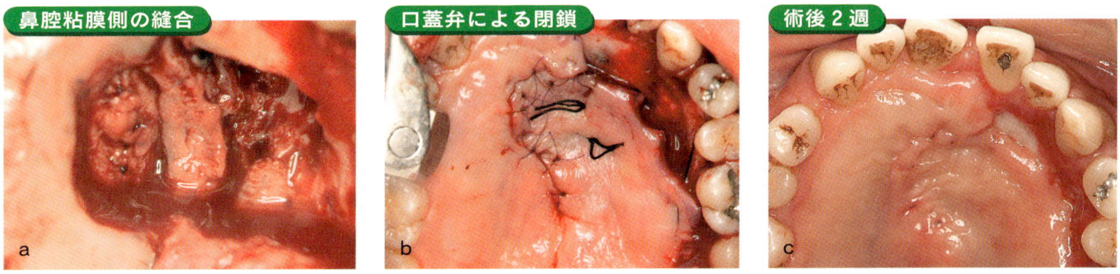

図 4-3a～c　***a***：瘻孔周囲の粘膜を鼻腔側に内翻して縫合する．口腔側には新鮮創面が露出する．***b***：口蓋粘膜有茎弁を回転させて瘻孔部を二重に閉鎖する．***c***：有茎弁移動による骨露出部は上皮化途中であるが，瘻孔は完全に閉鎖している．

PRACTICE 25 歯の移植

○移植の適応症

口腔内に保存不可能な歯があり，同時に同一口腔内に適切な移植歯(ドナー歯)が存在する場合，自家歯牙移植の適応となる．ドナー歯としては，咬合に参加していない智歯のほか，転位歯，矯正の便宜抜去歯などが考えられ，適応部位としては大臼歯の1歯遊離端欠損，および中間欠損である．

○移植歯の選択

移植が成功する最も重要な因子は，移植歯に生きた歯根膜が付着しており，移植後も生存し続けるかどうかである．歯根膜の壊死や機械的な喪失は，アンキローシスか上皮の根尖側への進入をもたらす．したがって抜歯時に歯根膜が広範囲に剥がれたり，歯周疾患により歯根膜の付着が少ない(6 mm 以下)場合や根尖が湾曲したり肥大している歯は移植歯としては不適当となる．

○移植床の状態

移植の際，移植歯の歯根膜の欠落した部位が移植床の骨と近接した場合，歯根膜細胞と骨細胞の競合が起こっても骨細胞のほうが活性が高いため，歯根膜が再生する前に骨が直接根面に接触しアンキローシスを起こしやすくなる．移植床を形成する際は，移植歯よりある程度余裕を持たせて大きめに作製する．そのため，術前に移植歯を受け入れるだけの近遠心的・頬舌的，上下的骨量が存在するか診査する必要がある．

○術式のポイント

①移植歯の抜歯は，歯根膜の損傷を極力少なくするため，基本的には鉗子を使用する．その際，同じ方向のみに力を入れず，回転運動を交えながら，徐々に動揺を大きくさせて抜歯する．挺子の使用は必要最小限にとどめ，使用する際は，隣接部で歯軸に直角に先端を入れ，移植歯を持ち上げるように回転させる．けっして挺子を歯根膜腔に深く入れないように注意する．

②移植床を形成するあいだ，移植歯は感染，乾燥，pH の変化などによる歯根膜の損傷を回避するため，生理食塩水中に保存する．

③移植歯の固定は，歯根膜への感染を予防するため，歯肉弁を緊密に移植歯に密着させ，縫合する．頬舌的に歯冠を覆うようにマットレス縫合を行って固定する．固定期間は縫合糸が緩むため1週間程度である．骨の支持が弱く固定が困難な場合や，犬歯，前歯の固定にはワイヤーなどを使用する．ワイヤー固定は3週間程度である．固定期間中対合歯と咬合接触しないよう，必要に応じて固定前に移植歯の咬合面を削除する．

④根管処置は移植後2～3週後から開始する．水酸化カルシウムによる仮根充を行い，移植後3か月～6か月経過してから，歯根の炎症や吸収などの所見がなければガッタパーチャで根管充填を行う．

症例 1　未萌出の智歯の移植例

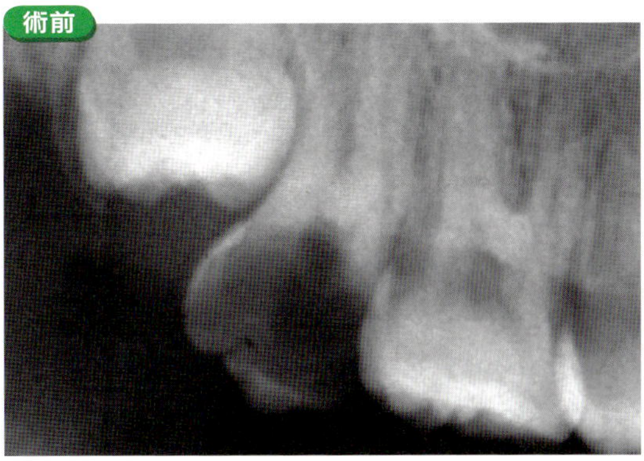

図 1-1　18歳，女性．7| は深在性のう蝕が認められ，抜歯の適応である．遠心の未萌出の智歯 8| を抜歯窩へ移植した．

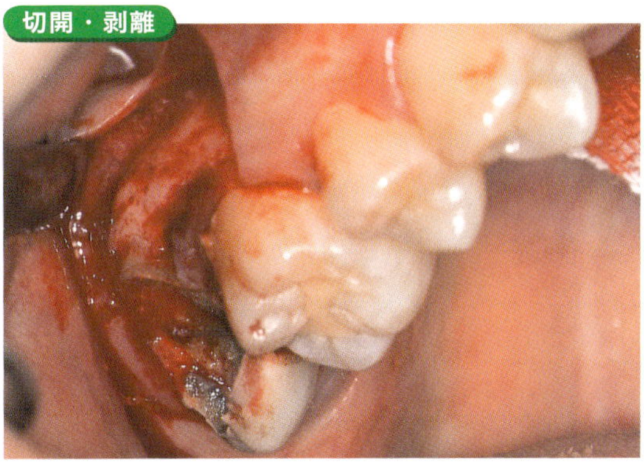

図 1-2　8| は完全埋伏の状態であり，7| の歯冠も崩壊している．術野を明視野に置くため，6| の頬側歯肉に縦切開を加え，粘膜骨膜弁を剥離挙上した．

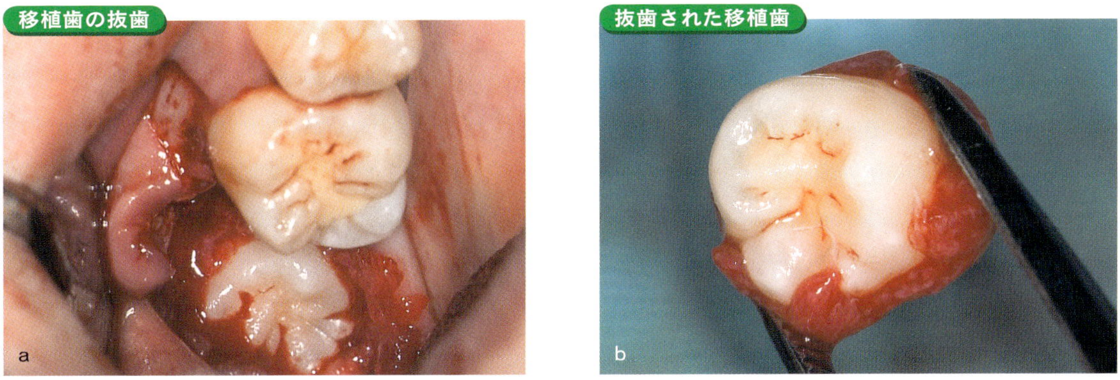

図 1-3a, b　***a***：歯根膜の損傷を少なくするため，基本的には鉗子を使用する．鉗子はなるべく大きな動きはさせず，同じ方向のみに力を入れず，回転運動を交えながら徐々に動揺を大きくして抜歯する．挺子の使用は必要最小限にとどめ，使用する際は隣接部で歯軸に直角に先端を入れ，移植歯を持ち上げるように回転させる．けっして挺子を歯根膜腔に深く入れないように注意する．***b***：移植した後の付着歯肉の確保のため，移植歯の回りに歯肉を付けたままの抜歯も有効である．

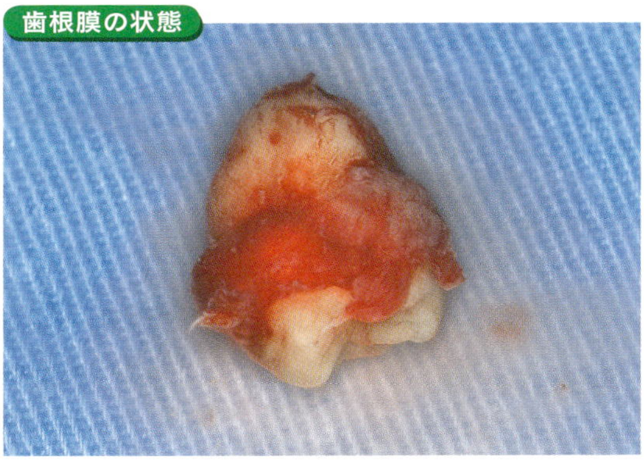

図 1-4　移植歯の歯根膜の状態をよく観察し，歯根膜の損傷の程度を把握する必要がある．移植床を形成する間，移植歯は感染，乾燥，pH の変化などによる歯根膜のダメージを回避するため生理食塩水中に保存する．

症例 1　つづき（移植歯の固定〜縫合）

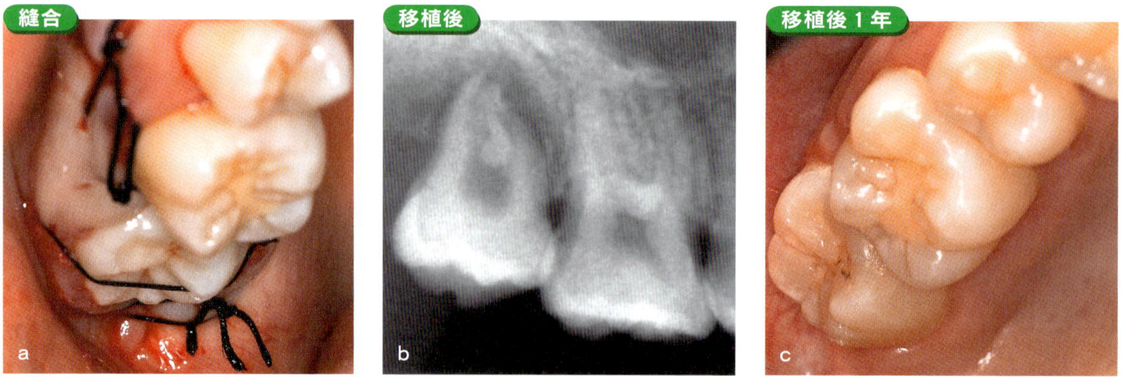

図 1-5a〜c　***a***：移植歯の固定は歯根膜への感染を予防するため歯肉弁を緊密に移植歯に密着させ縫合する．さらに，頬舌的に歯冠を覆うようにマットレス縫合を行い固定する．固定期間は縫合糸が緩むため１週間程度である．移植１週間後では移植歯はかなり動きがあるが，２週を経過すると動揺も治まり安定する．ワイヤーなどの使用は通常不要であるが，骨の支持が弱く固定が困難な場合や犬歯，前歯の固定にはワイヤーなどを使用する．ワイヤー固定は３週間程度である．固定期間中対合歯と咬合接触しないよう必要に応じて固定前に移植歯の咬合面を削除する．また，上顎では移植歯が挺出する傾向があるので，咬合平面より１〜２mm深く植立しても問題ない．***b***：移植後のエックス線写真．***c***：移植後１年の移植歯の状態．移植歯は根未完成歯のため，電気歯髄反応に陽性で，動揺もみられず，歯肉の状態も良好である．

症例 2　8|を|7部に移植し，欠損ブリッジの支台として使用

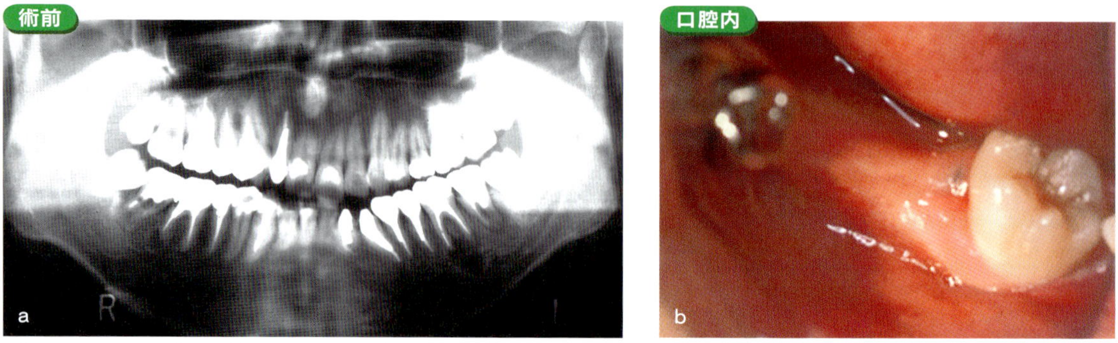

図 2-1a, b　***a***：28歳，男性．下顎左側臼歯部歯肉にたびたび腫脹・疼痛を繰り返していた．エックス線写真にて|6，|7部の根尖にエックス線透過像が認められる．根管治療抵抗性であり，根尖病巣も大きいため抜歯の適応である．抜歯後の補綴処置として，部分床義歯，インプラントが挙げられるが，患者はブリッジによる治療を希望した．臼歯部２歯欠損であり，遠心支台歯として智歯のみでは不十分のため8|を|7部に移植し，欠損部ブリッジの支台歯として使用することを計画した．***b***：術前の口腔内．|6，|7は根尖病巣からの移植歯歯根膜への感染を防ぐため移植前に抜歯した．通常，根尖病巣が存在する場合は移植２〜３週前に抜歯を行う．この症例では抜歯後２か月に移植を行った．

症例 2　つづき(移植〜根管処置〜補綴処置)

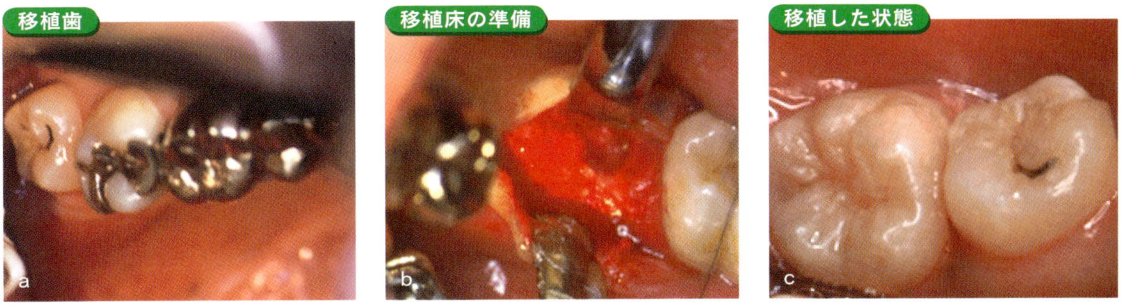

図 2-2a〜c　*a*：歯肉の状態は良好で歯周疾患も認められない．*b*：歯槽頂に切開を加え粘膜骨膜弁を剥離し移植部の骨を露出させた．頬舌的骨幅が移植歯の頬舌幅に比べ狭いため，移植歯を90°回転させ植立することにした．ラウンドバーを用い注水下に骨を削除した(鏡像)．移植歯を試適し，移植床が小さいときは再度骨を削合する．*c*：歯肉結合組織の再付着のため，移植歯の歯根膜頂が骨縁上に１〜２mm位置することが推奨されている．

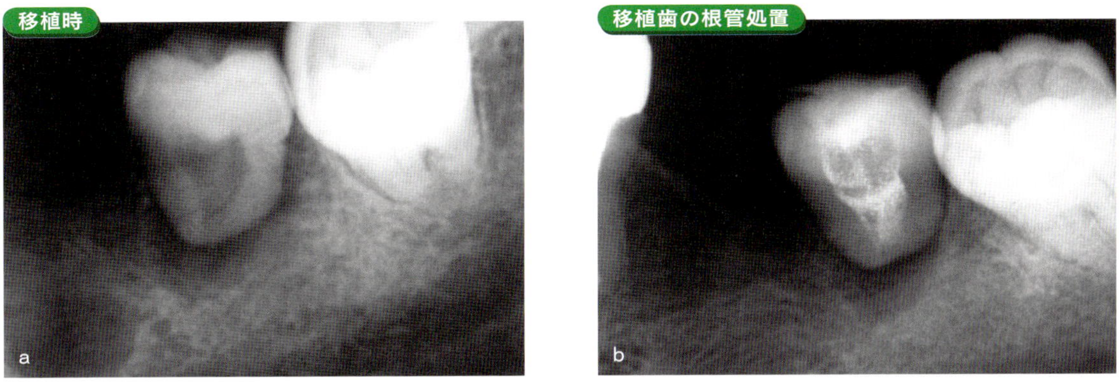

図 2-3a, b　*a*：移植歯と骨の強い接触はみられない．*b*：歯根完成歯を移植した場合，歯髄は壊死に陥るので必ず歯内療法が必要になる．根管処置は移植後２〜３週後から開始する．水酸化カルシウムによる仮根充を行い，移植後３か月〜６か月経過してから，歯根の炎症や吸収などの所見がなければガッタパーチャで根管充填を行う．

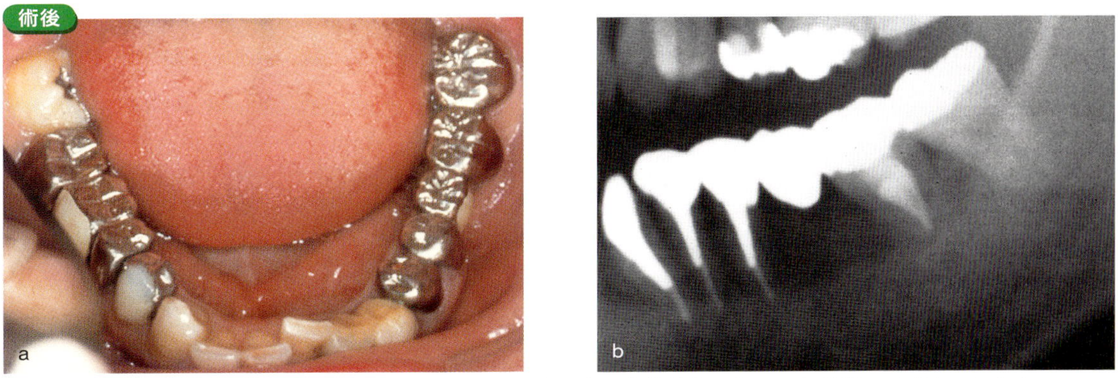

図 2-4a, b　最終補綴物が装着された口腔内とエックス線写真．歯根膜腔が認められ歯根の吸収もみられない．

PRACTICE 26 術後の合併症(処置1)

○概　念

術後の合併症について想定して準備しておく必要がある．救急救命が必要であったり，対応不可能と判断された場合は，早急に対応可能な施設へ紹介が必要である．本稿では破折した骨内インプラント体の除去術を例にその処置方法を述べる．

○適　応

・破折したインプラント体によるインプラント周囲炎
・補綴前処置

○使用器具・器材

ミラー，ピンセット，注射器，メス(No.15)，骨膜剥離子，残根鉗子，挺子，破骨鉗子，骨ノミ(平・丸)，トレフィンバー，歯科用鋭匙，縫合セット(持針器，縫合針，縫合糸，糸切剪刀)

○術前エックス線検査

術前にエックス線写真などで異物の位置を十分に確認する．可能であれば2方向以上からの撮影が好ましい．

○歯肉粘膜切開方法

歯槽頂切開と縦切開を組み合わせた切開線を設定する．骨除去が多量に必要な場合は十分な術野を確保するために切開線をやや長く設定する．

○術式のポイント

①インプラント体周囲の歯肉粘膜から骨膜上に浸潤麻酔を行う(下顎の場合は下顎孔の伝達麻酔も有効)．
②粘膜骨膜弁の形成を行う．
③骨の除去が必要な場合は，骨ノミやバーを用いて拡大を行う．骨削除量はインプラント撤去後の再埋入を考慮して必要最小限の侵襲にする．
④摘出は，抜歯鉗子などで直接的に把持して行うことが多いが，インプラント体が強固に顎骨に付着している場合は，トレフィンバーを利用して周囲骨とともに除去する必要がある．この際，トレフィンバーによる周囲組織の損傷(歯根，神経，血管)やトレフィンバー自体の破折に注意する．
⑤骨の鋭縁がある場合は，歯槽骨整形を行う．
⑥閉創はエックス線による確認などインプラント体の破折片がないことを確認し，不良肉芽を十分に掻爬した後に行う．

症例 1　破折したインプラント体の除去術

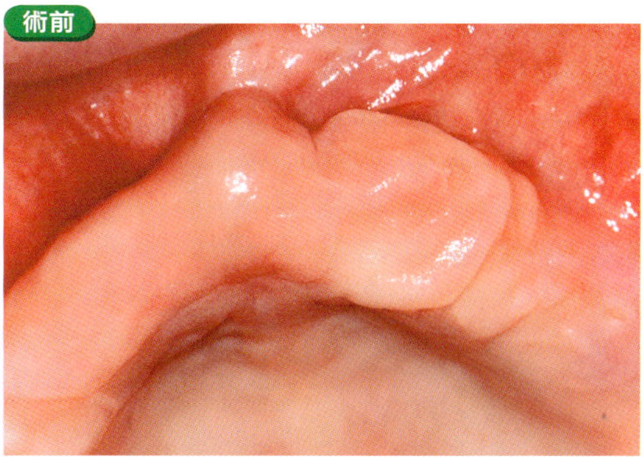

図 1-1　エックス線像では上顎前歯部歯槽骨内に破折したインプラント体を認めるが，歯肉に炎症所見は認められない．

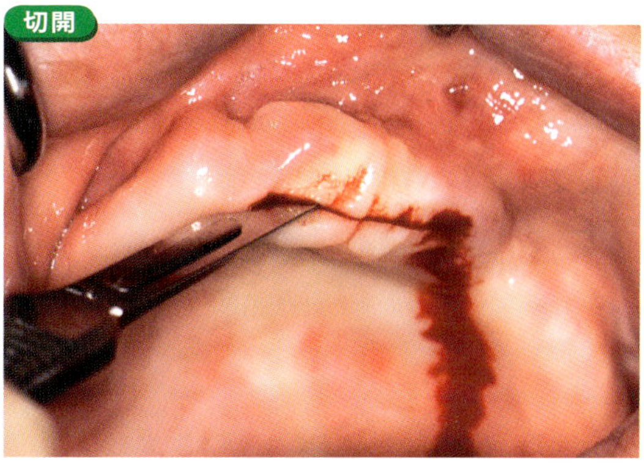

図 1-2　破折したインプラント体が埋入していると思われる歯肉の直上に切開線を加える．

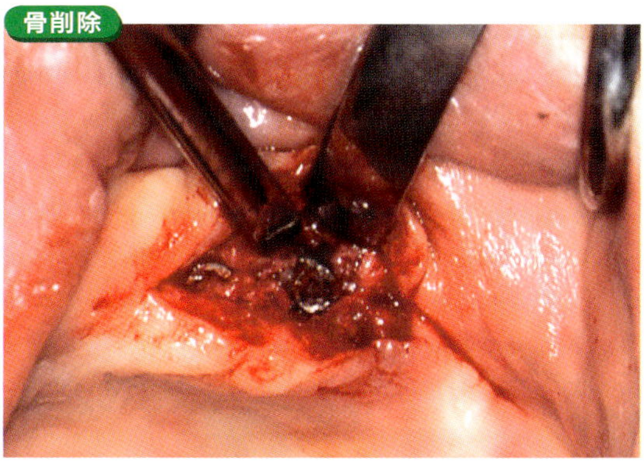

図 1-3　インプラント体の動揺が少ない場合は周囲骨を少量ずつ削除してインプラント体を明示する．

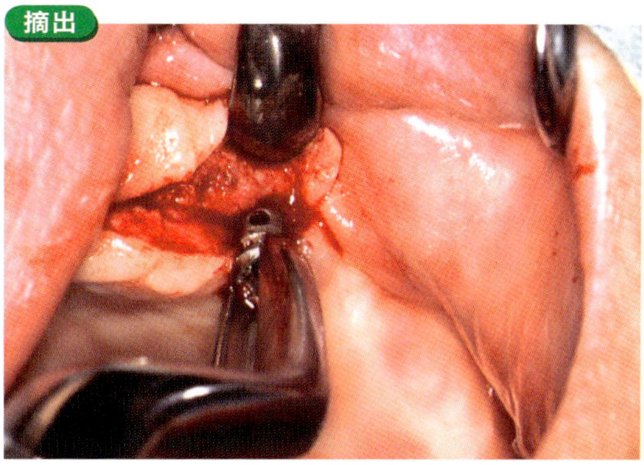

図 1-4　インプラント体を破損させないように注意しながら一塊として除去する．

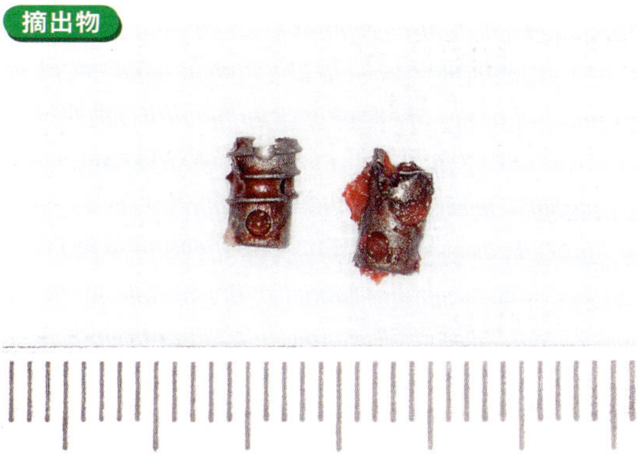

図 1-5　摘出物．

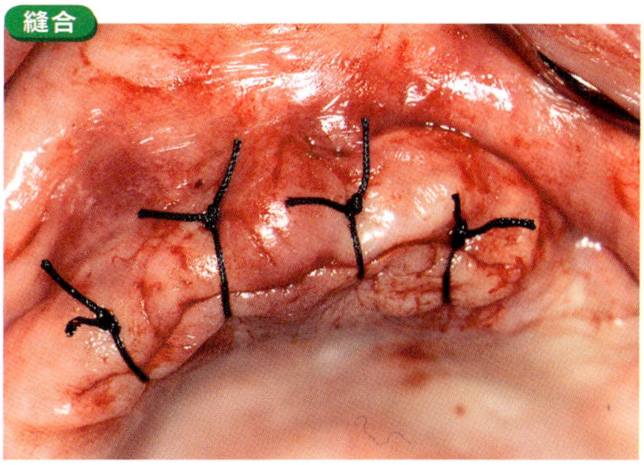

図 1-6　不良肉芽，瘢痕組織を十分除去して縫合する．骨の鋭縁を認める場合は歯槽骨整形を行う．

PRACTICE 27 術後の合併症(処置2)

○概　念

術後合併症のうち上顎洞へ迷入した歯根の摘出術を例にその処置方法を述べる.

○適　応

・抜歯時に上顎洞内に迷入した歯根や異物の除去

○使用器具・器材

ミラー, ピンセット, 注射器, メス(No.15), 骨膜剥離子, 残根鉗子, 骨ノミ(平・丸), ラウンドバー, スタンチェ, 歯科用鋭匙, 骨鋭匙, 麦粒鉗子(直・曲), 細いバキュームチップ, 生食シリンジ, 縫合セット(持針器, 縫合針, 縫合糸, 糸切剪刀), サージカルライト

○歯肉粘膜切開方法

①抜歯窩よりアプローチして行う場合：抜歯窩の拡大

②上顎洞前壁よりアプローチして行う場合：犬歯窩より上顎洞前壁をはずして上顎洞を直視する. 術後に眼窩下神経支配領域の知覚低下を伴いやすい.

○術式のポイント

①抜歯窩周囲または犬歯窩周囲の骨膜上に浸潤麻酔を行う(眼窩下孔への伝達麻酔も有効).

②抜歯窩から術野が展開しにくい場合や骨削除が必要な場合は, 粘膜骨膜弁にて行う. 犬歯窩開窓時には歯肉頬移行部に横切開を加えて粘膜骨膜弁の形成を行う.

③骨の除去が必要な場合は, 骨ノミやバーを用いて抜歯窩の拡大を行う. 骨削除量は閉鎖時を考慮して必要最小限にし, 隣在歯や眼窩下神経の損傷などに注意する.

④摘出はエックス線写真, CTなどを参考に部位を3次元的に把握し, 歯科用鋭匙, 麦粒鉗子(直・曲), 細いバキュームチップ(生食注水下に)などを用いて行うが, 周囲洞粘膜を可及的に保存して摘出するように丁寧に行う. 歯根は時間が経過すると上顎洞底部に通常付着していることが多いが, 迷入後, 時間が経過した症例では上顎洞炎を併発している場合が少なくない. 洞粘膜は肥厚し, 浮腫性変性を起こしている可能性が高く, 迷入した歯根がこれらの組織内に埋まっていることもある. 摘出操作は常に直視下に行うことを心がけ, 盲目的操作は出血などの危険性があるため可及的に避ける.

⑤摘出後は創の縫合を行うが, 抜歯窩からのアプローチでは口腔上顎洞瘻の閉鎖術が必要なことが多い. 急性の上顎洞炎を併発している場合はシーネなどを使用して洞瘻部を被覆し, 消炎後に閉鎖術を行う.

症例 1　上顎洞へ迷入した歯根除去術

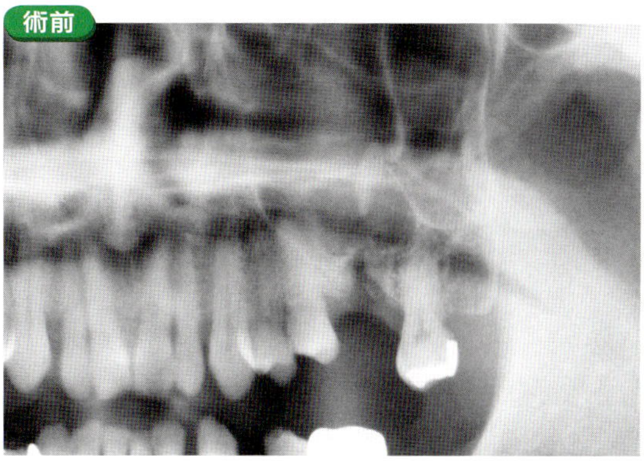

図 1-1　エックス線像に⌊6 口蓋根の洞内迷入を認める．

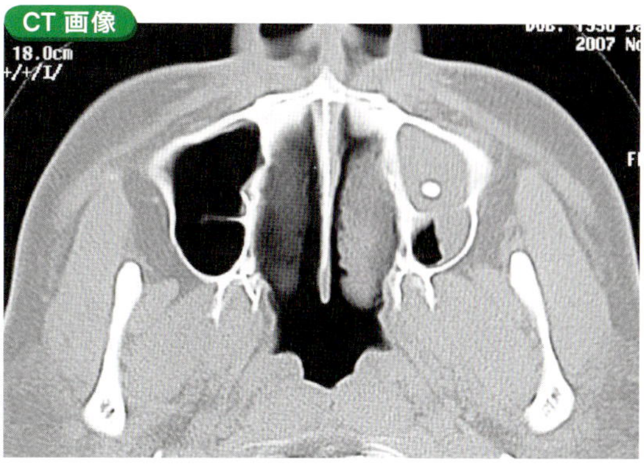

図 1-2　3 次元的位置確認には C T 撮影が有用である．

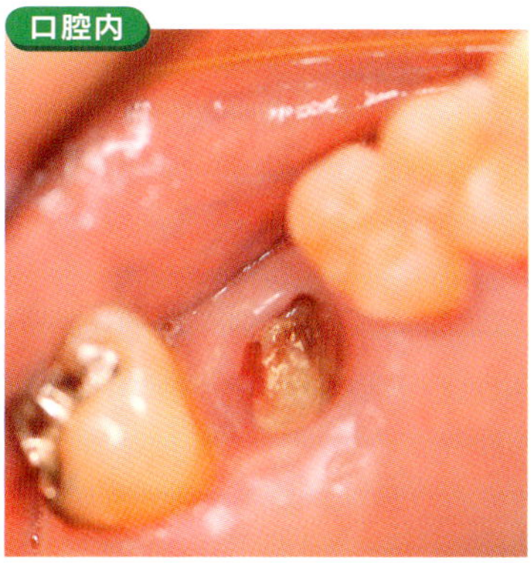

図 1-3　抜歯窩より少量の排膿を認める．

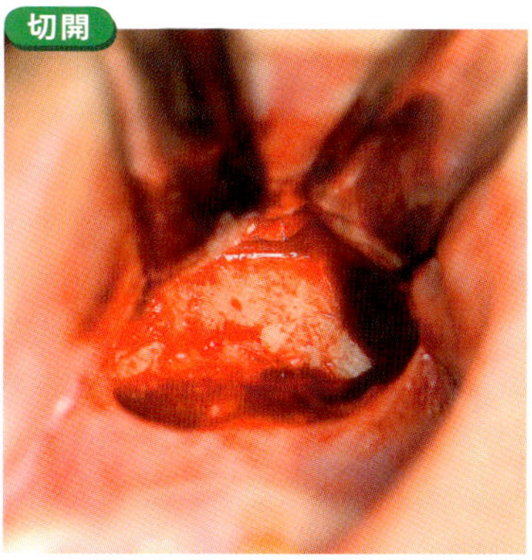

図 1-4　犬歯窩を明示するために切開を行う．

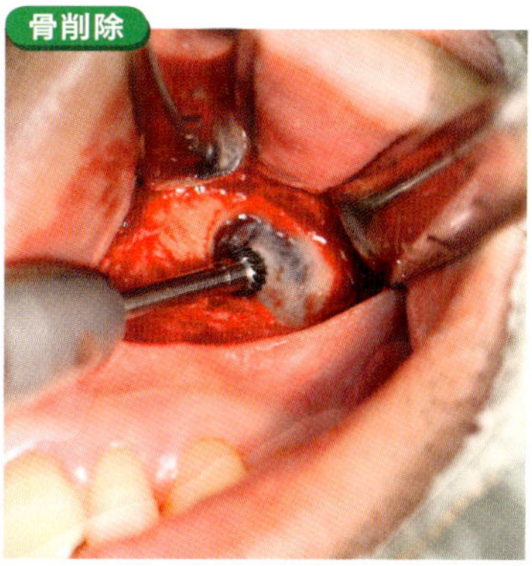

図 1-5　ラウンドバーを用いて上顎洞前壁骨の削合を行う．

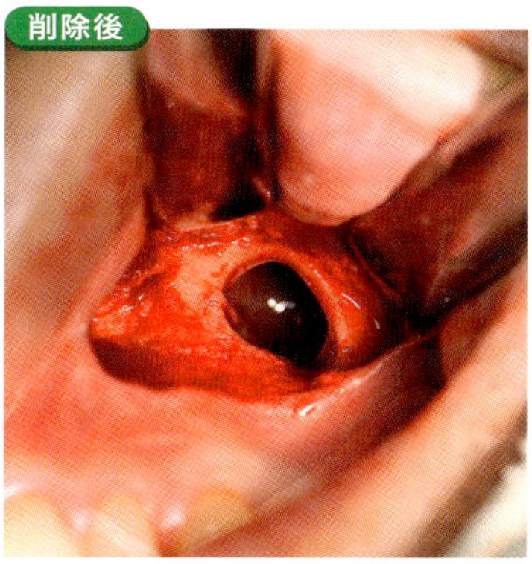

図 1-6　摘出する器具が挿入できる大きさへ拡大する．

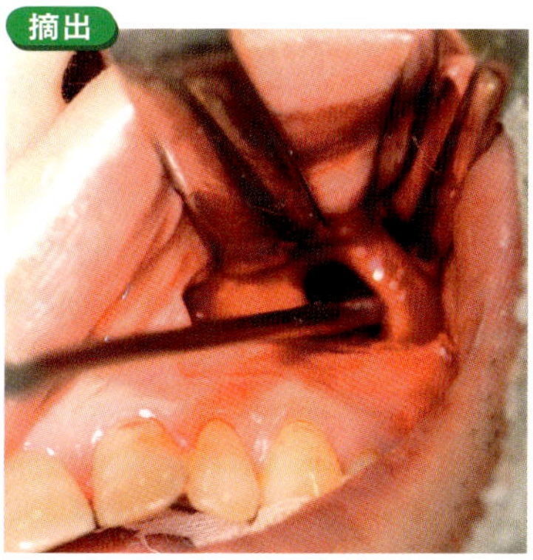

図 1-7　麦粒鉗子にて直接把持し，盲目的操作はさける．

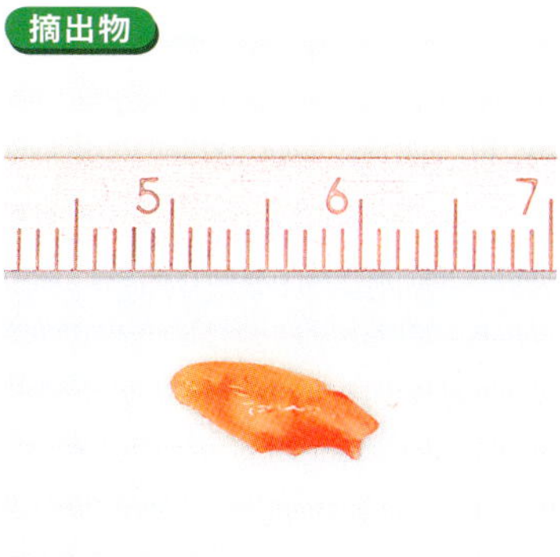

図 1-8　摘出物．

PRACTICE 28 その他（顎下部腫瘤の生検・耳下腺生検）

○概　念

頸部に生じた腫瘤の生検は病理組織学的診断が必要で，リンパ節，顎下腺，耳下腺などに対して行われ，腫瘍性病変が疑われる場合に多く行われる．

○適　応

多形腺腫に代表されるような唾液腺腫瘍の好発部位である耳下腺や顎下腺，リンパ腫が疑われるリンパ節疾患や悪性腫瘍のリンパ節転移などに対して生検が行われる．腫瘤は一塊として摘出して病理組織学的検査（切除生検）することが望ましいが，病変が大きい場合は，部分的に切除して病理組織学的検査に供する．

○使用器具・器材

注射器，メス（No.11・15），ピンセット，スキンフック，神経鉤，二叉鉤，剥離剪刀，モスキート，縫合セット（持針器，縫合針，縫合糸，糸切剪刀）

○皮膚切開方法

基本的な切開線の設定は，表在性の場合は，腫瘤直上に腫瘤の直径よりも少し大き目な切開線を設定する．下顎下縁部の病変では，顔面神経下顎縁枝の損傷を避けるためには，下顎骨下縁から一横指はなれた部位に皮膚割線に沿って切開線を設定する（*図* **2-1**）．直線的な切開では縫合時にドッグイヤーを生じやすいので，小三角弁の形成やトリミングを加える必要がある．

○術式のポイント

①腫瘤内に直接麻酔液が入らないように腫瘤上部の皮下に浸潤麻酔を行う．麻酔は腫瘤を取り囲むように，菱形（フィールドブロック）に針を刺入する．

②切開後周囲血管や神経に注意して鈍的に剥離を進めるが，深部に進むに従って術野が小さくならないように注意しながら腫瘤を摘出する．腫瘍を疑って病変が小さい場合は，被膜を損傷しないように一塊として摘出することが望ましい（周囲組織を付けて摘出することもある）．

③摘出後は，バイポーラなどで止血を行い，止血状態を確認後，死腔をつくらないように内層縫合を十分に行う．皮膚の縫合は4－0白ナイロン糸で真皮縫合を行い，5－0黒ナイロンにて皮膚縫合を行う．創部の緊張を少なくするためには創保護テープなどを使用する．

顔面神経分枝の走行

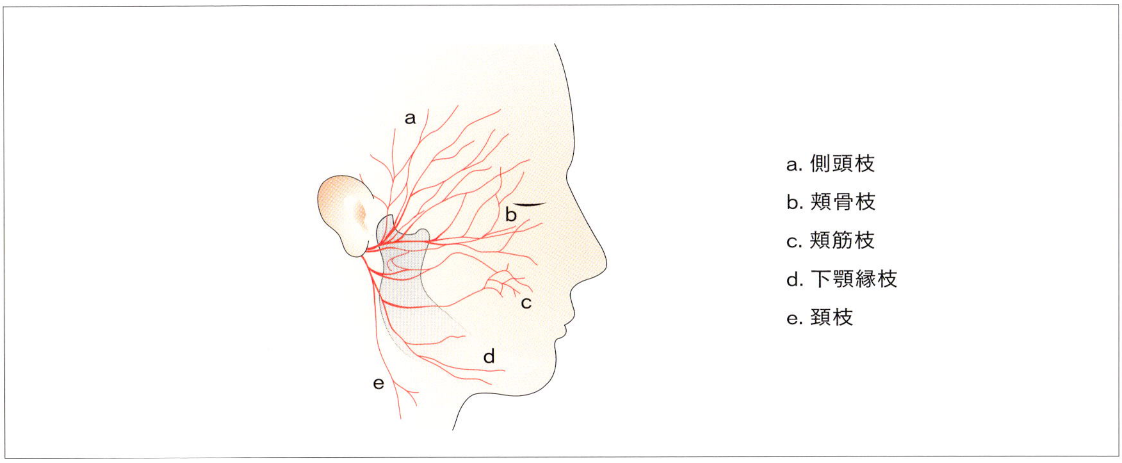

図 1-1　顔面神経分枝の走行図．顔面神経主幹は径が３～４mm であり，茎状突起基部の外側にある茎乳突孔で側頭骨外に出て，約１～1.5cm の距離を前上方に走行して耳下腺に入る．顔面神経は耳下腺内で分岐して，顔面神経叢となる．この神経叢には結合組織や血管が交錯しており，これより外層を浅葉，内層を深葉と呼ぶが，これらは峡部で連続している．顔面神経は耳下腺内でまず側頭顔面枝（上主枝）と頚顔面枝（下主枝）に分岐する．この分岐点は下顎角と関節突起とを結ぶ線の上方約２/３（下顎角の上方1.4～4.7cm，平均3.4cm）で，下顎枝の後方５～７mm である．主な分枝は５本あり，上方より a．側頭枝，b．頬骨枝，c．頬筋枝，d．下顎縁枝，e．頚枝があり，それぞれが眼輪筋と前頭筋，大頬骨筋と眼輪筋，眼角筋・眼窩下筋・小頬骨筋・口角挙筋・鼻筋・頬筋と口輪筋，笑筋・口角下制筋・下唇下制筋とオトガイ筋，広頚筋の運動を支配している（坂下英明：Hosp. Dent.（Tokyo）2004；16（１）：５より引用）．

切開および縫合

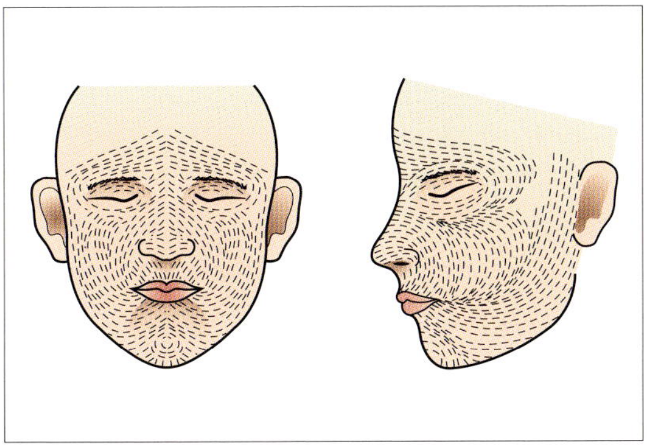

図 2-1　顔面の皮膚割線（茂木克俊ほか，1978，大谷隆俊ほか編：図説　口腔外科手術学（上）．医歯薬出版，東京，1998より引用）．

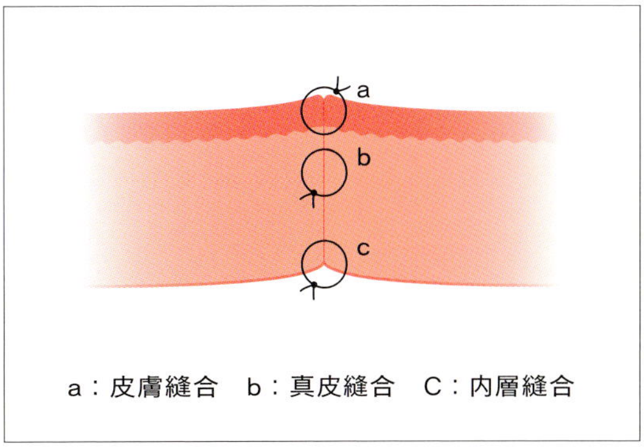

図 2-2　皮膚縫合時の要点．①十分な止血処置．②正しく層を合わせて縫合する．③死腔を残さない（内層縫合を行う）．④真皮縫合にて創縁を密着させる．⑤愛護的操作を心がける．

症例 1 顎下部腫瘤の生検

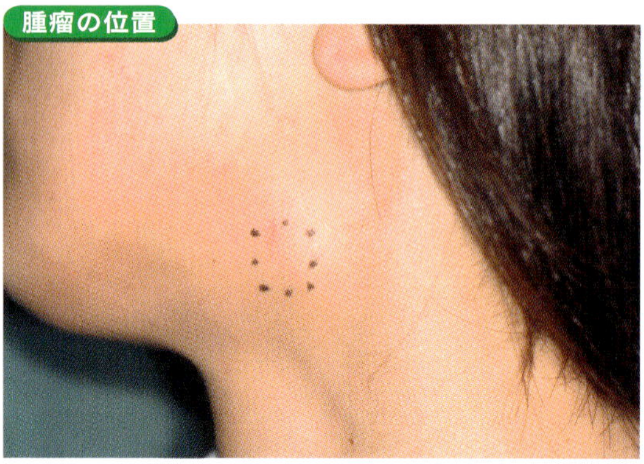

図 3-1 右側顎下腺部に比較的境界明瞭な弾性硬の腫瘤を認める．

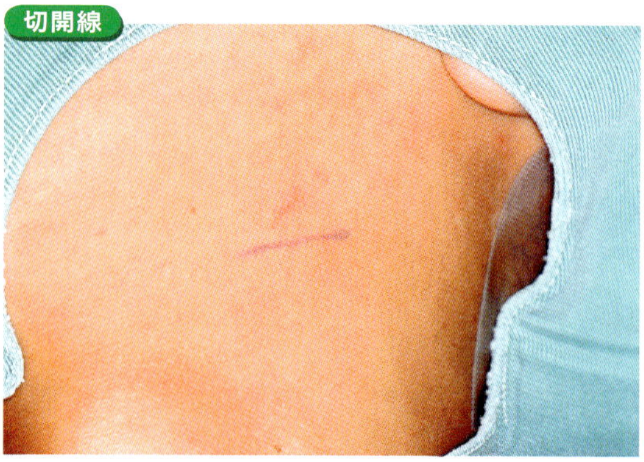

図 3-2 腫瘤直上に皮膚割線に沿って切開線を設定する．

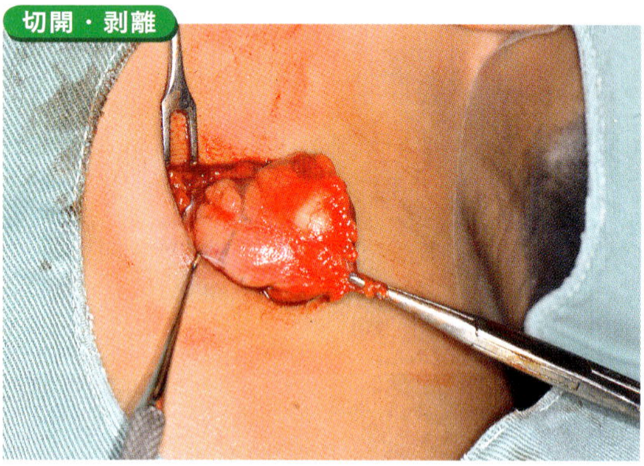

図 3-3 腫瘤を周囲組織より鈍的に剥離して一塊として摘出する．顔面神経や顔面動静脈に注意し，一部顎下腺組織を付着して摘出した．

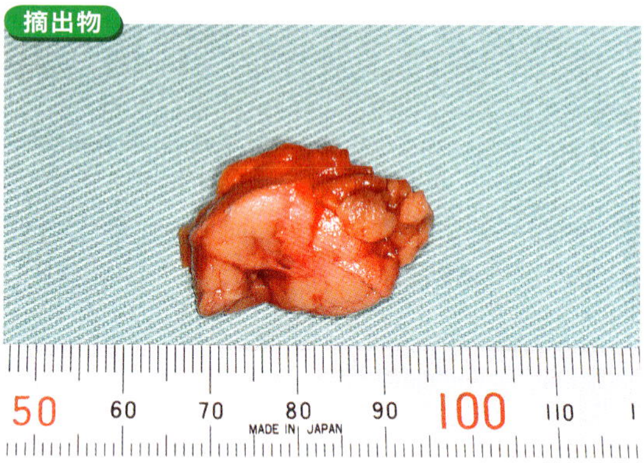

図 3-4 病理組織学的検査にて顎下腺多形腺腫と診断された．

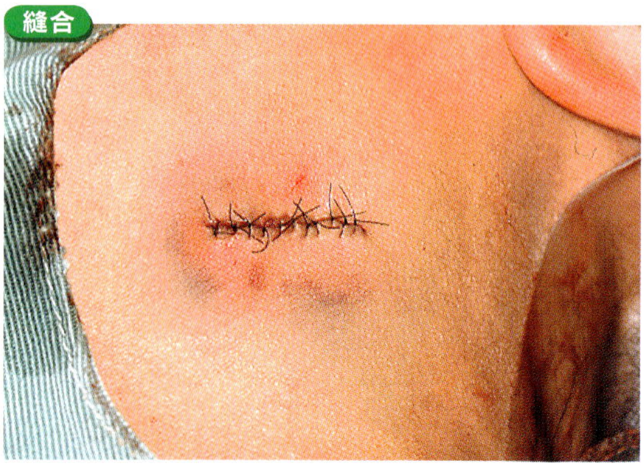

図 3-5 埋没縫合，真皮縫合，皮膚縫合を順次行い閉鎖する．

症例 2　耳下腺の生検（ミクリッツ病の疑い）

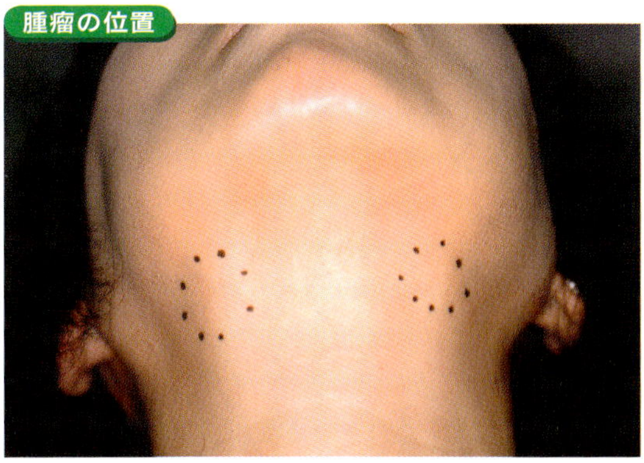

図 4-1　両側耳下腺下極部に腫瘤を認める．

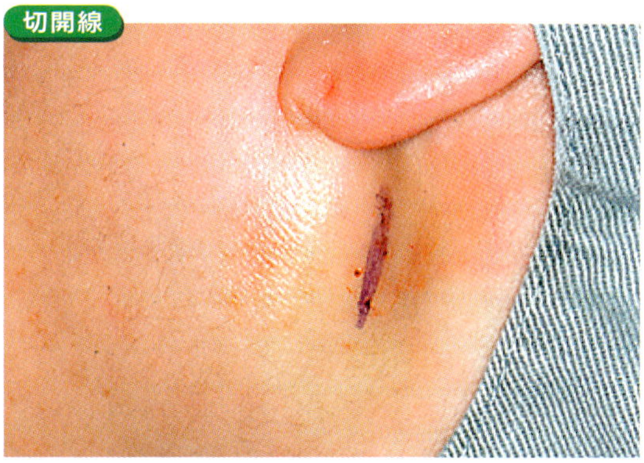

図 4-2　皮膚割線に沿って耳下部に切開線を設定する．

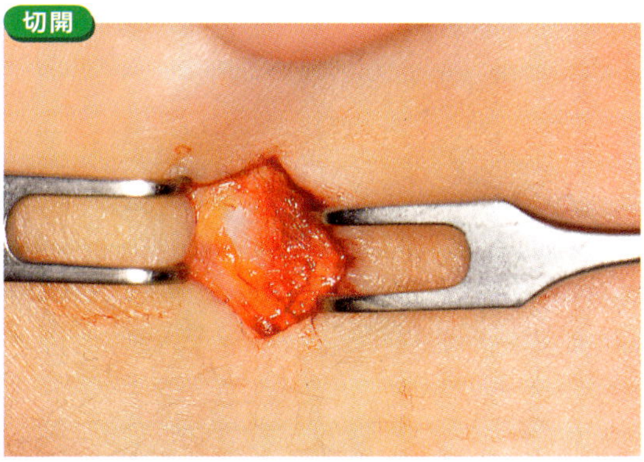

図 4-3　顔面神経に注意しながら耳下腺下極部に対して，周囲組織を鈍的に剥離して明示する．

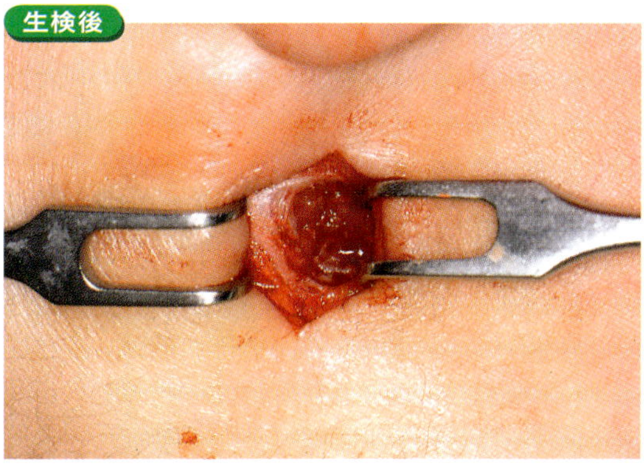

図 4-4　耳下腺生検後．耳下腺導管より色素を注入しておくと，耳下腺組織を明示しやすい．

APPENDIX 歯科小手術基本セット

○メス(*図1*)
・No.11(尖刃刀)
・No.12(湾刃刀)
・No.15(小円刃刀，骨膜刀)

○ピンセット(*図2*)
・マッカンドー型
・アドソン型
・歯科用ピンセット

○剪刀(はさみ)(*図3*)
・メーヨー剪刀
・メッツェンバウム剪刀
・スティーブン剪刀
・歯肉剪刀
・抜糸剪刀
・雑剪刀(クーパー)

○骨整形用器具(*図4*)
①骨ノミ・マレット
・丸ノミ
・角ノミ
・両刃ノミ(デリケートノミ小)
・マレット
②骨ヤスリ
・平型，蕾型

○剥離用器具(*図6〜8*)
・骨膜起子
・骨膜剥離子
・粘膜剥離子
・ペアン止血鉗子
・モスキート止血鉗子

○持針器(*図9*)
・マチウ型
・ヘガール型
・丹下型

○縫合針(*図10*)
①針の断面
・丸針，角針
②針の形状
・湾針(強湾，弱湾)，直針，糸付針

○縫合糸(*図11*)
①非吸収性糸
・天然素材：絹糸
・合成糸：ナイロン，ポリエステル，ポリプロピレン
②吸収性糸(合成糸)
・ポリグリコール酸(PGA)
・ポリジオキサノン
・ポリグリカプロン
③形状による分類
・モノフィラメント
・ブレイド(編み糸)

○鉤(*図12*)
・口角鉤
・扁平鉤(大・中・小)
・スキンフック(小)
・神経鉤
・アングルワイダー
・自在鉤
・舌圧子(通常型，骨きり用)

○ゾンデ(消息子)
・外科用
・歯科用

○電気メス

メス，ピンセット，剪刀(はさみ)，骨整形用具

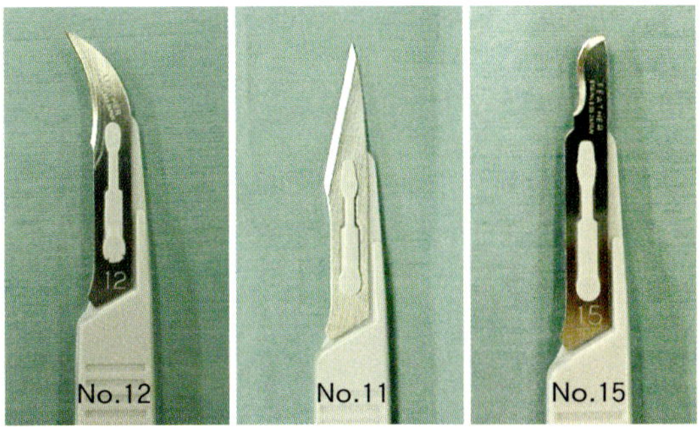

図 1　ディスポーザブルメス．No.12(湾刃刀)：舌側，口蓋側，遠心部，歯肉溝の切開．No.11(尖刃刀)：軟組織(口唇・舌など)，細部の切開．No.15(骨膜刀)：骨膜切開(粘膜骨膜弁)，皮膚切開．

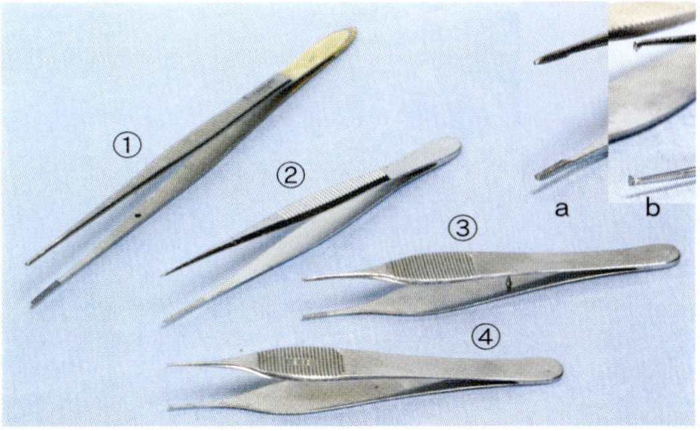

図 2　ピンセット．①マッカンドー型，②先細，③アドソン型(***a***：無鉤)，④アドソン型(***b***：有鉤)．

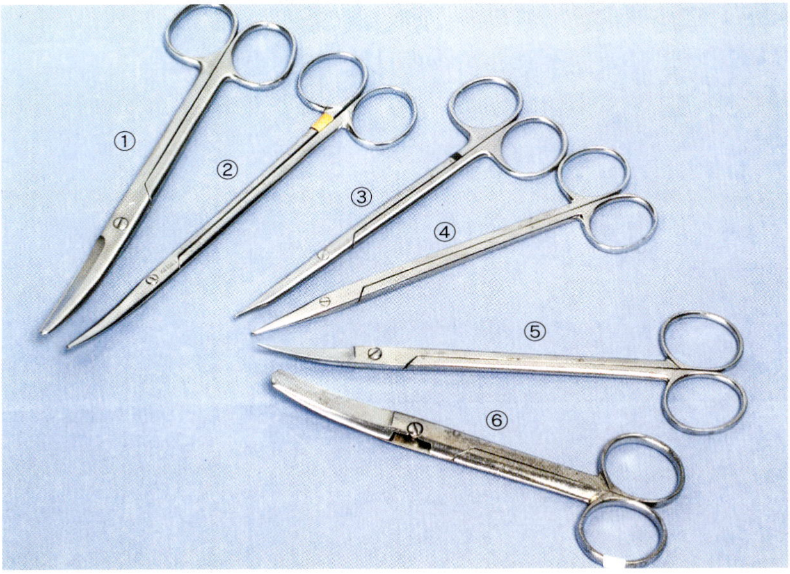

図 3　各種剪刀(はさみ)．
①メーヨー剪刀
②メッツェンバウム剪刀
③スティーブン剪刀
④抜糸剪刀
⑤歯肉剪刀
⑥クーパー(雑)剪刀

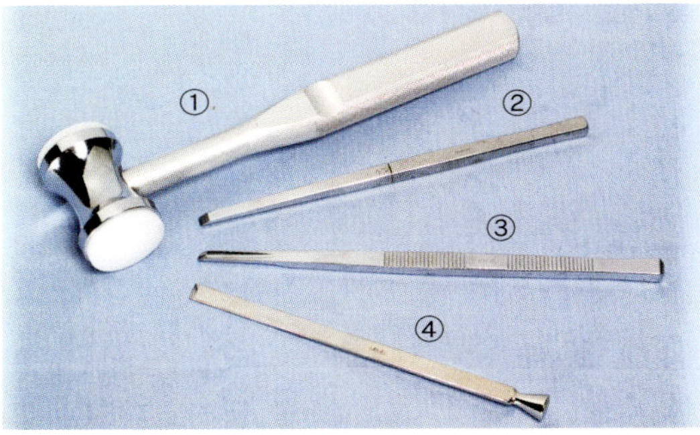

図 4　骨削除用器具．①マレット，②角ノミ，③丸ノミ，④両刃ノミ．

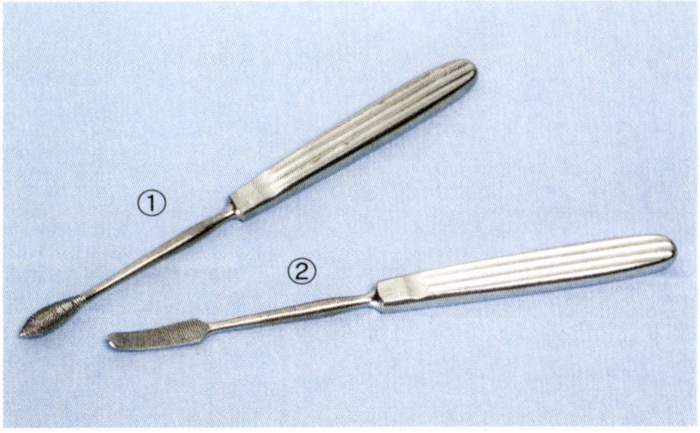

図 5　骨ヤスリ．①蕾型骨ヤスリ，②平型骨ヤスリ．

剥離用器具，持針器，縫合針

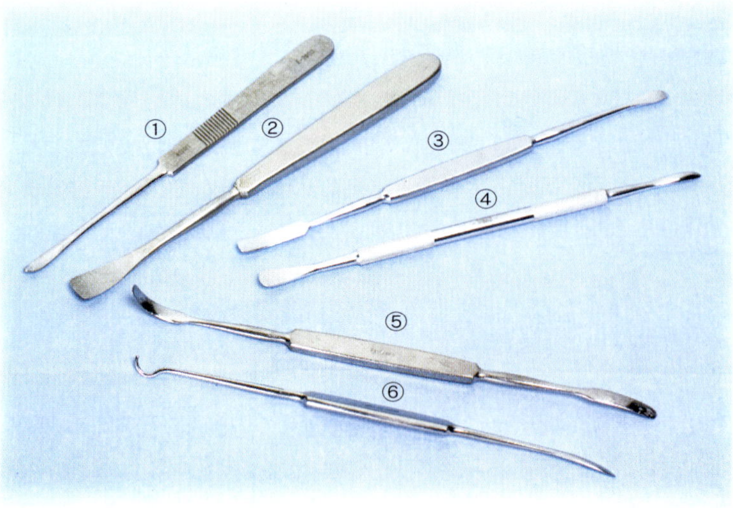

図 6　剥離用器具.
①骨膜起子
②骨膜剥離子
③骨膜起子・剥離子
④骨膜起子・剥離子
⑤粘膜剥離子
⑥神経剥離子(神経鉤)

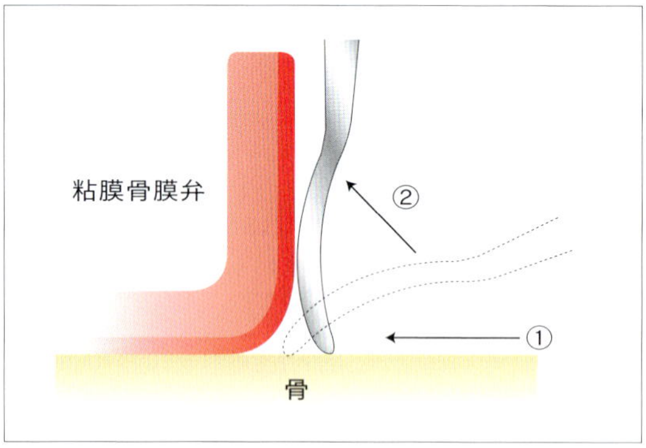

図 7　骨膜起子の使い方. ①湾曲部を粘膜・骨膜に当てるように挿入し，②骨を触れながら骨膜起子を立てるようにして粘膜骨膜弁を剥離翻転する.

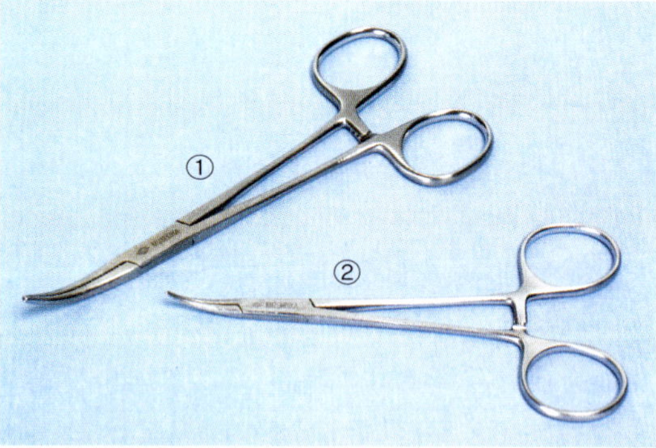

図 8　止血鉗子. ①ペアン止血鉗子，②モスキート止血鉗子. 両者とも尖端が湾曲している. モスキート止血鉗子のほうが小さい.

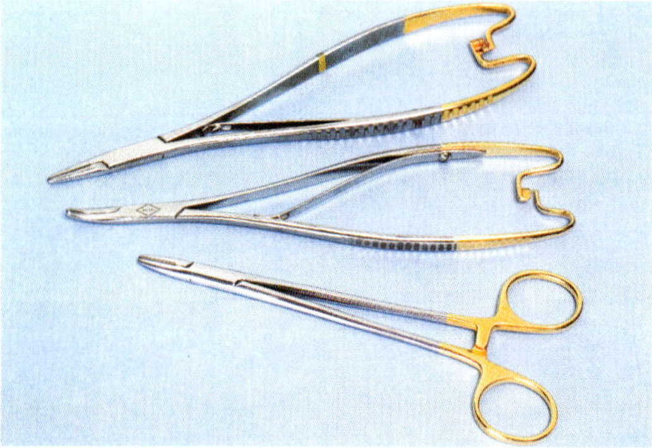

図 9　持針器. ①マチウ型，②丹下型，③ヘガール型，丹下型は嘴部が湾曲しており口腔内に適している.

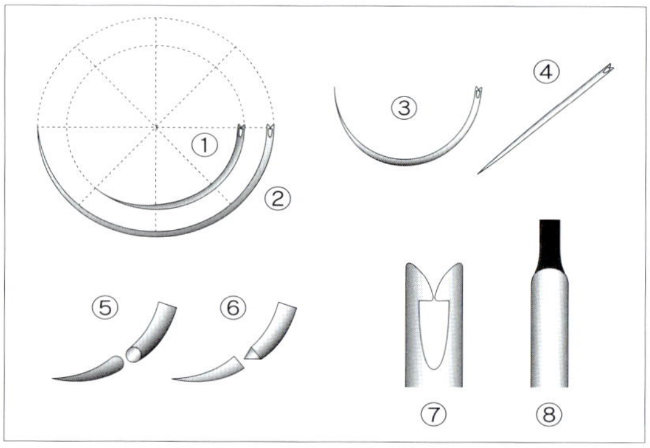

図 10　縫合針の種類. ①弱湾，②強湾，③湾針，④直針，⑤丸針，⑥角針，⑦弾機穴，⑧糸付針.

縫合糸，鉤，開口器

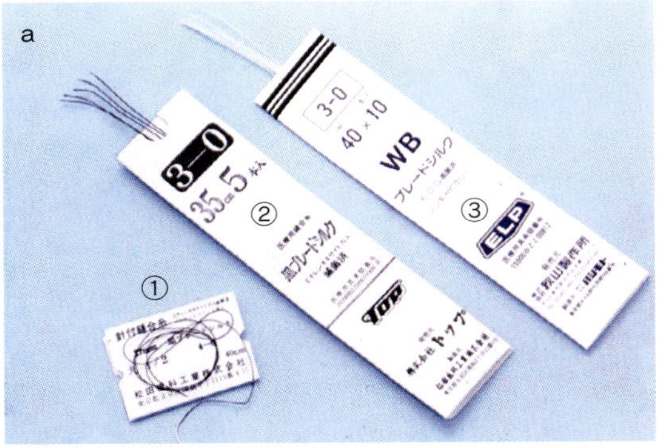

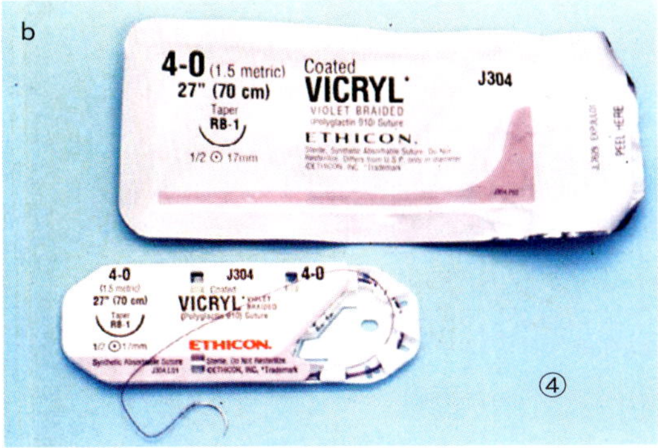

図 11a,b　縫合糸．①針付き絹糸，②黒色絹糸，③白色絹糸，④吸収性合成糸(ポリグラクチン910)．

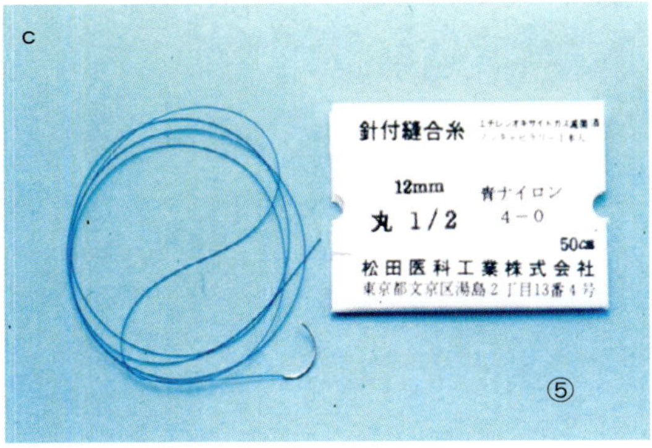

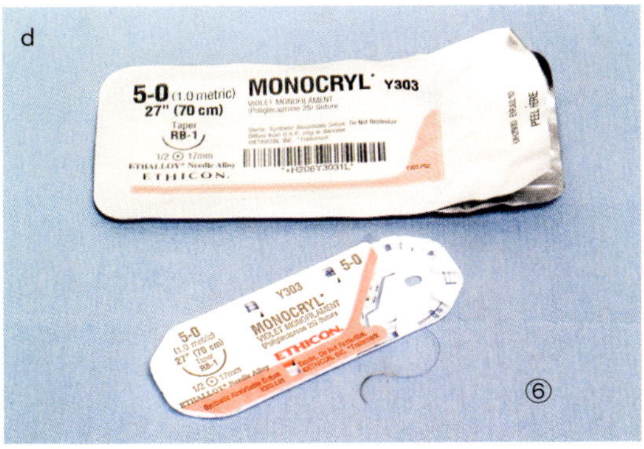

図 11c,d　縫合糸．⑤非吸収性合成糸(ナイロン)，⑥吸収性合成糸(ポリグリカプロン25)．編み糸；①〜④，モノフィラメント；⑤，⑥．非吸収糸；①，②，③，⑤．吸収糸；④，⑥．合成糸；④，⑤，⑥．

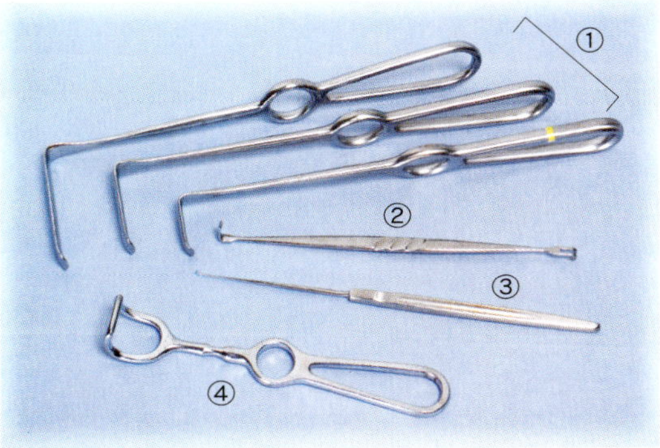

図 12　鉤．①扁平(筋)鉤(大・中・小)，②扁平・二爪鉤(小)，③単鋭鉤(スキンフック)，④口角鉤．

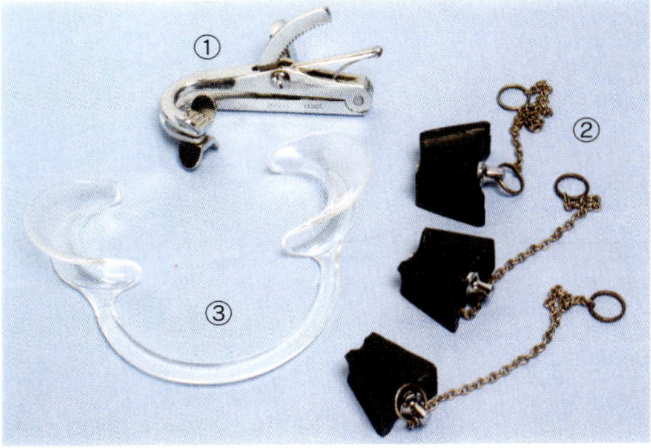

図 13　①開口器，②バイトブロック(大・中・小)，③アングルワイダー．

INDEX

症例から学ぶ 歯科小手術プラクティス

2008年３月10日　第１版第１刷発行
2012年１月10日　第１版第２刷発行

編　著　者　又賀　泉／宮田　勝

発　行　人　佐々木　一高

発　行　所　クインテッセンス出版株式会社
東京都文京区本郷３丁目２番６号　〒113-0033
クイントハウスビル　電話 (03)5842-2270(代表)
(03)5842-2272(営業部)
(03)5842-2279(書籍編集部)
web page address　http://www.quint-j.co.jp/

印刷・製本　サン美術印刷株式会社

ISBN978-4-7812-0002-6　C3047

定価はカバーに表示してあります